M. von Karais, N. Trautmann

50 Fälle EKG

Maximilian von Karais, Nikolaus Trautmann

50 Fälle EKG

Aus Klinik und Praxis

3. Auflage

ELSEVIER

Elsevier GmbH, Bernhard-Wicki-Str. 5, 80636 München, Deutschland
Wir freuen uns über Ihr Feedback und Ihre Anregungen an: kundendienst@elsevier.com

ISBN 978-3-437-41244-8
eISBN 978-3-437-05681-9

Aus Gründen der Barrierefreiheit sind die Bilder in elektronischen Ausgaben dieses Buches mit Alt-Text-Beschreibungen (Alternativ-Text) versehen, die von Elsevier bereitgestellt werden. Mehr Informationen erhalten Sie unter https://www.elsevier.com/about/accessibility.

Elsevier nimmt eine neutrale Position in Bezug auf territoriale Meinungsverschiedenheiten oder Zuständigkeitsansprüche in seinen veröffentlichten Inhalten ein, einschließlich Landkarten und institutionellen Zugehörigkeiten.

3. Auflage 2025

Wichtiger Hinweis
Die medizinischen Wissenschaften unterliegen einem sehr schnellen Wissenszuwachs. Der stetige Wandel von Methoden, Wirkstoffen und Erkenntnissen ist allen an diesem Werk Beteiligten bewusst. Sowohl der Verlag als auch die Autorinnen und Autoren und alle, die an der Entstehung dieses Werkes beteiligt waren, haben große Sorgfalt darauf verwandt, dass die Angaben zu Methoden, Anweisungen, Produkten, Anwendungen oder Konzepten dem aktuellen Wissensstand zum Zeitpunkt der Fertigstellung des Werkes entsprechen.
Der Verlag kann jedoch keine Gewähr für Angaben zu Dosierung und Applikationsformen übernehmen. Es sollte stets eine unabhängige und sorgfältige Überprüfung von Diagnosen und Arzneimitteldosierungen sowie möglicher Kontraindikationen erfolgen. Jede Dosierung oder Applikation liegt in der Verantwortung der Anwenderin oder des Anwenders. Die Elsevier GmbH, die Autorinnen und Autoren und alle, die an der Entstehung des Werkes mitgewirkt haben, können keinerlei Haftung in Bezug auf jegliche Verletzung und/oder Schäden an Personen oder Eigentum, im Rahmen von Produkthaftung, Fahrlässigkeit oder anderweitig übernehmen.

Für die Vollständigkeit und Auswahl der aufgeführten Medikamente übernimmt der Verlag keine Gewähr.
Geschützte Warennamen (Warenzeichen) werden in der Regel besonders kenntlich gemacht (®). Aus dem Fehlen eines solchen Hinweises kann jedoch nicht automatisch geschlossen werden, dass es sich um einen freien Warennamen handelt.

Bibliografische Information der Deutschen Nationalbibliothek
Die Deutsche Nationalbibliothek verzeichnet diese Publikation in der Deutschen Nationalbibliografie; detaillierte bibliografische Daten sind im Internet über https://www.dnb.de abrufbar.

25 26 27 28 29 5 4 3 2 1

In ihren Veröffentlichungen verfolgt die Elsevier GmbH das Ziel, genderneutrale Formulierungen für Personengruppen zu verwenden. Um jedoch den Textfluss nicht zu stören sowie die gestalterische Freiheit nicht einzuschränken, wurden bisweilen Kompromisse eingegangen. Selbstverständlich sind **immer alle Geschlechter** gemeint.

Planung: Inga Schickerling, München
Projektmanagement: Sibylle Hartl, München
Redaktion: Karin Beifuss, Ohmden
Rechteklärung: Anna-Lena Kreß, München
Herstellung: Der Buchmacher, Arthur Lenner, Windach; Sibylle Hartl, München
Satz: Thomson Digital, Noida, Indien
Druck und Bindung: Drukarnia Dimograf Sp. z o. o., Bielsko-Biała, Polen
Umschlaggestaltung: SpieszDesign, Neu-Ulm
Titelfotografie: colourbox.de

Aktuelle Informationen finden Sie im Internet unter **www.elsevier.de**

Vorwort zur 3. Auflage

Seit der ersten Auflage dieses Buches vor fast 15 Jahren ist der hohe Stellenwert der Elektrokardiografie unbestritten: Das EKG bleibt in der Hausarztpraxis, im Notarztwagen und in der Klinik ein unverzichtbares Element grundlegender Diagnostik.

Ein EKG-Befund muss stets im Zusammenhang mit der individuellen Situation der Patientinnen und Patienten interpretiert werden. Diesem Prinzip hat sich unser Buch verschrieben – die 50 Fallbeispiele zeigen idealtypische Konstellationen, bei denen das EKG ein mindestens hilfreiches oder sogar entscheidendes Instrument auf dem Weg zur Diagnose sein kann.

Es handelt sich weder um ein EKG-Einsteigerbuch noch um ein EKG-Nachschlagewerk. Im Zentrum steht die Kasuistik als möglichst realistisches Abbild typischer Alltagsszenarien zum Anwenden, Wiederholen und Vertiefen von EKG-Wissen. Daher werden häufige und wichtige Krankheitsbilder (z. B. Vorhofflimmern, Herzinfarkt etc.) mehrfach in verschiedenen Szenarien abgehandelt.

Für die vorliegende 3. Auflage haben wir alle 50 Fälle erneut unter Berücksichtigung der neuesten Leitlinien vollständig überarbeitet und den gesamten Inhalt auf die aktuellen Examensfragen abgestimmt. Bereits bei der 2. Auflage sind wir vermehrt in elektrophysiologische Tiefen eingestiegen, um ein fundiertes Verständnis für die teils speziellen Mechanismen zu vermitteln, die hinter den EKG-Kurven liegen. Auf vielfachen Wunsch von Leserinnen und Lesern nach genaueren Erklärungen haben wir damals didaktische Elemente wie „Merke“-Boxen und „Was wäre, wenn“-Fragen hinzugefügt.

Uns hat die neuerliche Überarbeitung unseres Buches wieder viel Freude gemacht. Und unseren Leserinnen und Lesern wünschen wir nun eine bereichernde Reise durch die bunte Welt unserer EKG-Fälle!

Hamburg, im Frühjahr 2025
Maximilian von Karais und Nikolaus Trautmann

Danksagung

Maximilian von Karais möchte danken: seiner Frau Bianca

Nikolaus Trautmann möchte danken: Selma, Rosa, Martha und Anna Cohrs

Autoreninformation

Maximilian von Karais studierte Medizin in Hamburg, Palermo und Buenos Aires und arbeitet heute in Hamburg als Inhaber einer Praxis für Allgemeinmedizin mit ganzheitlichem Schwerpunkt. Er begegnete Nikolaus Trautmann während der gemeinsamen Facharztausbildung in Innerer Medizin und Kardiologie. In der Notaufnahme wuchs seine Begeisterung für das EKG: Schweigende Herzstromkurven auf Millimeterpapier, die hinter ihrer elektrophysiologischen Nüchternheit viel aussagen können! In der Folge trug Maximilian von Karais ein Sammelsurium von markanten EKG-Aufzeichnungen zusammen und umrahmte sie mit lebensnahen Fallgeschichten. Für dieses Buch liegt ihm eine didaktische Verknüpfung von EKG-Kurve, Symptomatik, Diagnose und Therapie besonders am Herzen.

Nikolaus Trautmann studierte Medizin in Freiburg im Breisgau und San Francisco und ist heute als Oberarzt in der kardiologischen Abteilung einer Klinik in Hamburg tätig. Bereits während der Facharztausbildung entwickelte er ein starkes Interesse an der EKG-Ausbildung und engagierte sich in der Schulung von Studierenden, Pflegekräften und medizinischen Fachangestellten. Schwerpunkte seiner Tätigkeiten liegen inzwischen neben der invasiven Kardiologie auf der kardialen Bildgebung; er ist u. a. als Referent und Tutor bei Echokardiografie-Kursen tätig. Nikolaus Trautmann sieht einen hohen Wert in der Integration von Beschwerdesymptomatik, klinischer Untersuchung und diagnostischen Methoden, zu denen bis heute das klassische 12-Kanal-EKG gehört.

Checkliste für die EKG-Auswertung

Für die EKG-Beurteilung empfiehlt sich ein standardisiertes Vorgehen, um keine wichtigen Befunde zu übersehen. Die EKG-Ausdrucke wurden mit wenigen entsprechend gekennzeichneten Ausnahmen im Originalformat mit einer Schreibgeschwindigkeit von 50 mm/s aufgezeichnet. Zur Beurteilung kann daher ein gewöhnliches EKG-Lineal verwendet werden.

1. **Sinusrhythmus:** Es werden P-Wellen gesucht, denen in jeweils gleichen Abständen QRS-Komplexe folgen müssen. Man sollte sich ausreichend Zeit nehmen und vor allem in den Ableitungen V_1–V_3 nach Vorhoferregungen suchen, bevor man einen Sinusrhythmus sicher ausschließt. Aufgrund der anatomischen Lage des Sinusknotens sind positive P-Wellen in den Ableitungen I, II und III zu fordern.
2. **Lagetyp:** Für die Bestimmung des Lagetyps gibt es verschiedene Algorithmen. Es kann auch mit dem Cabrera-Kreis gearbeitet werden. Die Bestimmung der Herzachse ist wichtig, weil sich dadurch Hinweise auf eine kardiale Pathologie ergeben können. Im Fall 3 wird eine einfache und gleichzeitig zuverlässige Methode zur Bestimmung der Lagetypen vorgestellt.
3. **Herzfrequenz:** Die Kammerfrequenz wird in vielen EKG-Ausdrucken vom Computer angegeben. Man sollte diese Angaben jedoch immer überprüfen, z. B. mit einem EKG-Lineal. Die normale Herzfrequenz liegt zwischen 60 und 100/min.
4. **Zeiten:** Das EKG-Lineal hilft beim Ausmessen der Zeiten. Als Normalwerte gelten: P-Welle < 100 ms, PQ-Zeit < 200 ms, QRS-Komplex < 110 ms, QT-Zeit frequenzabhängig (nach Referenzwert laut Tabellen).
5. **Erregungsrückbildung:** Zunächst ist die ST-Strecke zu beurteilen. Dazu wird mit Stift und Lineal die isoelektrische Linie gezogen. Diese ist definiert als die Höhe der T-P-Strecke. Hebungen oder Senkungen größer als 1 mm (≙ 1 mV) gelten als auffällig. Weiterhin sind negative T-Wellen zu dokumentieren. Die Morphologie der ST-Strecken- und T-Wellen-Veränderungen muss im Befund möglichst genau beschrieben werden, z. B. als aszendierend, deszendierend oder konkav für ST-Strecken-Senkungen und -Hebungen bzw. präterminal oder terminal für negative T-Wellen.
6. **Myokardnarben:** Q-Zacken ab einer Breite von 40 ms gelten als pathologisch. Die R/S-Progression sollte überprüft werden. Normalerweise nimmt die R-Zacke von V_1–V_6 kontinuierlich zu und wird spätestens in V_4 größer als die S-Zacke.

Abkürzungen

A.	Arteria
ACE	angiotensin converting enzyme
ACS	akutes Koronarsyndrom
ADH	antidiuretisches Hormon
AED	automatischer externer Defibrillator
ANP	atrial natriuretic peptide
ARNI	Angiotensin-Rezeptorblocker + Neprilysin-Inhibitor
ARVC	rechtsventrikuläre arrhythmogene Kardiomyopathie
ASS	Acetylsalicylsäure
AV	atrioventrikulär
AVNRT	AV-nodale Reentry-Tachykardie
AVRT	atrioventrikuläre Reentry-Tachykardie
BGA	Blutgasanalyse
BMI	Body-Mass-Index
BNP	brain natriuretic peptide
BrS	Brugada-Syndrom
bzw.	beziehungsweise
CCS	chronisches Koronarsyndrom
CK	Kreatinkinase
COPD	chronisch-obstruktive Lungenerkrankung
CPAP	continuous positive airway pressure
CPVT	katecholamine polymorphe ventrikuläre Tachykardie
CRP	C-reaktives Protein
CRT	cardiac resynchronization therapy
CSP	Conduction System Pacing
CT	Computertomografie, -gramm
CTI	cavotrikuspidaler Isthmus
d. h.	das heißt
dl	Deziliter
DOAKs	direkte orale Antikoagulanzien
ECMO	extrakorporale Membranoxygenierung
EF	Ejektionsfraktion
EHRA	European Heart Rhythm Association
EKG	Elektrokardiografie/-gramm
EOL	End of Life
EPU	elektrophysiologische Untersuchung
etc.	et cetera
FAT	fokale atriale Tachykardie
FBI	fast, broad (bizarre), irregular
g	Gramm
GGT	Gamma-Glutamyltransferase
GOT	Glutamat-Oxalacetat-Transaminase
GPT	Glutamat-Pyruvat-Transaminase
h	Stunde (lat. hora)
Hb	Hämoglobin
HF	Herzfrequenz
HFmrEF	heart failure with mid-range ejection fraction
HFpEF	heart failure with preserved ejection fraction
HFrEF	heart failure with reduced ejection fraction
HIV	humanes Immundefizienzvirus
Hkt	Hämatokrit
HN-N	Harnstoff N
HOCM	hypertrophe obstruktive Kardiomyopathie
i. v.	intravenös
IABP	intraaortale Ballonpumpe
ICD	implantierbarer Kardioverter/Defibrillator
ICR	Interkostalraum
INR	International Normalized Ratio
J.	Jahre
kg (KG)	Kilogramm (Körpergewicht)
KHK	koronare Herzerkrankung
l	Liter
LAA	left atrial appendage
LAD	left anterior descending artery
LAHB	linksanteriorer Hemiblock
LCA	left coronary artery
LCx	left circumflex artery; Ramus circumflexus
LDL	Low-Density-Lipoprotein
LPHB	linkposteriorer Hemiblock
LQTS	Long-QT-Syndrom
LSB	Linksschenkelblock
LV	linksventrikulär
LVAD	linksventrikulärer Assist Device
LVEF	linksventrikuläre Ejektionsfraktion
MAP	mean arterial pressure (mittlerer arterieller Druck)
MAT	multifokale atriale Tachykardie
mg	Milligramm
min	Minute
MINOCA	Myokardinfarkt ohne okklusive koronare Herzerkrankung
Mio.	Million

ml	Milliliter
µl	Mikroliter
mm/s	Millimeter pro Sekunde
mmHg	Millimeter Quecksilbersäule
mmol/l	Millimol pro Liter
MRA	Mineralokortikoidrezeptor-Antagonisten
MRT	Magnetresonanztomografie, -gramm
ms	Millisekunde
mV	Millivolt
NIV	non-invasive ventilation
NSAR	nichtsteroidale Antirheumatika
NSTEMI	non-ST-elevation myocardial infarction
NT-proBNP	N-terminal pro brain natriuretic peptide
NYHA	New York Heart Association
ÖGD	Ösophagogastroduodenoskopie
OP	Operation
OPCAB	Off-Pump-Coronary-Artery-Bypass
p. o.	per os
p. m.	punctum maximum
PA	Pulmonalarterie(ndruck)
pAVK	periphere arterielle Verschlusskrankheit
PCI	perkutane Koronarintervention
pCO_2	Kohlendioxidpartialdruck
PEA	pulslose elektrische Aktivität
pO_2	Sauerstoffpartialdruck
PTCA	perkutane transluminale Koronarangioplastie
RAAS	Renin-Angiotensin-Aldosteron-System
RCA	right coronary artery; Arteria coronaria dextra
RIVA	Ramus interventricularis anterior
ROSC	return of spontaneous circulation
RR	Blutdruck nach Riva-Rocci
RSB	Rechtsschenkelblock
rTPA	recombinant tissue plasminogen activator
s. a./o.	siehe auch/oben
SA	sinuatrial
SaO_2	arterielle Sauerstoffsättigung
SGLT2	sodium glucose transporter 2
sog.	sogenannt
SpO_2	pulsoxymetrisch gemessene Sauerstoffsättigung
STEMI	ST-elevation myocardial infarction
SVES	supraventrikuläre Extrasystolen
SVT	supraventrikuläre Tachykardie
TAVI	transfemoral aortic valve implantation
TIA	transitorische ischämische Attacke
TSH	Thyreoidea-stimulierendes Hormon
U	unit
u. a.	unter anderem
V.	Vena
VES	ventrikuläre Extrasystolen
VKA	Vitamin-K-Antagonisten
VT	ventrikuläre Tachykardie
VVI	Ventrikel - Ventrikel - Inhibition
WPW	Wolff-Parkinson-White (-Syndrom)
z. B.	zum Beispiel
Z. n.	Zustand nach
ZNS	zentrales Nervensystem
ZVD	zentraler Venendruck

Abbildungsnachweis

Die Vorlagen der EKGs stammen von den Autoren. Ausnahme: EKG von Fall 20 und 45, die uns freundlicherweise von Dr. Wolfgang Otter zur Verfügung gestellt wurden.

Sämtliche EKGs wurden nachgezeichnet von: Henriette Rintelen, Velbert.
Abb. 3.1 und Abb. 5.1 von Heike Hübner, Berlin.

Fehler gefunden?

An unsere Inhalte haben wir sehr hohe Ansprüche. Trotz aller Sorgfalt kann es jedoch passieren, dass sich ein Fehler einschleicht oder fachlich-inhaltliche Aktualisierungen notwendig geworden sind.
Sobald ein relevanter Fehler entdeckt wird, stellen wir eine Korrektur zur Verfügung. Mit diesem QR-Code gelingt der schnelle Zugriff.

https://else4.de/978-3-437-41244-8

Wir sind dankbar für jeden Hinweis, der uns hilft, dieses Werk zu verbessern. Bitte richten Sie Ihre Anregungen, Lob und Kritik an folgende E-Mail-Adresse: kundendienst@elsevier.com

Inhaltsverzeichnis

Inhaltsverzeichnis nach Diagnosen

1

Sporteignungsuntersuchung

Anamnese

Ein engagierter Sportlehrer (33 Jahre alt) kommt in die Privatambulanz Ihrer kardiologischen Klinik. Er sei auch privat ein begeisterter Sportler und fühle sich körperlich nicht ausgelastet. Daher habe er sich erstmalig für einen Marathonlauf angemeldet. Nun möchte der Patient wissen, wie es um seine körperliche Leistungsfähigkeit steht, und heute kurzerhand von Ihnen „durchgecheckt" werden. Sie nehmen Blut ab und schreiben ein EKG.

Untersuchungsbefund

33 Jahre alter, schlanker und durchtrainierter Patient. Herz, Lunge und Abdomen unauffällig. Labor: Glukose 95 mg/dl, Hb 16 g/dl, Hkt 48 %, Erythrozyten 5,2 Mio./µl, Leukozyten 8.200/µl, Thrombozyten 275.000/µl, GOT 42 U/l, GPT 41 U/l, GGT 48 U/l, Kreatinin 0,89 mg/dl, HN-N 22 mg/dl, Natrium 142 mmol/l, Kalium 4,1 mmol/l, TSH 2,7 mU/l, CK 105 U/l, CRP 3,8 mg/l, INR 1,0.

1. **Sehen Sie Auffälligkeiten im EKG? Wie lautet der EKG-Befund?**
2. **Welche anatomische Struktur verursacht dieses EKG-Bild? Wie wird diese Struktur vom vegetativen Nervensystem beeinflusst?**
3. **Welche Ursachen kann dieses EKG-Bild haben?**
4. **Welche Prognose ist mit dieser EKG-Veränderung verbunden?**
5. **Was versteht man unter einem SA-Block? Welche Formen kennen Sie, und wie spiegeln sich diese im EKG wider?**
6. **Warum können besonders lange Überleitungszeiten gelegentlich zu Problemen führen?**

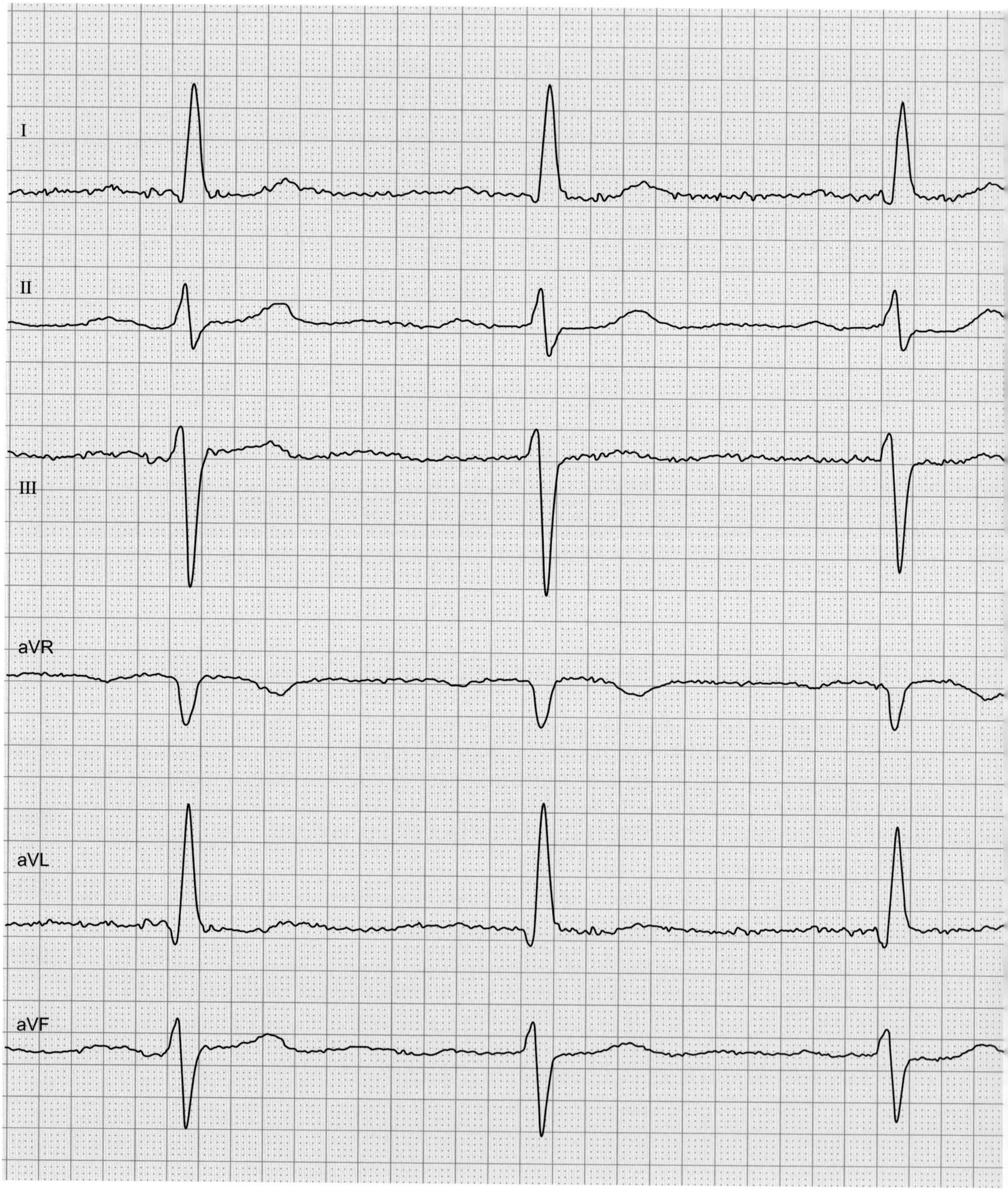
I
II
III
aVR
aVL
aVF

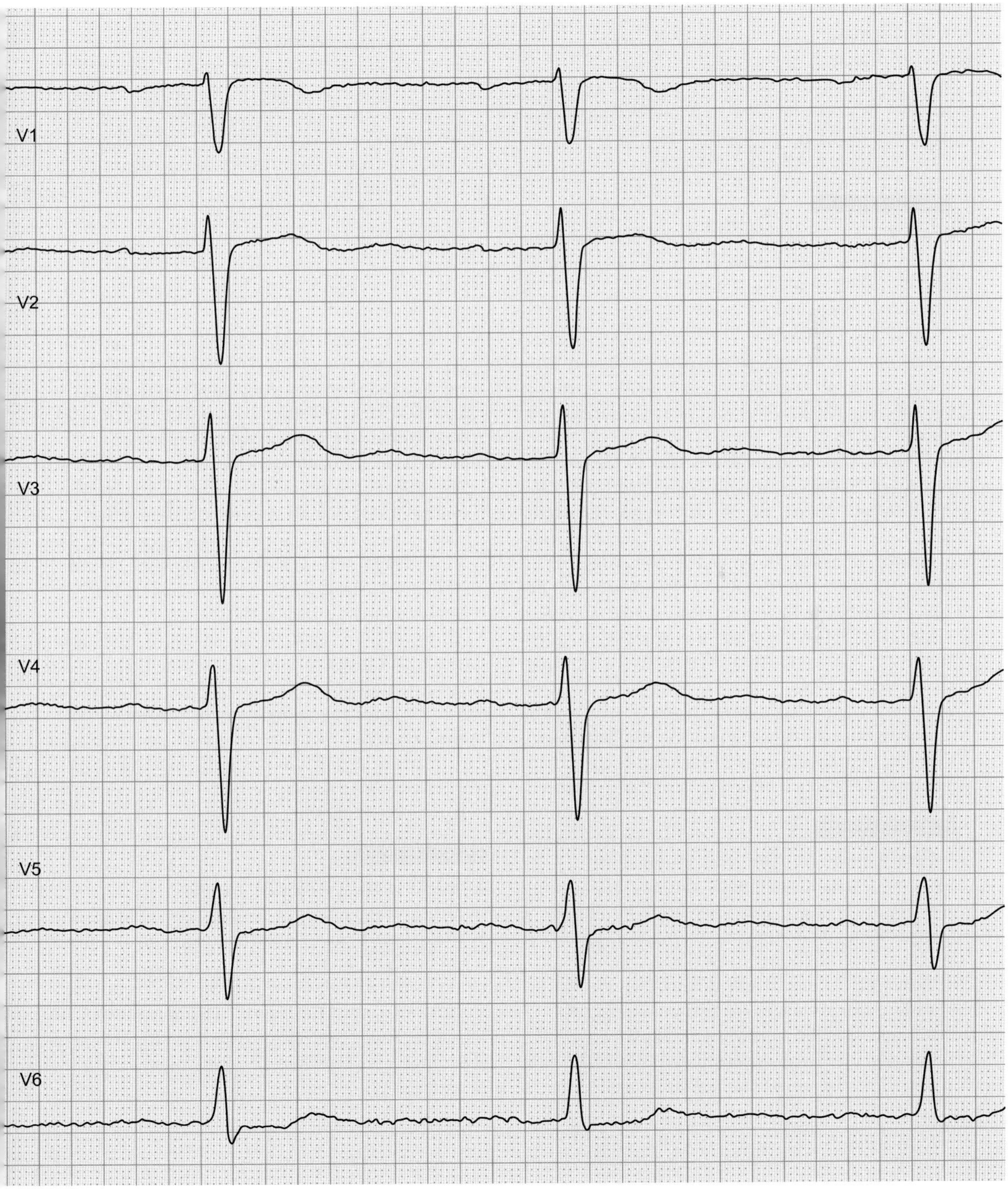

V1
V2
V3
V4
V5
V6

1. EKG-Befund

Sinusrhythmus, Linkslagetyp, Herzfrequenz: 54/min, PQ-Zeit: 270 ms, QRS-Breite: 100 ms, QT-Zeit: 420 ms (ca. 105 %), R/S-Umschlag in V_6, Erregungsrückbildung unauffällig, keine Infarktnarben.

EKG-Diagnose: **AV-Block 1. Grades**

2. AV-Block 1. Grades: Anatomie und Physiologie

Ein AV-Block 1. Grades ist durch eine auf mehr als 200 ms verlängerte PQ-Zeit definiert. Die PQ-Zeit dauert vom Beginn der P-Welle bis zum Beginn der Q-Zacke. Es liegt also eine Verzögerung zwischen dem Beginn der Vorhoferregung und dem Beginn der Kammererregung vor. Diese Latenz kann auf der Ebene des Vorhofs, des AV-Knotens oder des His-Bündels auftreten.

Die anatomische Struktur, in der diese Leitungsverzögerung am häufigsten vorkommt, ist der Bereich des **AV-Knotens.** Dieser ist normalerweise die einzige elektrische Verbindung zwischen Vorhöfen und Herzkammern. Er besitzt die besondere physiologische Eigenschaft, das Vorhofsignal zu verzögern, sodass das Blut durch die Vorhofkontraktion in die Kammern fließen kann. Der AV-Knoten unterliegt in seiner Funktion dem vegetativen Nervensystem: Entsprechend dem veränderlichen Gleichgewicht zwischen Sympathiko- und Vagotonus wird die Überleitungsgeschwindigkeit (Dromotropie) des AV-Knotens moduliert: Bei Anstrengung oder Aufregung wird die Überleitung verkürzt, bei Ruhe und Entspannung verlängert.

3. Ursachen von AV-Überleitungsstörungen

Eine AV-Überleitungsstörung entsteht in mehr als 50 % der Fälle durch eine altersbedingte fibrotische Degeneration ohne zugrunde liegende Erkrankung. Weitere Ursachen für einen AV-Block sind:

- Ischämisch: akuter Myokardinfarkt bzw. bei länger bestehender koronarer Herzerkrankung (KHK)
- Kardiomyopathien und Myokarditis: hypertrophe und dilatative Kardiomyopathie, virale Myokarditis, Borreliose, bakterielle Endokarditis, Diphtherie, Chagas-Krankheit, Syphilis, Amyloidose, Lupus erythematodes, Sarkoidose
- Kongenital: Transposition der großen Arterien, AV-Kanal-Defekte, isolierter kongenitaler AV-Block
- Bei neuromuskulären Erkrankungen (u. a. myotone Dystrophie) und neurologischen Erkrankungen (erhöhter Hirndruck, ZNS-Tumoren, Epilepsie)
- Hyperkaliämie
- Hyper- und Hypothyreose
- Nachts bei einem obstruktiven Schlafapnoe-Syndrom

Nicht selten tritt ein AV-Block als Folge medizinischer Maßnahmen auf:

- Medikamentenwirkung: Betablocker, Kalziumantagonisten vom Verapamil-Typ und Digitalisglykoside, Adenosin, Antiarrhythmika wie Amiodaron, Flecainid, diverse kardiotoxische Chemotherapeutika, Neuroleptika und Antidepressiva etc.
- Nach Interventionen oder Operationen: nach Operationen am offenen Herzen (u. a. Aortenklappenersatz, Mitralklappenersatz, Verschluss eines Ventrikelseptumdefekts), nach perkutanem Aortenklappenersatz, katheterinterventionellen Rhythmusbehandlungen, Septumablationen bei hypertropher Kardiomyopathie

Niedriggradige AV-Blockierungen treten aber auch physiologisch im Schlaf oder bei starken Schmerzen als Folge der Parasympathikuswirkung auf. In diesem Fall haben wir es mit einem Sportler mit **erhöhtem Vagotonus** zu tun. Die Vagotonie zeigt sich in der niedrigen Herzfrequenz in Ruhe. Ein einfaches Belastungs-EKG würde beweisen, dass der AV-Block unter körperlicher Belastung rückläufig ist.

4. Prognose des AV-Blocks 1. Grades

Im Gegensatz zu manchen Formen höhergradiger AV-Blockierungen besitzt ein asymptomatischer AV-Block 1. Grades ohne Beschwerden eine **sehr gute Prognose.** Bei einem kurzzeitigen relevanten AV-Überleitungsblock können **distal gelegene Erregungszentren** im His-Bündel oder Ventrikelmyokard **als Schrittmacher** einspringen. Die Gefahr von Bradykardien oder Pausen ist gering.

MERKE

Je weiter distal im Erregungssystem (Sinusknoten → Vorhof → AV-Knoten → His-Bündel → Tawara-Schenkel) eine Überleitungsstörung vorliegt, umso bedeutsamer wird sie für den Patienten: Ersatz-Rhythmusgeber stehen dann immer weniger zur Verfügung, und die Gefahr einer relevanten Bradykardie oder Asystolie nimmt zu.

5. SA-Block

Der sinuatriale Block (SA-Block) ist eine Form des Sick-Sinus-Syndroms (Synonym: Sinusknotensyndrom). Dabei ist die Erregungsleitung vom Sinusknoten (S) zur Vorhofmuskulatur (A) verzögert oder unterbrochen. Die Einteilung des SA-Blocks in seine vier Varianten (➤ Tab. 1.1) im Oberflächen-EKG stellt eine gewisse Herausforderung dar, da die eigentliche Sinusknotenaktion nicht zur Darstellung kommt. Lediglich die Vorhoferregung zeigt sich als P-Welle. Klinisch relevant ist ein SA-Block vor allem dann, wenn er zu einer symptomatischen Bradykardie führt.

Tab. 1.1 SA-Blöcke

SA-Block I.°	Verzögerte Leitung; im EKG nicht erkennbar; keine klinische Relevanz.
SA-Block II.° (Wenckebach)	Intermittierende Leitungsunterbrechung (sehr selten); die PP-Intervalle werden zunehmend kürzer, bis keine P-Welle mehr auftritt und eine Pause der ventrikulären Erregung eintritt.
SA-Block II.° (Mobitz)	Es treten Pausen nach Wegfall der P-Welle auf, deren Dauer dem Doppelten oder Mehrfachen des normalen PP-Intervalls entspricht. Es ist zu beachten, dass sowohl beim Wenckebach- als auch beim Mobitz-Typ die **PQ-Zeiten immer gleich lang** sind (im Unterschied zu AV-Blockierungen).
SA-Block III.°	Totale Leitungsunterbrechung. Hier fällt plötzlich die P-Welle aus, und es springt ein meist schlanker junktionaler Ersatzrhythmus ein, bis wieder Vorhoferregungen einsetzen.

6. Atrioventrikuläre Dyssynchronie

Die effektive Füllung der Herzkammern ist davon abhängig, wie die Kontraktionen der Vorhöfe und Kammern aufeinander abgestimmt sind. Wenn die Vorhofkontraktion erfolgt, sollte die Kammer möglichst relaxiert sein, damit sich die AV-Klappen leicht öffnen können. Dies ist aber bei einer PQ-Zeit von 300 ms oder länger nicht mehr der Fall. Vor allem, wenn bei Belastung die Herzfrequenz ansteigt, die PQ-Zeit sich aber nicht verkürzt: Im EKG findet man dann P-Wellen, die noch in den T-Wellen liegen – also in einem Zeitintervall, innerhalb dessen die Kontraktion der Ventrikel noch nicht abgeschlossen ist.

Es kann für die Patientinnen und Patienten zu unangenehmen Palpitationen führen, wenn die Vorhofkontraktion auf geschlossene Klappen trifft, was auch als „Pfropfung" bezeichnet wird. Eine ähnliche Situation kann übrigens bei ungünstig programmierten Herzschrittmachern als sog. Schrittmachersyndrom entstehen.

Weiterhin kann die Belastbarkeit herabgesetzt sein, wenn die Ventrikelfüllung aufgrund der asynchronen Vorhofkontraktion nicht mehr ideal verläuft. Diese Situation ist vor allem für herzinsuffiziente Patientinnen und Patienten relevant, für die eine sog. AV-Synchronisierung mit einem speziellen Herzschrittmachersystem und entsprechender Programmierung einen Therapieansatz darstellt.

WAS WÄRE, WENN ...

- ... der Sportlehrer über gelegentlichen Schwindel oder sogar Bewusstseinsverluste berichten würde?

Da die Rhythmusstörungen intermittierend auftreten, müsste man per Langzeit-EKG überprüfen, ob nicht doch höhergradige Rhythmusstörungen vorliegen. Bis dahin sollten bradykardisierende Medikamente vermieden werden.

- ... das 24-h-EKG mehrfach unauffällig bleibt, der Patient aber weiterhin über Synkopen berichtet, die jedoch seltener als einmal im Monat auftreten?

Ein sog. Event-Recorder ist ein kleiner implantierbarer Chip, der über einen langen Zeitraum (üblicherweise 2 Jahre, bis die Batterie ermüdet) Rhythmusstörungen erfassen kann. Mit einem solchen Apparat kann man vor allem selten auftretende Rhythmusstörungen dokumentieren. Auch das Tragen einer Smartwatch könnte hier weiterhelfen.

2

Medikamentenüberdosierung

Anamnese

Ein Ihnen bekannter Patient besucht Ihre Praxis für Psychiatrie. Heute Morgen sei er wieder in große Panik geraten („als ginge es um Kopf und Kragen"), sodass er aus Verzweiflung kurzerhand alle ihm verschriebenen Medikamente in doppelter Dosis eingenommen habe. Ein Kardiologe habe ihm Candesartan/Amlodipin 16/10 mg und Metoprololsuccinat 95 mg jeweils morgens verschrieben. In Ihrer Funktion als Psychiaterin haben Sie zur Behandlung einer Depression 20 mg Citalopram und bedarfsweise bei Panikattacken 1 mg Lorazepam verordnet. Heute fühlt sich Ihr Patient besonders abgeschlagen und schwindlig. Sie holen ein uraltes EKG-Gerät aus dem Lagerraum, das aus den Zeiten Ihrer allgemeinärztlichen Tätigkeit übriggeblieben ist.

Untersuchungsbefund

Blutdruck 85/40 mmHg, Pupillen beidseits isokor, seitengleich lichtreagibel, Brachialis- und Patellarsehnenreflexe unauffällig, Babinski negativ, Muskulatur in Tonus und Trophik unauffällig, keine Sprech- oder Sprachstörungen, zu allen Qualitäten orientiert.

1. **Welche EKG-Auffälligkeit entdecken Sie? Haben Sie aufgrund der Anamnese eine Erklärung dafür?**
2. **Ist diese Diagnose unbedenklich?**
3. **Welche kardialen und extrakardialen Ursachen für diese Störung kennen Sie?**
4. **Was versteht man unter dem Sick-Sinus-Syndrom (Unterteilung, Diagnose, Therapie)?**
5. **Kennen Sie den Begriff „chronotrope Inkompetenz"? Was ist damit gemeint?**
6. **Was ist unter einer „präautomatischen Pause" zu verstehen?**

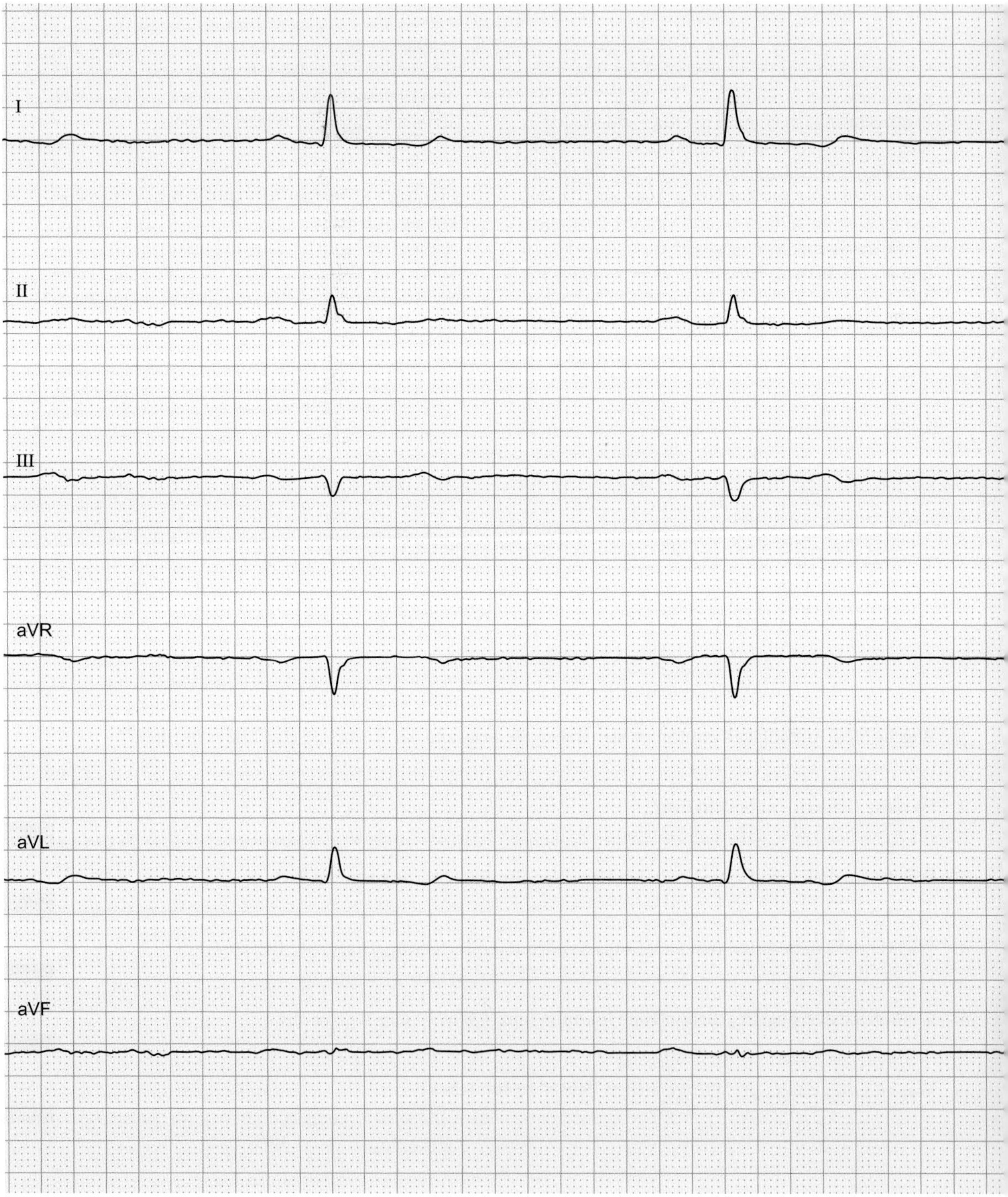
I
II
III
aVR
aVL
aVF

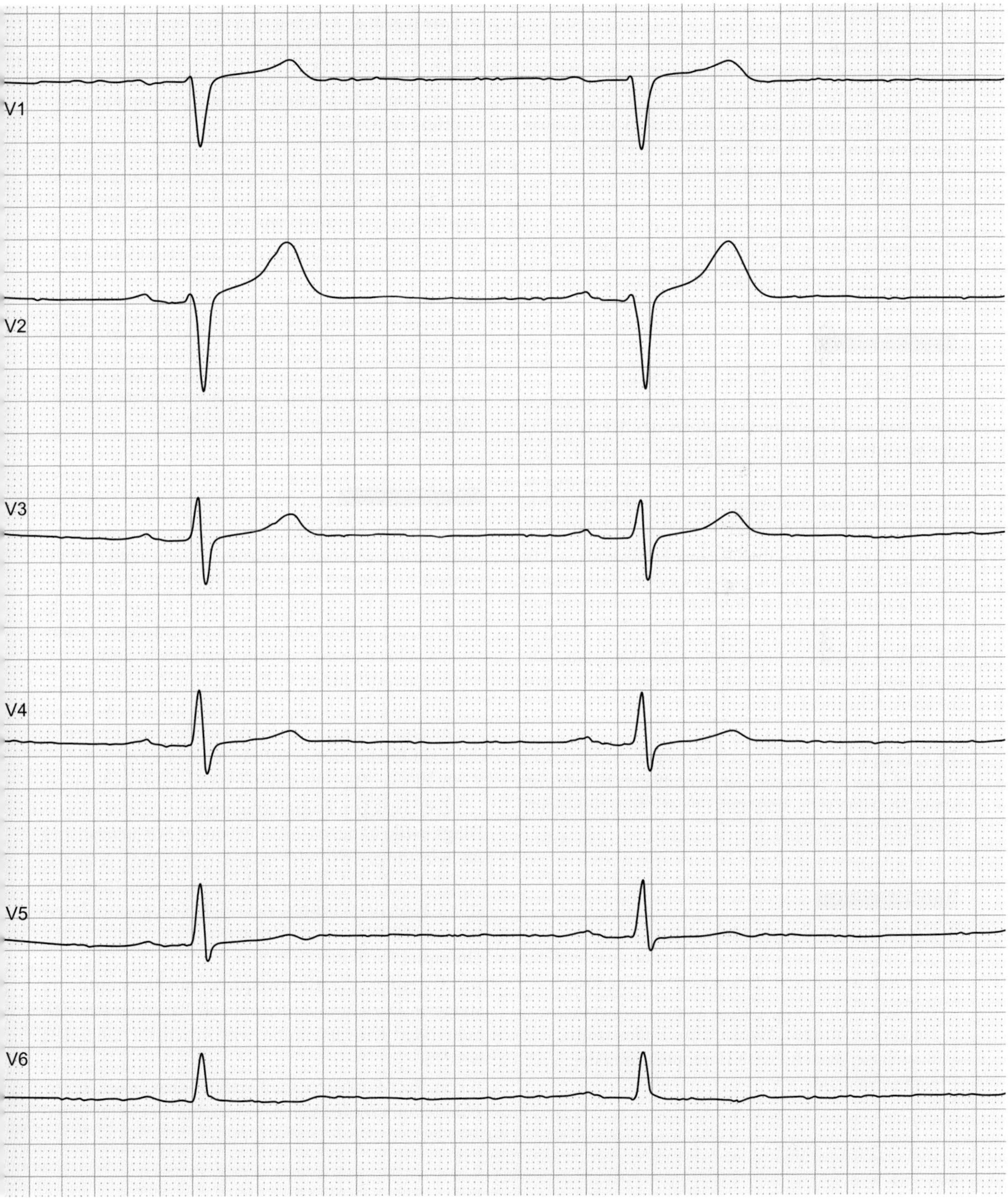
V1
V2
V3
V4
V5
V6

1. EKG-Befund

Sinusrhythmus, Linkslagetyp, Herzfrequenz: 49/min, PQ-Zeit: 200 ms, QRS-Breite: 90 ms, QT-Zeit: 400 ms (95 %), unspezifisch flache Endstrecken in V_6, Erregungsrückbildung unauffällig, keine Infarktnarben.
EKG-Diagnose: **Sinusbradykardie**

MERKE

Von einer Sinusbradykardie spricht man bei einer Herzfrequenz im Sinusrhythmus von < 60/min.

2. Sinusbradykardie: klinische Relevanz

Entscheidend für die kritische Grenze von Bradykardien sind das **Leistungsvermögen des Herzens** und die **periphere vaskuläre Situation:** Gesunde Menschen, Erwachsene und Kinder haben Sinusbradykardien ohne Krankheitswert. Bei Sportlerinnen und Sportlern gibt es aufgrund des trainingsbedingten Vagotonus bisweilen nächtliche Bradykardien bis zu Frequenzen von 35/min ohne Beschwerden. Patientinnen und Patienten mit Herz-Kreislauf-Erkrankungen und ältere Menschen können jedoch bei solchen Frequenzen schon deutliche Symptome einer kardialen oder zerebralen Unterversorgung erfahren, z. B. Angina pectoris, Schwindel oder Synkopen.

MERKE

Ob bei einer Bradykardie Handlungsbedarf besteht, ist entscheidend vom Vorliegen einer entsprechenden Symptomatik abhängig.

3. Ursachen von Sinusbradykardien

- **Kardial:** ischämisch, Sarkoidose, Amyloidose, Kollagenerkrankungen (u. a. Lupus), angeborene Herzerkrankungen, Myokarditis, Endokarditis, Borreliose, Zustand nach Herzoperation oder Katheterablation
- **Extrakardial:** Ausdauertraining, vagale Reaktion, Drogen, Elektrolytstörungen, metabolische Störungen (u. a. Hypothyreose), neurologische Pathologien (z. B. Hirnblutung), Schlafapnoe-Syndrom, Hypoxie

Neben dem hier genannten Betablocker Metoprolol können auch andere Medikamente zu Sinusbradykardien führen: Kalziumantagonisten vom Verapamil-Typ, Digitalis, Lithium, Amiodaron, Opioide, Clonidin, Methyldopa, Ivabradin, Acetylcholinesterasehemmer.

MERKE

Wichtig ist die Frage, ob es sich um **reversible bzw. temporäre** Ursachen handelt. Elektrolytstörungen, Intoxikationen, akutes Infarktgeschehen und Medikamentennebenwirkungen gehören zu den häufigsten behandelbaren Gründen für Sinusbradykardien.

4. Sick-Sinus-Syndrom

Unter dem Sick-Sinus-Syndrom versteht man eine degenerativ bedingte, chronische Dysfunktion des Sinusknotens und eine damit verbundene symptomatische Bradykardie. Im EKG finden sich verschiedene Varianten, die alle Folge dieser Vorhofpathologie sind:

- Sinusarrest/Pausen: Es kommt zum Aussetzen der Sinusknotenaktion für mehr als 2 Sekunden.
- Sinusbradykardie: Die Frequenz des Sinusknotens ist auf Frequenzen < 60/min herabgesetzt.
- SA-Blöcke: Die Sinusknotenaktion führt nicht mehr zuverlässig zur Vorhoferregung.

Diagnostik: Langzeit-EKG; fehlender Frequenzanstieg im Belastungs-EKG oder nach Atropingabe; verlängerte Zeit der Sinusknotenerholung nach Schrittmacherstimulation des Vorhofs; elektrophysiologische Untersuchung (EPU).

Therapie: Bei akuter Symptomatik kann zunächst versucht werden, die **Herzfrequenz medikamentös zu steigern.** Dazu können Atropin als Parasympatholytikum oder Katecholamine wie Adrenalin eingesetzt werden.

Wenn trotz korrigierender Maßnahmen (s. o. „Reversible/temporäre Ursachen“) weiterhin eine symptomatische Bradykardie vorliegt, kommt eine zumindest passagere oder meist permanente **Herzschrittmachertherapie** in Betracht.

5. Chronotrope Inkompetenz

Chronotrope Inkompetenz bezeichnet einen **inadäquaten Anstieg der Belastungsherzfrequenz** bezogen auf die metabolisch-hämodynamischen Anforderungen unter körperlicher Belastung. Definitionsgemäß steigt der Puls unter Anstrengung nicht über 80 % des errechneten altersentsprechenden Maximalpulses an (Faustregel: 220 minus Lebensalter).

Verantwortlich ist eine gestörte autonome Funktion des Herzens mit einer herabgesetzten Reaktion β-adrenerger Rezeptoren. Letztlich handelt es sich dabei um eine Variante des Sick-Sinus-Syndroms.

Eine chronotrope Inkompetenz ist ein **prognostisch ungünstiges Zeichen,** vor allem bei Patientinnen und Patienten mit kardiovaskulären Erkrankungen. In manchen Fällen kann ein Herzschrittmacher weiterhelfen.

MERKE

Ältere Patientinnen und Patienten, die über Belastungsdyspnoe oder allgemeine Abgeschlagenheit klagen, sollte man auf ein Fahrradergometer setzen und prüfen, ob die Herzfrequenz adäquat ansteigt.

6. Präautomatische Pause

Wenn bei einem Patienten oder einer Patientin eine **tachykarde Vorhofrhythmusstörung** vorliegt (meist Vorhofflimmern) und diese spontan oder nach Kardioversion konvertiert, sollte der Sinusknoten als Taktgeber unmittelbar seine Funktion wieder übernehmen. Wenn der Sinusknoten aber nicht sofort wieder arbeitet und eine Asystolie oder ein vorübergehender bradykarder Ersatzrhythmus entsteht, nennt man dies eine „präautomatische Pause". Diese kann mehrere Sekunden andauern und zu ausgeprägter Symptomatik führen – bis zur Synkope. Ähnlich kann es zu einer kurzen Asystolie kommen, nachdem das Vorhofflimmern durch eine elektrische Kardioversion beendet wurde.

Wenn nebeneinander tachykardes Vorhofflimmern und Sinusbradykardie vorliegen, spricht man von einem **Tachykardie-Bradykardie-Syndrom,** das ebenfalls als Variante des Sinusknotensyndroms angesehen werden kann. Sinusknotenerkrankung und Vorhofflimmern sind Manifestationen einer degenerativen Vorhofkardiomyopathie.

WAS WÄRE, WENN …

- … der Patient berichten würde, dass sich Schwindel und Synkopen immer wieder durch bestimmte Kopfbewegungen auslösen ließen?

Die Diagnose eines Karotissinussyndroms wird durch den **Karotisdruckversuch** gestellt, der nur unter EKG- und Blutdruckmonitoring durchgeführt werden darf: Wenn nach einseitiger Massage des Karotissinus für mindestens 10 Sekunden eine Asystolie für mindestens 3 Sekunden oder ein Blutdruckabfall von mehr als 50 mmHg auftritt, kann die Diagnose eines **hypersensitiven Karotissinus** gestellt werden. Die Indikation für einen Herzschrittmacher besteht allerdings erst, wenn während des Versuchs auch die entsprechende Symptomatik reproduziert werden kann. Vorsicht beim Karotisdruckversuch ist bei Patientinnen und Patienten mit Schlaganfallanamnese oder Strömungsgeräuschen über den Karotiden geboten.

3

Präoperativer EKG-Befund

Anamnese

Als Anästhesistin drehen Sie Ihre Runde über die chirurgischen Stationen, um die Patientinnen und Patienten über anstehende Narkosen aufzuklären und Prämedikationen festzulegen. Ein 76 Jahre alter Patient soll morgen an einer Leistenhernie operiert werden. In der Krankengeschichte finden sich eine arterielle Hypertonie, eine benigne Prostatahypertrophie sowie eine chronische Depression. Als Dauermedikation nimmt er Valsartan, Tamsulosin und Sertralin ein.

Untersuchungsbefund

Körperliche Untersuchung und Laborwerte sind unauffällig. Ihr Blick wendet sich dem EKG zu. Der automatische Interpretationsalgorithmus des EKG-Computers gibt an: „Verdrehung der Herzachse nach links“.

1. **Beurteilen Sie das EKG.**

2. **Können Sie sich auf den Computerbefund verlassen? Mit welcher Methode haben Sie selbst den Lagetyp ermittelt?**

3. **Erklären Sie die Pathophysiologie und die klinische Relevanz des EKG-Befunds.**

4. **Nennen Sie die möglichen Lagetypen sowie ihre Häufigkeit und Bedeutung.**

5. **Wie präsentiert sich ein sog. sagittaler Lagetyp im EKG? Kennen Sie Ursachen für diesen Befund?**

6. **Kennen Sie den Begriff „No man’s land“, wenn es um Lagetypen geht?**

Fall 3 Präoperativer EKG-Befund

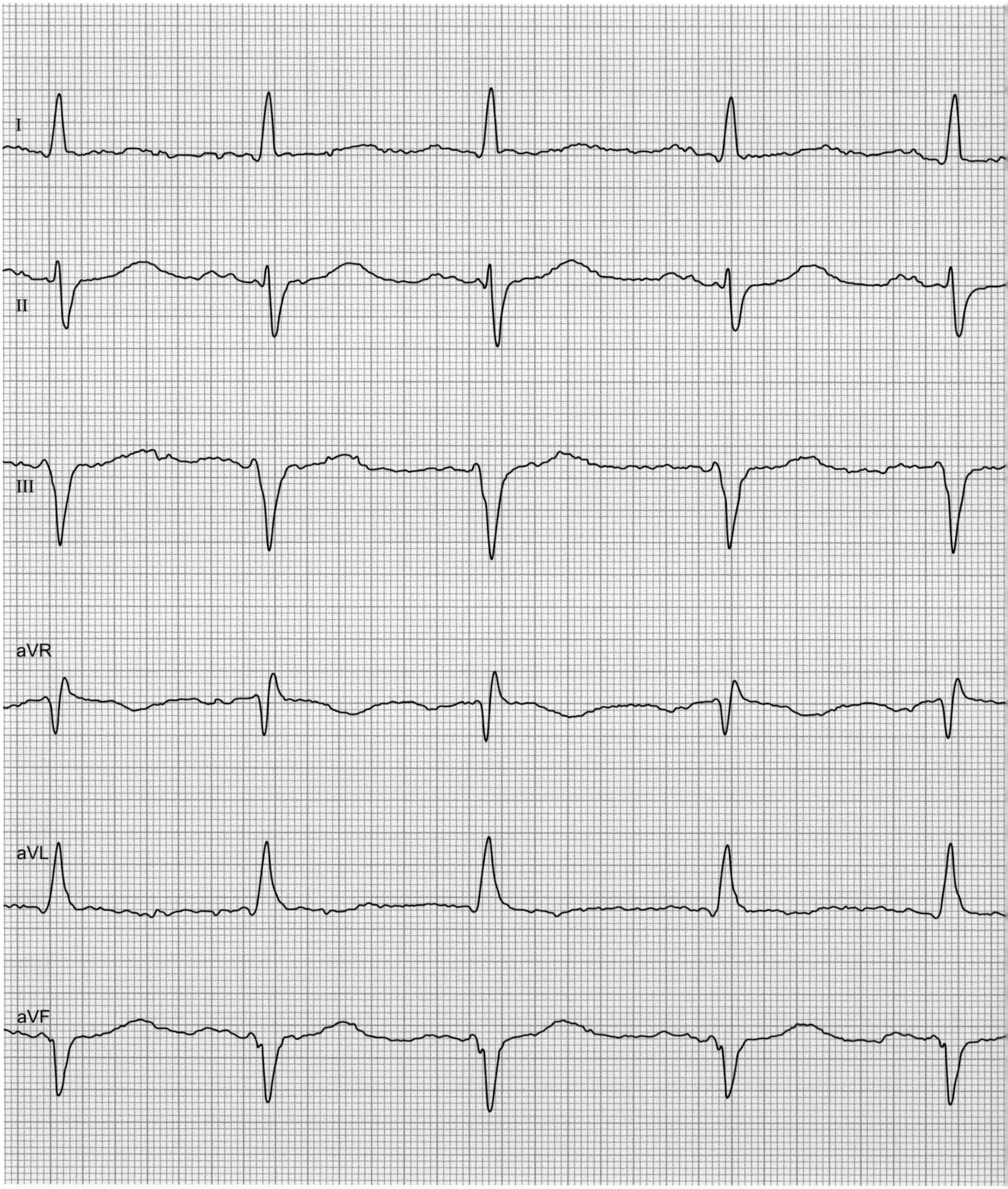

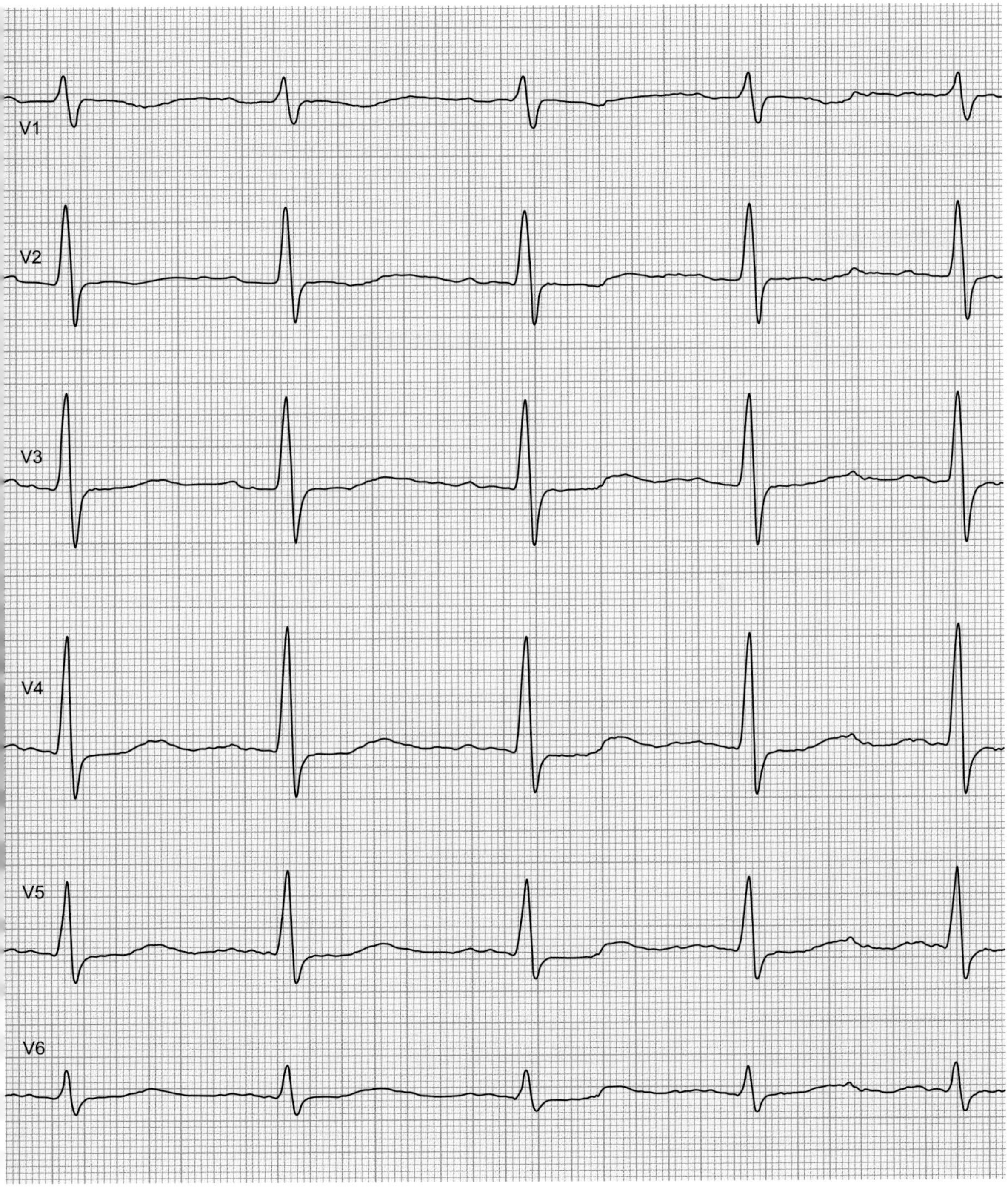
V1
V2
V3
V4
V5
V6

1. EKG-Befund

Sinusrhythmus, überdrehter Linkslagetyp, Herzfrequenz: 87/min, PQ-Zeit: 180 ms, QRS-Breite: 100 ms, QT-Zeit: 420 ms, R/S-Umschlag in V_2, keine Qs, Erregungsrückbildung unauffällig.

EKG-Diagnose: **linksanteriorer Hemiblock, verlängerte QT-Zeit**

2. Bestimmung des Lagetyps

Man sollte sich **nie auf EKG-Computer verlassen,** auch wenn diese inzwischen über recht präzise Algorithmen verfügen. Statt auf umständliche Art den Vektorwinkel mithilfe des Cabrera-Kreises zu bestimmen, empfiehlt sich ein leichteres Vorgehen: Zunächst ist festzustellen, wo die größte positive R-Amplitude liegt, abzüglich der S-Zacke. Hat man dadurch den groben Lagetyp bestimmt, lässt sich mit einfachen Regeln der genaue Lagetyp bestimmen (➤ Abb. 3.1).

3. Linksanteriorer Hemiblock (LAHB)

Ist beim überdrehten Linkslagetyp bis in Ableitung V_6 eine S-Zacke zu sehen, handelt es sich um einen **linksanterioren Hemiblock.** Eine elektrische Herzachse, die nach linkskranial zeigt, ist anatomisch kaum vorstellbar. Insofern ist dieser Befund vielmehr als Ausdruck eines Leitungsblocks zu verstehen. Bei einem LAHB ist der anteriore Faszikel des linken Tawara-Schenkels blockiert. Es kommt zwar zu keiner messbaren Leitungsverzögerung (die QRS-Komplexe bleiben schmal), jedoch ändert sich der Lagetyp deutlich. Klinisch relevant wird ein LAHB besonders dann, wenn er neu auftritt. In diesem Fall kann er ein Hinweis auf eine **koronare Herzerkrankung** oder eine **Kardiomyopathie** sein.

4. Lagetypen und ihre Bedeutung

Der elektrische Lagetyp des Herzens beschreibt die Richtung, in die der Summenvektor der Kammererregung zeigt. In der Regel verläuft dieser von rechts oben nach links unten.

- **Linkslagetyp (–30° bis +30°):** häufigster Lagetyp bei älteren Menschen.
- **Überdrehter Linkslagetyp** (**< –30°**)**:** bei LAHB und Linksherzhypertrophie.
- **Indifferenz-** (**+30 bis +60°**) und **Steillagetyp (+60 bis +90°):** häufigster Lagetyp bei jungen Menschen.

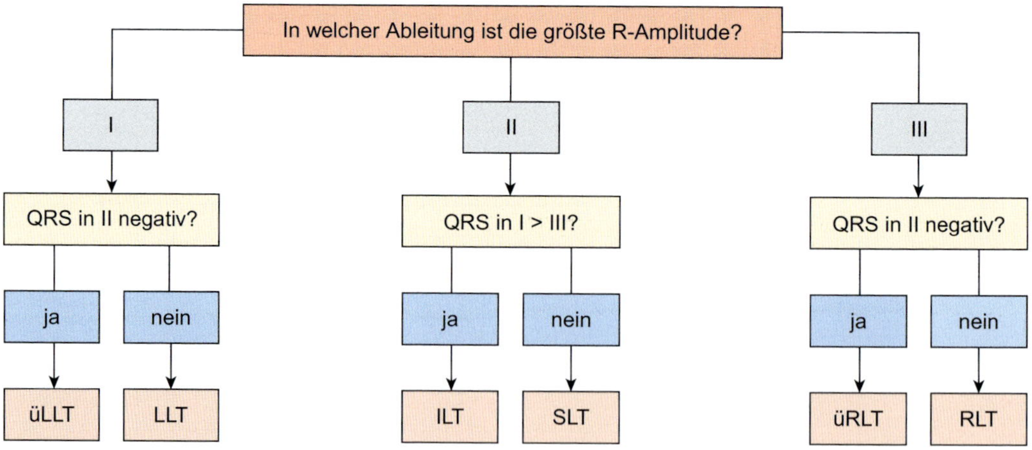

Abb. 3.1 Bestimmung des Lagetyps (üLLT: überdrehter Linkslagetyp; LLT: Linkslagetyp; ILT: Indifferenzlagetyp; SLT: Steillagetyp, üRLT: überdrehter Rechtslagetyp; RLT: Rechtslagetyp)

- **Rechtslagetyp (+90° bis +120°):** bei kleinen Kindern normal, bei älteren Menschen Hinweis auf eine mögliche Rechtsherzbelastung. So führen z. B. eine Lungenarterienembolie und eine COPD zur akuten oder chronischen Druckbelastung des rechten Herzens, die sich im EKG als Rechtslagetyp niederschlagen kann.
- **Überdrehter Rechtslagetyp (> + 120°):** Dieser Lagetyp ist sehr selten und immer pathologisch. Er ist das Resultat eines **linksposterioren Hemiblocks** (LPHB). In fast allen Fällen ist dieser jedoch lediglich das banale EKG-Bild einer **Elektrodenvertauschung.** Deshalb sollte bei der überraschenden Diagnose eines LPHB bzw. eines überdrehten Rechtslagetyps immer ein Kontroll-EKG abgeleitet werden.

MERKE

Vor allem die nachweisliche **Änderung des Lagetyps** sollte immer Überlegungen hinsichtlich der Möglichkeit eines pathologischen Geschehens auslösen!

5. Sagittaler Lagetyp

Der sagittale Lagetyp präsentiert sich im EKG mit **annähernd gleich großen Amplituden in den Extremitätenableitungen I, II** und **III.** Die elektrische Herzachse ist hier nicht in der Frontal-, sondern in der Sagittalebene verdreht (sie sticht sozusagen auf den Betrachter zu). Dieser Lagetyp ist meistens pathologisch. Ursachen können eine Rechtsherzbelastung (z. B. bei COPD, Lungenfibrose und akuter Lungenarterienembolie) oder eine Trichterbrust sein.

6. No man's land

Sind die QRS-Komplexe in allen Extremitätenableitungen negativ, so zeigt der Hauptvektor von links unten nach rechts oben, also von der Herzspitze zur Herzbasis. Im Vektorenbild des Cabrera-Kreises zeigt dieser Hauptvektor in den linken oberen Quadranten (entspricht in der Cabrera-Anordnung einem Bereich von 180° bis –90°. Auf einem Kompass: Nordwesten). Dieser Lagetyp ist mit einer physiologischen Erregung des Herzens nicht vereinbar. Bei der Diagnose von ventrikulären Tachykardien ist dieser Lagetyp ein fast sicherer Hinweis auf eine ventrikuläre Genese.

WAS WÄRE, WENN ...

- ... gleichzeitig ein Rechtsschenkelblock vorläge?

Dann spricht man von einem **bifaszikulären Block.** Sind zwei der drei Tawara-Schenkel dauerhaft blockiert (d. h., nur der linksposteriore Schenkel leitet noch über), besteht die Gefahr eines kompletten AV-Blocks. Bei Patientinnen und Patienten mit Schwindel und Synkopen kann dies ein Hinweis darauf sein, dass zwischenzeitlich symptomatische AV-Blockierungen dritten Grades auftreten. In diesem Fall ist eine Schrittmacherimplantation in Betracht zu ziehen.

4

Luftnot und Schwindel

Anamnese

Ein 64 Jahre alter Krankenpfleger Ihrer Abteilung wendet sich vertrauensvoll an Sie. Seit einigen Wochen bemerke er zunehmend Luftnot bei körperlich fordernden Tätigkeiten. In den letzten 2 Wochen sei ihm auch schon beim Wäscheaufhängen die Luft knapp geworden. Gestern habe er Schmerzen hinter dem Brustbein gehabt und heute Morgen, kurz nach dem Aufstehen, sei ihm sehr schwindlig gewesen. Seit ein paar Jahren werde er wegen einer Fettstoffwechselstörung und einer chronischen Polyarthritis behandelt und nehme regelmäßig Rosuvastatin und gelegentlich Diclofenac ein.

Untersuchungsbefund

64-jähriger Patient in gutem Allgemein- und leicht adipösem Ernährungszustand. Lunge auskultatorisch frei. Fauchendes $^{3}/_{6}$-Systolikum über dem zweiten Interkostalraum rechts, das in die Karotiden fortgeleitet wird.
In der Mittagspause nehmen Sie Ihren Mitarbeiter mit in das Untersuchungszimmer und zeichnen ein EKG auf.

1. **Wie interpretieren Sie das EKG? Wie bewerten Sie die Arrhythmie?**
2. **Wie stufen Sie die Beschwerden laut NYHA-Klassifikation ein? Was besagt diese Klassifikation?**
3. **Welche Erkrankung vermuten Sie? Wie kommt es zu den EKG-Veränderungen?**
4. **Welche weiteren Ursachen solcher Myokardveränderungen kennen Sie?**
5. **Nennen Sie diagnostische Möglichkeiten, um Ihren Verdacht zu bestätigen.**
6. **Welche Therapieoptionen sollten mit diesem Patienten diskutiert werden? Gehen Sie auch auf die Prognose ein.**

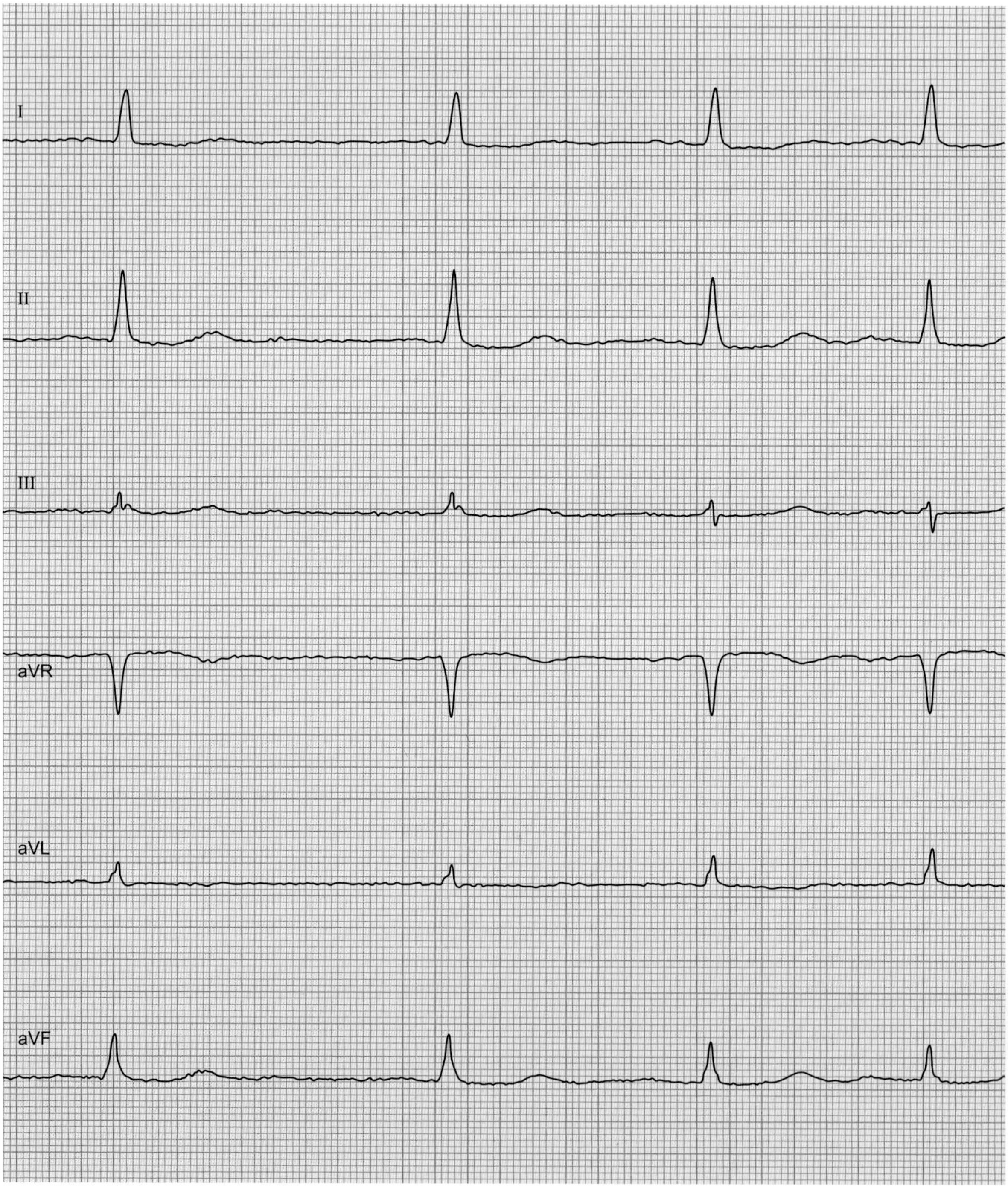
I
II
III
aVR
aVL
aVF

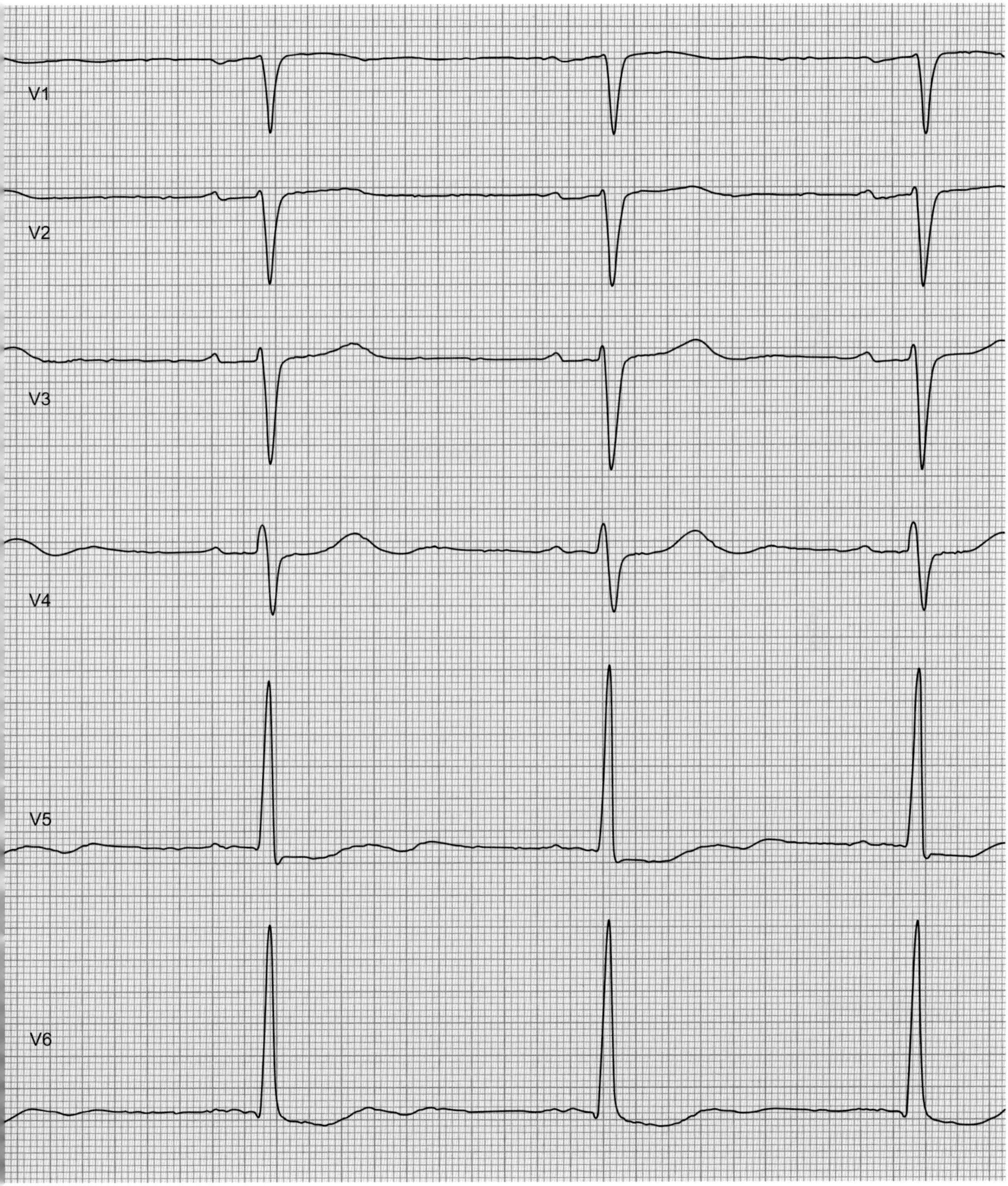
V1
V2
V3
V4
V5
V6

1. EKG-Befund

Sinusarrhythmie, Indifferenzlagetyp, Herzfrequenz: 64/min, PQ-Zeit: 180 ms, QRS-Breite: 80 ms, QT-Zeit: 400 ms (100 %), R/S-Umschlag in V_5, kein pathologisches Q, Zeichen einer linksventrikulären Hypertrophie mit ST-Strecken-Senkungen in V_5 und V_6.

EKG-Diagnose: **Sinusarrhythmie mit Zeichen der linksventrikulären Hypertrophie.**

Die Sinusarrhythmie ist grundsätzlich Ausdruck des physiologischen Einflusses des vegetativen Nervensystems auf das Herz. Bei jungen herzgesunden Menschen kann sich die Herzfrequenz innerhalb weniger Sekunden relativ drastisch verändern. Bei älteren Menschen mit Diabetes mellitus kann durch die diabetische Neuropathie die Entfaltung des Vegetativums und dadurch auch die Variabilität der Herzfrequenz schwinden. Durch systematische Analyse der Herzfrequenzvariabilität kann man gewisse Aussagen über Prognose, Fitnesslevel und das Ausmaß chronischer Stressbelastung treffen. Dem verbreiteten **Sokolow-Lyon-Index** (S in V_1 + R in V_5 oder V_6 > 3,5 mV) sollte aufgrund der schlechten Sensitivität nicht blind vertraut werden: Ein negativer Sokolow-Lyon-Index schließt eine Hypertrophie niemals aus! Umgekehrt besitzt dieser Index bei Menschen über 40 Jahren eine recht gute Spezifität: Bei Positivität sollte man es nicht versäumen, dem Verdacht auf eine **Myokardhypertrophie** nachzugehen **und weitere Diagnostik (u. a. Echokardiografie) zu veranlassen.**

MERKE

Um die Regelmäßigkeit von QRS-Komplexen zu überprüfen, legt man ein Stück Papier an und zeichnet auf Höhe von zwei R-Zacken kleine senkrechte Striche auf. Diese Striche werden dann an anderen R-Zacken angelegt. Nun wird geprüft, ob Striche und R-Zacken zur Deckung zu bringen sind. Günstiger ist ein geeigneter EKG-Zirkel, den man aber meistens nicht zur Hand hat, wenn man ihn braucht.

2. NYHA-Klassifikation

Die New York Heart Association (NYHA) teilt die **Herzinsuffizienzsymptomatik** gemäß ➤ Tab. 4.1 ein.

Tab. 4.1 NYHA-Klassifikation

NYHA I	Beschwerdefrei
NYHA II	Beschwerden bei stärkerer körperlicher Belastung
NYHA III	Beschwerden bei leichterer körperlicher Belastung
NYHA IV	Beschwerden in Ruhe, Bettlägerigkeit

Mit Beschwerden sind dabei Atemnot, allgemeine Schwäche und Müdigkeit, Rhythmusstörungen oder Angina pectoris gemeint. NYHA-Stadien sind wichtig für die Indikationsstellung der Medikation, für die Einschätzung der Prognose und für die Beurteilung der Therapieerfolge.

Der Patient dieses Falls erreicht einen NYHA-Grad III.

3. Aortenklappenstenose: Ursachen, klinische Folgen und EKG-Zeichen

Die Trias aus Dyspnoe, Schwindel und Angina pectoris in Kombination mit dem fauchenden Systolikum weist auf eine **Aortenklappenstenose** hin. In westlichen Ländern sind degenerative bzw. kalzifizierende Prozesse die häufigste Ursache. Bei jüngeren Patientinnen und Patienten sollte immer auch an eine bikuspide Aortenklappe gedacht werden, die im Allgemeinen rascher degeneriert. Nur noch selten findet man in Industrieländern eine Aortenklappenstenose als Folge des sog. rheumatischen Fiebers.

Mit der Verkleinerung der Klappenöffnungsfläche erhöht sich der Druck im linken Ventrikel, sodass es mit der Zeit zur konzentrischen **Myokardhypertrophie** kommt. Diese Zunahme der Myokardmasse zeigt sich elektrophysiologisch als Amplitudenvergrößerung in den Brustwandableitungen. Zusätzlich können im EKG T-Negativierungen und kleine Q-Zacken auffallen.

Durch den erhöhten myokardialen Sauerstoffbedarf der hypertrophen Muskulatur kann es unter Belastung zur Beeinträchtigung der endokardialen Myokardschichten kommen. Die Patientinnen und Patienten empfinden dann eine **Belastungsangina,** ohne dass Koronarstenosen vorliegen müssen.

Mit einer unbehandelten, symptomatischen hochgradigen Aortenklappenstenose steigt das Risiko für den plötzlichen Herztod.

4. Ursachen einer Myokardhypertrophie

Die häufigste Ursache einer Myokardverdickung ist die **hypertensive Herzkrankheit.** Auch die **Aortenklappeninsuffizienz** und die **Mitralklappeninsuffizienz** können zur Myokardhypertrophie führen durch eine jahrelange Volumenbelastung. Weitere, seltenere Ursachen sind die **hypertrophe obstruktive Kardiomyopathie** (HOCM) und Speichererkrankungen wie die Amyloidose, die Hämochromatose oder der Morbus Fabry.

MERKE

Bei echten Hypertrophien wie der HOCM oder der hypertensiven Herzkrankheit, bei denen tatsächlich vermehrt aktives Myokard vorhanden ist, sieht man – wie im EKG des vorliegenden Falls – **hohe Amplituden** der QRS-Komplexe. Bei Speichererkrankungen hingegen, wie etwa der Amyloidose, bei der Proteine ohne kontraktile oder elektrische Aktivität im Myokard eingelagert werden, kommt hingegen eine **Niedervoltage** zum Ausdruck.

5. Diagnostik von Herzklappenvitien

Der Verdacht auf eine Aortenklappenstenose kann in der Regel auskultatorisch gestellt werden: Man hört ein spindelförmiges, raues Systolikum mit p. m. im 2. ICR parasternal, das in die Karotiden fortgeleitet wird. Die Lautstärke des Geräusches korreliert allerdings nicht zuverlässig mit dem Schweregrad - bei Patientinnen und Patienten mit eingeschränkter Ventrikelfunktion und fortgeschrittener Stenose kann das Geräusch auch sehr leise ausfallen.

Die Graduierung einer Aortenklappenstenose gelingt zuverlässig per **transthorakaler Echokardiografie:** Damit kann die Funktion der Klappe durch Doppler-Messungen oder direkte Messung der Öffnungsfläche bestimmt werden. Ferner können Aussagen über die linksventrikuläre Funktion, den Grad der Hypertrophie und Begleitvitien getroffen werden (nicht selten eine sekundäre, konsekutive Mitralklappeninsuffizienz).

Eine Aortenklappenstenose gilt als hochgradig, wenn ihre Öffnungsfläche 1 cm^2 unterschreitet oder der mittlere Gradient 40 mmHg übersteigt.

Manchmal ist zusätzlich eine **transösophageale Echokardiografie** notwendig, bei der auch Fragen zur Ätiologie und Morphologie des Herzklappenfehlers beantwortet werden können. Im Rahmen einer **Linksherzkatheteruntersuchung** ist die direkte Messung des systolischen Druckunterschieds zwischen linkem Ventrikel und Aorta ascendens möglich; diese Methode wird aber aufgrund ihrer Invasivität nur noch selten eingesetzt. Eine Computertomografie (CT) kann Aufschluss über den Verkalkungsgrad und die Größe der Klappe geben, was besonders bei modernen Therapieverfahren (TAVI, s. u.) entscheidend ist.

In Grenzfällen können bei der Aortenklappenstenose zudem Laborparameter (Troponin, natriuretische Peptide) und Belastungsuntersuchungen (Ergometrie, Stressecho) weitere Auskünfte über den Schweregrad der Erkrankung geben.

6. Therapie der Aortenklappenstenose

Es gibt keine aussichtsreiche konservative Therapieoption für die Aortenklappenstenose. Bei asymptomatischen Patientinnen und Patienten kann unter bestimmten Umständen auch eine „Watchful Waiting"-Strategie mit regelmäßigen echokardiografischen Kontrollen gewählt werden. Dagegen sollten Patientinnen und Patienten mit einer symptomatischen hochgradigen Aortenklappenstenose aufgrund der schlechten Prognose in der Regel einer operativen oder interventionellen Behandlung zugeführt werden:

- Traditionell erfolgt ein **Aortenklappenersatz im Rahmen einer Herzoperation.** Dabei wird unter Einsatz der Herz-Lungen-Maschine die erkrankte Klappe entfernt und an deren Stelle eine Prothese eingesetzt. Diese existiert als *biologische* Variante (Gewebe vom Schwein oder Rind) mit dem Nachteil eingeschränkter Haltbarkeit (10–15 Jahre) oder als *mechanische* Variante (Metall, Kunststoff) mit dem

Nachteil einer lebenslangen oralen Antikoagulation mit Vitamin-K-Antagonisten. Eine weitere operative Methode ist die *Switch-OP nach Ross,* bei der die patienteneigene Pulmonalklappe in Aortenposition implantiert und die Pulmonalklappe durch einen Homograft (Spenderklappe) ersetzt wird.

- Für ältere Patientinnen und Patienten mit höherem OP-Risiko werden zunehmend biologische Aortenklappen über ein interventionelles, perkutan kathetertechnisches Verfahren ohne Operation eingesetzt – man spricht von **TAVI („transfemoral aortic valve implantation“).**

Eine Endokarditisprophylaxe ist bei einer Aortenklappenstenose allein nicht indiziert. Sobald aber eine Prothese implantiert ist, wird vor allem bei zahnärztlichen Eingriffen eine Antibiose empfohlen.

WAS WÄRE, WENN ...

- ... der Patient zusätzlich über mehrere Ohnmachtsanfälle in letzter Zeit klagen würde?

Dann sollte die Behandlung der Aortenklappenstenose bald erfolgen, denn Synkopen auf der Grundlage einer Aortenklappenstenose gelten als negativer Prädiktor: Die durchschnittliche Lebenserwartung sinkt deutlich.

- ... das Systolikum weiter kaudal und lateral sein Punctum maximum hätte und in die Axilla fortgeleitet würde?

Dann müsste man eher an eine Mitralklappeninsuffizienz denken: Dieses Vitium ist ebenfalls sehr häufig, und die Dyspnoe kann sich in ähnlicher Weise wie bei einer Aortenklappenstenose zeigen.

- ... der Patient mit LV-Hypertrophie über Luftnot klagen würde, aber keine Aortenklappenstenose nachweisbar wäre?

Dann müsste man an eine diastolische Herzinsuffizienz denken, auch HFpEF („heart failure with preserved ejection fraction“) genannt. Ursache der Luftnot ist dann die LV-Hypertrophie selbst, auch wenn die systolische Pumpfunktion echokardiografisch normal erscheint.

5

Schulterschmerz nach 92 Stufen

Anamnese

Eine 92 Jahre alte Frau sucht Ihre hausärztliche Praxis auf: Seit mehreren Wochen verspüre sie beim Treppensteigen immer wieder Schmerzen in der linken Schulter und im Rücken. Sobald sie sich einige Minuten ausgeruht habe, verschwänden die Schmerzen wieder von selbst. Ihr Vater habe früher ähnliche Beschwerden gehabt, ohne dass damals die Ursache gefunden worden wäre. Von einer langjährigen rheumatischen Gelenkerkrankung abgesehen sind keine Vorerkrankungen bekannt. Die Patientin gibt zu, fünf bis sechs Zigaretten am Tag zu rauchen. Dies sei ihr einziges Laster. In ein Krankenhaus möchte sie auf keinen Fall. Die Patientin verlangt ein Medikament gegen ihre Beschwerden.

Untersuchungsbefund

92 Jahre alte Patientin, Adipositas, allseits orientiert, diskrete Linsentrübung, Zahnstatus desolat, Haut blass, Schleimhäute trocken. Lunge: Entfaltungsknistern beidseits basal. Herz: leises Systolikum über „Erb" und linker Axilla. Abdomen: meteoristisch aufgetrieben, keine Resistenzen, Bauchdecke weich.

1. **Erheben Sie einen EKG-Befund.**

2. **Welche Formen negativer T-Wellen kennen Sie? Welche Bedeutung haben diese jeweils? Was versteht man unter T-Wellen-Konkordanz?**

3. **Nennen Sie sechs klassische kardiovaskuläre Risikofaktoren. Kennen Sie noch weitere?**

4. **Wie unterscheiden sich „typische" und „atypische" Angina pectoris?**

5. **Erklären Sie die Begriffe „stabile" und „instabile Angina pectoris". Welche symptomatische Therapie kann bei stabiler Angina pectoris helfen?**

6. **Was wissen Sie über die Epidemiologie der vorliegenden Erkrankung?**

Fall 5 Schulterschmerz nach 92 Stufen

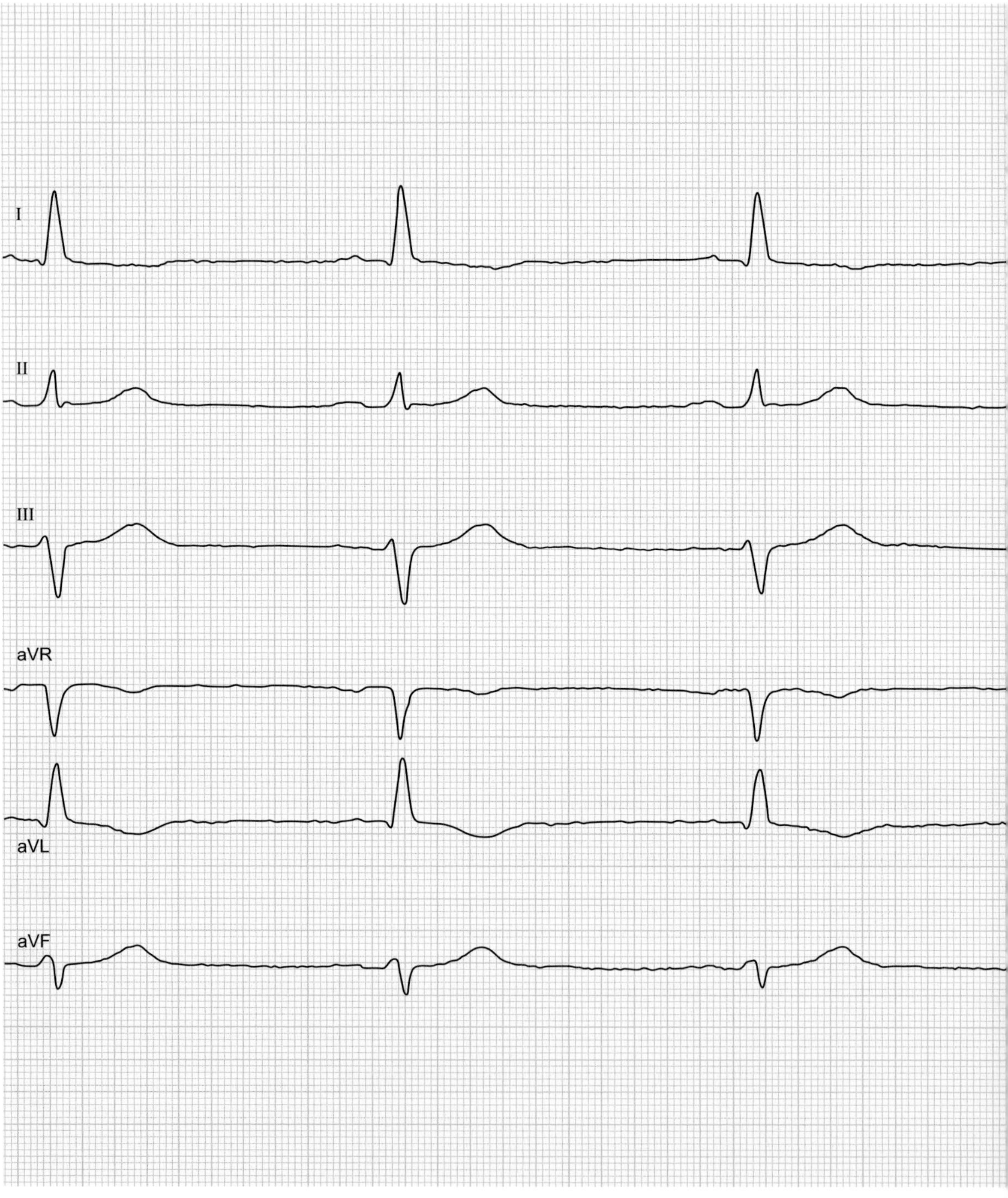

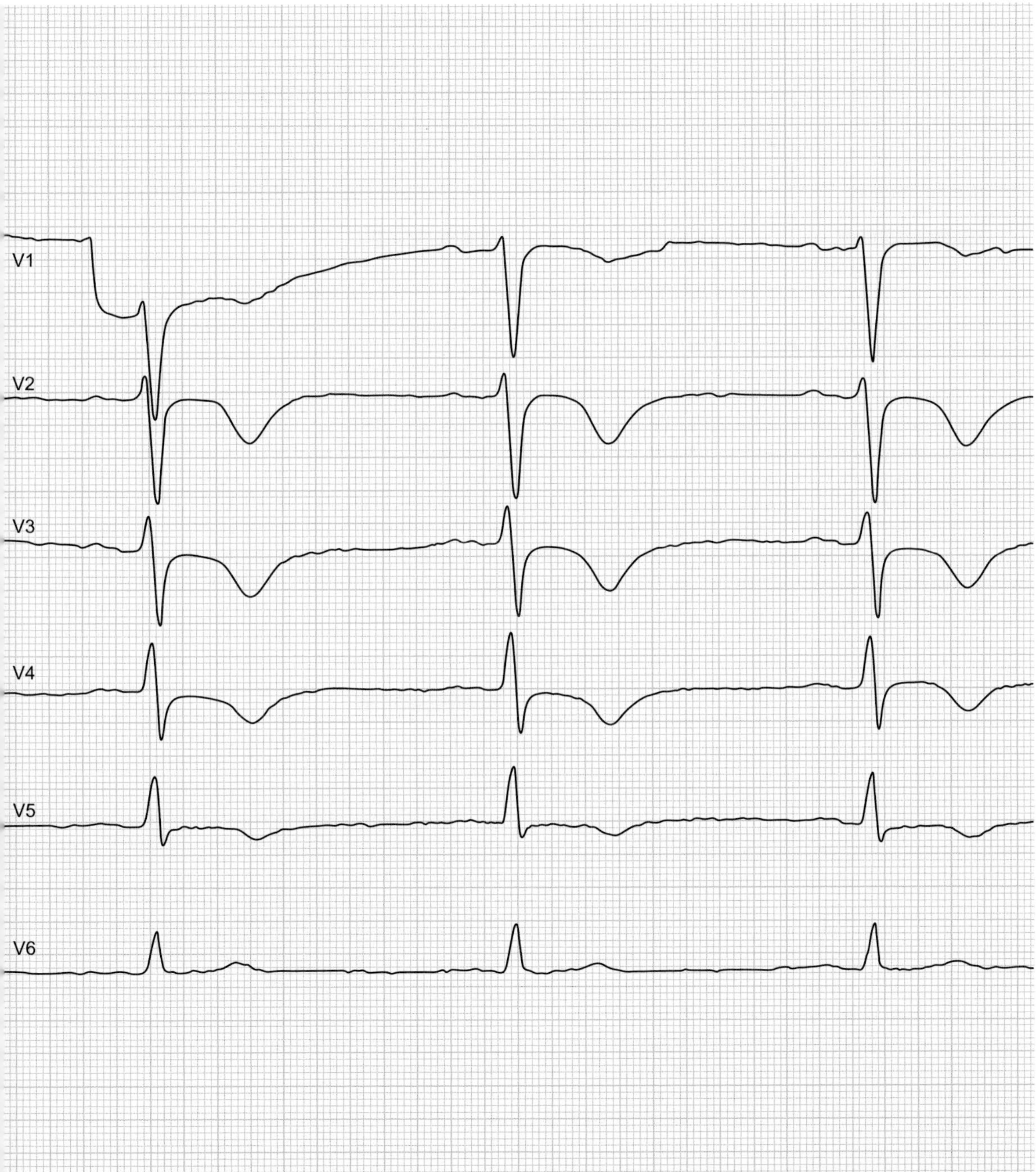
V1
V2
V3
V4
V5
V6

1. EKG-Befund

Sinusrhythmus, Linkslagetyp, Herzfrequenz: 55/min, PQ-Zeit: 180 ms, QRS-Breite: 100 ms, QT-Zeit: 460 ms (110 %), terminal negatives T in V_2–V_5. Grundlinienschwankung in V_1 (Artefakt).
EKG-Diagnose: **V. a. myokardiale Ischämie im Vorderwandbereich**

2. Negative T-Wellen

Präterminal und terminal negative T-Wellen werden wie folgt unterschieden:

- Das **präterminal negative T** fällt flach nach unten ab und steigt steil nach oben an. Die Winkelhalbierende zeigt in Richtung des QRS-Komplexes.
- Dagegen ist das **terminal negative T** eher gleichschenklig, die Winkelhalbierende zeigt senkrecht nach oben oder vom QRS-Komplex weg.

Unter **T-Wellen-Konkordanz** versteht man, dass die T-Welle und der QRS-Komplex derselben Ableitung in dieselbe Richtung zeigen. Die T-Wellen sind unter physiologischen Bedingungen nur in aVR und V_1 jeweils dort negativ, wo auch die QRS-Komplexe negativ sind (➤ Abb. 5.1).

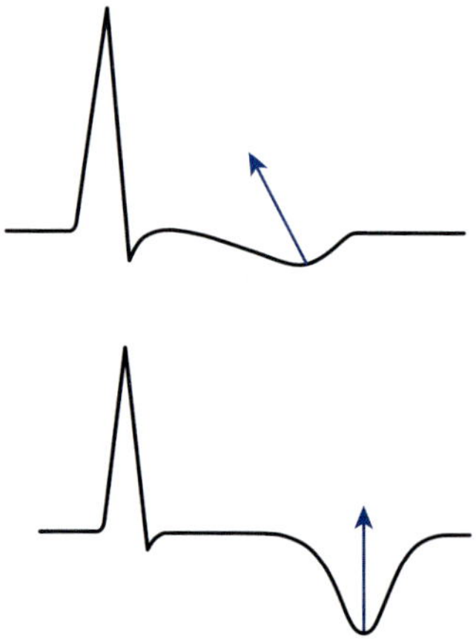

Abb. 5.1 Präterminal negative T-Welle (oben), terminal negative T-Welle (unten)

MERKE

Präterminal negative T-Wellen sind unspezifisch und können bei einer **Lungenarterienembolie, Peri-** bzw. **Myokarditis, Linksherzhypertrophie,** nach **Herzoperationen** und **bei jungen herzgesunden Personen** auftreten (sog. juveniles T in V_1–V_4). Terminal negative T-Wellen, wie in diesem Fall, sind bis zum Beweis des Gegenteils immer als **Ischämiezeichen** zu werten.

3. Kardiovaskuläre Risikofaktoren

Die sechs klassischen kardiovaskulären Risikofaktoren sind **Diabetes mellitus, Adipositas, Nikotinabusus, Fettstoffwechselstörung, positive kardiovaskuläre Familienanamnese** und **arterielle Hypertonie.** Weitere wichtige Risikofaktoren sind hohes Lebensalter, männliches Geschlecht, Bewegungsmangel, Stress, Depression, obstruktives Schlafapnoe-Syndrom, chronische Entzündungen (z. B. Parodontitis), niedriger sozialer Status, Typ-A-Persönlichkeit („Manager-Typ“) und das Vorliegen einer peripheren Gefäßkrankheit.
Nach Abfrage dieser Risikofaktoren sollte der Arzt bzw. die Ärztin das allgemeine Risiko für das Vorliegen einer KHK abschätzen (Vortestwahrscheinlichkeit). Hierbei helfen Tabellen und Scores, z. B. der PROCAM- oder der ESC-Score.

4. Typische und atypische Angina pectoris

Zur Unterscheidung müssen die Beschwerden auf drei Kriterien überprüft werden:

1. Retrosternale Symptomatik seit Kurzem
2. Auslösung durch körperliche oder psychische Belastung
3. Rückgang in Ruhe und/oder innerhalb von wenigen Minuten nach Nitratapplikation

Werden alle drei Kriterien erfüllt, spricht man von typischer Angina pectoris, wenn nur zwei Kriterien erfüllt sind, handelt es sich um eine atypische Angina pectoris. Bei Vorliegen eines oder keines der Kriterien sollte der Begriff „nichtanginöser Thoraxschmerz“ verwendet werden.

Bei der Einschätzung helfen neben dem Charakter der Beschwerden auch folgende weitere Gesichtspunkte:

- Für eine KHK sprechen fortgeschrittenes Alter (Männer > 55 J., Frauen > 65 J.), eine bereits bestehende Gefäßerkrankung (pAVK, Schlaganfall), ein Diabetes mellitus, eine Herzinsuffizienz und eine Dauer der Schmerzen von 1 Minute bis zu 1 Stunde.
- Gegen eine KHK als Ursache sprechen ein stechender Schmerzcharakter, Ängstlichkeit des Patienten zum Zeitpunkt der Diagnostik, Reproduzierbarkeit der Beschwerden durch Thoraxpalpation, beim tiefen Einatmen oder Husten.

5. Stabile und instabile Angina pectoris

Der Begriff Angina pectoris bezeichnet das klinische Symptom der subjektiven Brustenge aufgrund einer kardialen Ischämie und ist das Kardinalsymptom der koronaren Herzkrankheit (KHK). Bei einer **stabilen Angina pectoris** ist eine bekannte Brustenge erwartungsgemäß unter Belastung reproduzierbar und in Ruhe reversibel. Von einer **instabilen Angina pectoris** spricht man bei jeder neu aufgetretenen Angina pectoris, bei jeder sich verstärkenden (**Crescendo-Angina**) oder bei einer in zuvor ungekannter Form anhaltenden oder nicht mehr auf Nitropräparate reagierenden Angina pectoris.

Bei stabiler Angina pectoris werden Präparate mit **Nitroglyzerin** zur Anfallsprophylaxe eingesetzt. Neben der direkten Dilatation der Koronararterien liegt der stärkste Effekt von Nitropräparaten vermutlich in der Vorlastsenkung durch Erweiterung der zuführenden Venen. **Betablocker** und **Kalziumantagonisten** können den Sauerstoffbedarf des Herzens reduzieren und über diesen Weg ebenfalls antianginös wirken. Eine weitere medikamentöse Option ist **Ranolazin,** das über die Blockierung von Natriumkanälen zur Entspannung der Herzmuskulatur führt. In vielen Fällen gelingt eine erfolgreiche Therapie der Angina pectoris allerdings nur durch eine koronare Revaskularisierung.

6. Epidemiologie der koronaren Herzkrankheit (KHK)

Der Deutsche Herzbericht 2022 nennt als **häufigste Todesursache die koronare Herzkrankheit** (7,3 %). Der Herzinfarkt liegt auf dem vierten Platz dieser Statistik (4,4 %). Darüber hinaus zeigt der Herzbericht, dass Männer deutlich häufiger von Herzkrankheiten betroffen sind als Frauen – Beispiel KHK: Mit 866 Fällen pro 100.000 Einwohnerinnen und Einwohnern trifft sie Männer mehr als doppelt so oft wie Frauen (329 Fälle pro 100.000). Männer sind nicht nur häufiger, sondern auch in deutlich jüngerem Alter als Frauen von einer KHK betroffen.

WAS WÄRE, WENN ...

- ... die Patientin deutlich jünger und für eine Krankenhausbehandlung zu gewinnen wäre?

Man würde neben der symptomatischen Therapie auch eine Ischämie-Stufendiagnostik einleiten oder, bei sehr hohem Risikoprofil und typischen Beschwerden, direkt eine Koronarangiografie durchführen. Denn dann wären auch interventionelle (Stenting) und operative (Bypasschirurgie) Behandlungsmethoden möglich.

- ... bei der Patientin auskultatorisch ein lautes Systolikum über „Erb" zu hören wäre?

Dann müsste man auch an eine Aortenklappenstenose denken – die Beschwerden können denjenigen einer KHK ähnlich sein.

6

Nächtliches Herzstolpern

Anamnese

Ein freundlicher und redseliger Patient mit einiger Leibesfülle kommt in Ihre kardiologische Praxis, weil er vor allem nachts ein Herzstolpern bemerke, als ob das Herz eine Pause mache und danach besonders heftig schlage. Er fühle sich sonst leistungsfähig und gehe regelmäßig zum Kegeln. Seit einigen Jahren seien eine arterielle Hypertonie und ein beginnender Diabetes mellitus bekannt, den der Patient nach eigenen Angaben unter hausärztlich verordneter Diät gut im Griff habe. Medikation: Ramipril 5 mg 1–0–0.

Untersuchungsbefund

68 Jahre alter, adipöser Patient in gutem Allgemeinzustand. Herz: regelmäßige Herzaktion, keine pathologischen Herzgeräusche. Lunge und Abdomen unauffällig. Keine Ödeme.

1. **Beurteilen Sie das EKG.**
2. **Erklären Sie die elektrophysiologische Grundlage des vorliegenden Extraschlags. Wie erklären Sie seine Form?**
3. **Erläutern Sie die Begriffe monomorph und monotop bzw. polymorph und polytop im Zusammenhang mit Extrasystolen.**
4. **Welchen anatomischen Ursprungsort der Extrasystolen vermuten Sie, und wie können Sie diese Vermutung bestätigen?**
5. **Welches diagnostische Vorgehen empfiehlt sich bei diesem Patienten?**
6. **Warum empfindet der Patient einen heftigen Herzschlag?**

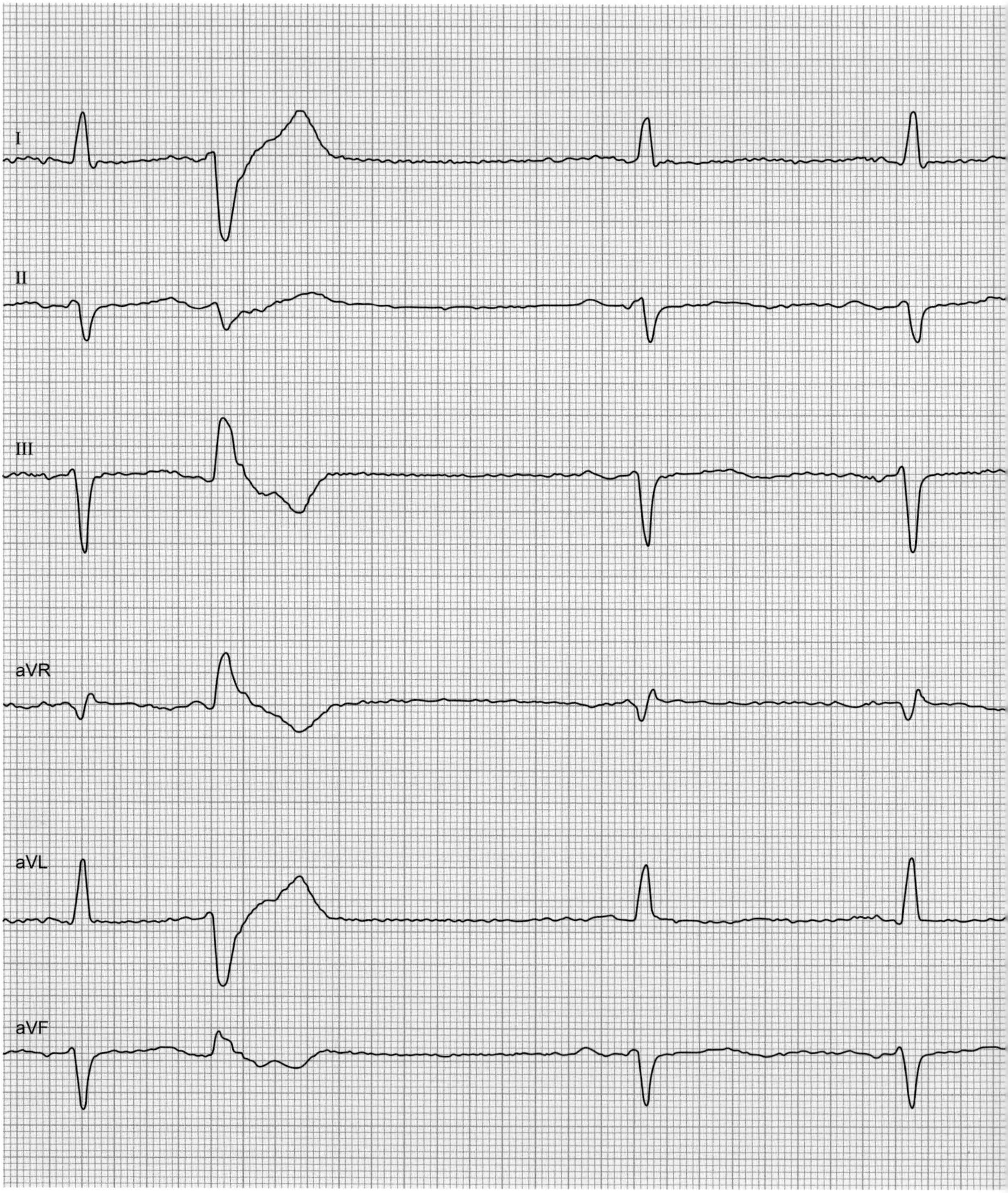
I
II
III
aVR
aVL
aVF

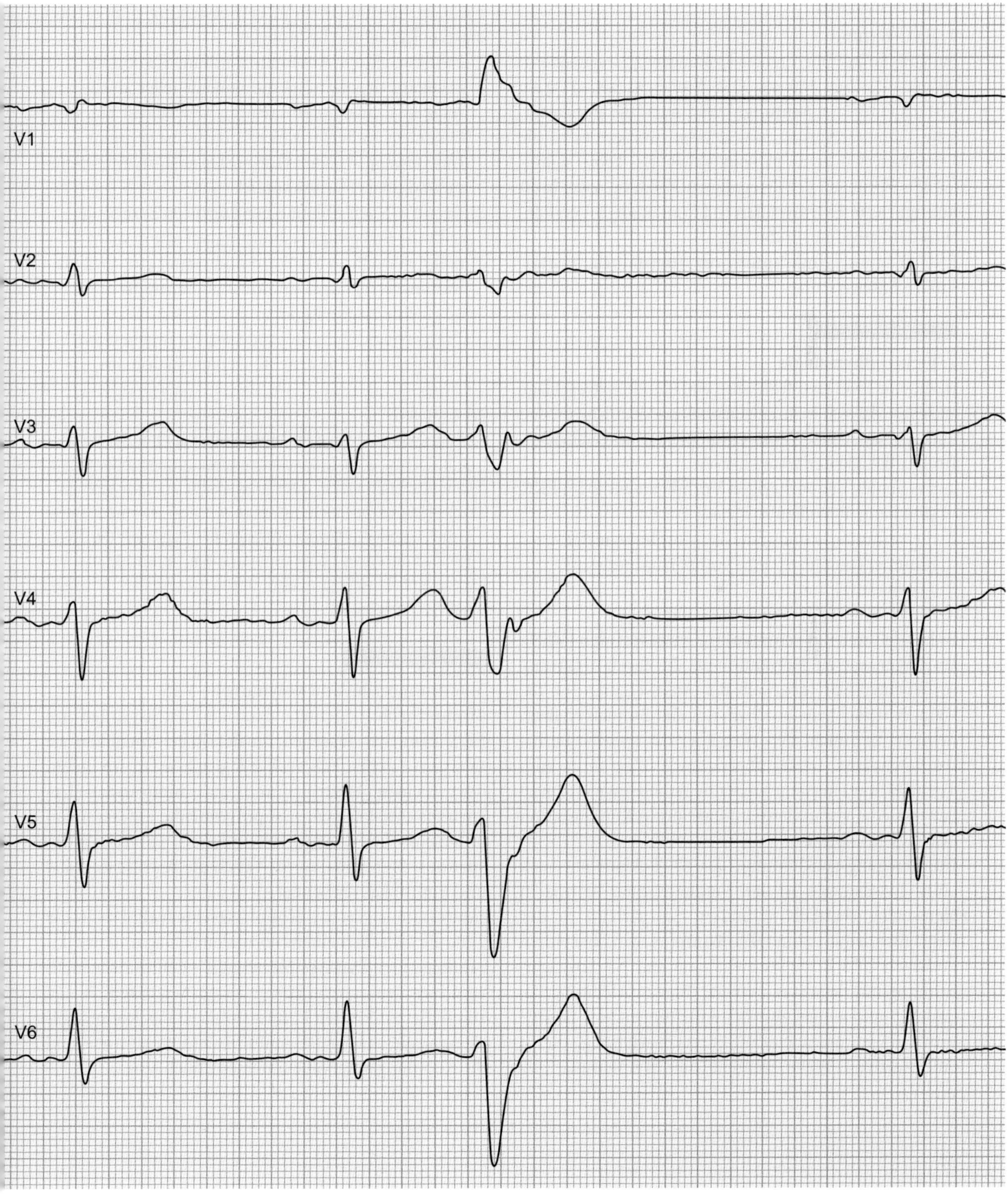
V1
V2
V3
V4
V5
V6

1. EKG-Befund

Sinusrhythmus, überdrehter Linkslagetyp, Herzfrequenz: 70/min, PQ-Zeit: 180 ms, QRS-Breite: 90 ms, QT-Zeit: 420 ms (110 %) – **Achtung:** Dabei muss die physiologische Kammererregung ausgemessen werden, nicht die Extrasystole! – keine pathologischen Qs, keine signifikanten Störungen der Erregungsrückbildung, **zwei breit konfigurierte Extrasystolen** mit konsekutiver Veränderung der Erregungsrückbildung.

EKG-Diagnose: **linksanteriorer Hemiblock, ventrikuläre Extrasystolie**

2. Elektrophysiologie

In diesem EKG sind frühzeitig einfallende Extraschläge zu sehen, die sich in ihrer Morphologie deutlich von den übrigen, normalen Kammerkomplexen unterscheiden. Drei Auffälligkeiten treten hervor:

1. das Fehlen der vorherigen Vorhoferregung; im EKG sind keine P-Wellen zu sehen;
2. die verbreiterte und groteske Morphologie der Kammerkomplexe (QRS-Komplex mindestens 120 ms lang) und
3. die veränderte Erregungsrückbildung.

Es handelt sich um **ventrikuläre Extrasystolen (VES).** Im Gegensatz zu Herzaktionen, die ihren Ursprung supraventrikulär (oberhalb der Aufzweigung der Tawara-Schenkel bzw. oberhalb des His-Bündels) haben, nehmen VES nicht den Weg über das spezifische Erregungssystem. Dieser aberrierende Weg führt zum Teil über das langsamer leitende Arbeitsmyokard und bewirkt eine verbreiterte und abnorme Konfiguration des QRS-Komplexes.

Die Erregungsrückbildung (das ST-T-Segment) nach einer Extrasystole ist im Vergleich zum normalen Herzschlag ebenfalls verändert: Sie verläuft in der Regel **diskordant zum QRS-Komplex,** d. h., bei einem positiven QRS-Komplex sieht man eine ST-Strecken-Senkung mit negativer T-Welle (hier in Ableitung III, und V_1) und umgekehrt bei Ableitungen mit negativem QRS-Komplex eine ST-Strecken-Hebung, die in eine positive T-Welle übergeht (hier in Ableitung I, V_5 und V_6).

Für den Mechanismus ihrer Entstehung gibt es drei elektrophysiologische Modelle:

1. Erhöhte, ektope Automatizität: Eine Region im Myokard depolarisiert spontan schneller als die reguläre Sinusknotenerregung. Der Begriff Ektopie bedeutet „Außerörtlichkeit“, damit ist gemeint: Das Gewebe, das den Herzschlag auslöst, entspricht nicht dem des Sinusknotens.
2. Reentry: Nach Ablauf einer normalen Erregung trifft die Erregungsausbreitung auf schon nicht mehr refraktäres Myokard und startet eine erneute Kammererregung. Der Sinusknotenimpuls dreht quasi eine zweite Runde.
3. Triggerung: Nachpotenziale des vorangehenden Schlags lösen eine erneute Depolarisation aus.

MERKE

Breite QRS-Komplexe sind nicht immer ventrikulär. Bei einem Rechts- oder Linksschenkelblock z. B. ist jeder QRS-Komplex breit konfiguriert. Umgekehrt können schmale Komplexe selten auch aus dem Ventrikel kommen: Dies ist bei faszikulären oder septalen Extrasystolen der Fall. Die Zuordnungen „breit = ventrikulär" und „schmal = supraventrikulär" sind also streng genommen nur die wahrscheinlichsten.

3. Monomorphe und polymorphe VES

Monomorph bedeutet, dass die Extrasystolen im EKG identisch aussehen. In der Regel entstehen sie in einem solchen Fall auch am gleichen Ort im linken oder rechten Ventrikel und sind **monotopen Ursprungs.** Analog dazu sind **polymorphe** Extrasystolen unterschiedlich konfiguriert und meist **polytopen Ursprungs.** Manchmal werden auch die Begriffe unifokal und multifokal verwendet.

Interessant ist das sog. **Kopplungsintervall:** Das ist die Zeit, die zwischen einem normalen Schlag und der darauffolgenden Extrasystole vergeht – definitionsgemäß ist dieses Zeitintervall kürzer als der reguläre R-R-Abstand. Bei unifokalen Extrasystolen ist das Kopplungsintervall gleich lang. Bei multifokaler Extrasystolie sind die Kopplungsintervalle unterschiedlich lang.

4. Anatomischer Ursprung

Um den Ursprungsort einer Extrasystole näher zu bestimmen, betrachtet man ihre Konfiguration, die in den Brustwandableitungen an einen Rechtsschenkelblock erinnert. Solche **RSB-artigen Extrasystolen** entstehen meist im linken Kammermyokard. Die aberrierende Erregung läuft im rechten Ventrikel verzögert ab. Umgekehrt vermutet man den Ursprung von **Extrasystolen mit Linksschenkelblock-Morphologie** im rechten Kammermyokard. Besonders häufig neigt der rechtsventrikuläre Ausflusstrakt zur Ausbildung von Extrasystolen. Ein weiterer Hinweis auf die Lokalisation sind die inferioren Ableitungen II, III, aVF. Sind diese positiv, so spricht man von einer inferioren Achse: Die Erregung kommt von basal. Umgekehrt liegt bei negativen II, III, aVF eine superiore Achse vor: Die Erregung kommt von apikal. Letztlich kann man im Oberflächen-EKG nur ungefähre Aussagen über die anatomische Lage des **ektopen Zentrums** liefern, denn die Mechanismen der Erregungsausbreitung bei Extrasystolen sind sehr komplex und die oben genannten Regeln daher unzuverlässig. Eine genaue Zuordnung gelingt durch „Mapping"-Verfahren. Hierbei wird im Rahmen einer elektrophysiologischen Untersuchung das Myokard mit einem Katheter so lange abgetastet, bis die frühzeitigste Erregung lokalisiert ist.

5. Weiterführende Diagnostik bei VES

Meistens sind ventrikuläre Extrasystolen (VES) harmlos, sofern sie nur selten auftreten. Für häufige Extrasystolen gibt es aber Hinweise, dass sie mit einer ungünstigeren Prognose und einer Verschlechterung der Pumpleistung einhergehen. Bei dem Patienten dieses Falls sind bereits zwei Extrasystolen auf einem Streifen-EKG dokumentiert. Daher wäre eine weitere **Quantifizierung per Langzeit-EKG** sinnvoll. Auch sollten Laborparameter zum Ausschluss einer Hyperthyreose oder einer Elektrolytstörung ausgewertet werden. Echokardiografisch sollte nach einer strukturellen Herzerkrankung gesucht werden. Weiterhin liegen bei diesem Patienten mindestens drei kardiovaskuläre **Risikofaktoren** vor. Falls thorakale Beschwerden oder Belastungsdyspnoe angegeben werden, empfiehlt sich eine **Ischämie-Stufendiagnostik.**

6. Postextrasystolische Pausen

Nach Extrasystolen entstehen oft sog. postextrasystolische Pausen bis zur nächsten Sinusaktion. Sie treten auf, weil die Sinusknotenerregung, die zum Zeitpunkt der Extrasystole abläuft, auf dem Weg zur Kammer auf refraktäres Gewebe trifft: Es begegnen sich die Erregungsausbreitung des Sinusschlags und die früher eintreffende Extrasystole. Im EKG ist davon oft nichts zu sehen, da die Vorhoferregung (P-Welle) zum Zeitpunkt der breiten Extrasystole einsetzt. Erst die übernächste Sinusknotenerregung trifft wieder auf erregbares Myokard. Der RR-Abstand zwischen dem vorangehenden und dem folgenden Sinusknotenimpuls entspricht dann etwa zwei normalen RR-Abständen: Wenn die Extrasystole früher einfällt, muss der RR-Abstand danach länger sein. Man spricht dann von **kompensatorischer Pause.**

Während der verlängerten Diastole kommt es zu einem erhöhten Füllungsvolumen im Ventrikel. Der erste Normalschlag nach der Extrasystole führt dadurch zum Auswurf eines größeren Blutvolumens, was von vielen Menschen als unangenehm heftiger Herzschlag wahrgenommen wird.

In manchen Fällen erreicht die Kammererregung einer ventrikulären Extrasystole über das Reizleitungssystem eines nicht refraktären und retrograd leitenden AV-Knotens den Vorhof und den Sinusknoten – dann tritt eine Art „Reset" des Sinusknotens auf, und der folgende Schlag entsteht ohne postextrasystolische Pause. Dies ist aber eher selten der Fall, da der AV-Knoten nur bei ca. 30–50 % der Menschen zu einer retrograden Leitung in der Lage ist.

WAS WÄRE, WENN ...

- ... der Patient nach diagnostischer Klärung weiter symptomatisch wäre und um eine Behandlung bäte?

Betablocker, Kalziumantagonisten und Antiarrhythmika können die Zahl von Extrasystolen reduzieren. In manchen Fällen kann auch eine Ablation im Rahmen einer elektrophysiologischen Untersuchung (EPU) Besserung erzeugen.

- ... die Extrasystolen polymorph wären?

Eine polymorphe Extrasystolie sollte als Hinweis auf eine strukturelle Herzerkrankung verstanden werden und eine zügige, ausführliche Klärung nach sich ziehen.

- ... die Extrasystolen sehr früh einfallen und im Bereich der T-Welle landen würden?

Diese Situation nennt man „R-auf-T-Phänomen". Davon geht eine besondere Gefahr aus, weil das Kammermyokard zu diesem Zeitpunkt nur partiell refraktär ist. In ungünstigen Fällen, vor allem bei vorgeschädigtem Kammermyokard, können kreisförmige Erregungen („Makro-Reentry") entstehen und zu Kammertachykardien und Kammerflimmern führen.

- ... im Langzeit-EKG mehr als 30 % Extrasystolen dokumentiert würden?

Dann sollte man auch aus prognostischen Gründen eine Ablation erwägen, d. h. auch dann, wenn die ventrikulären Extraschläge asymptomatisch sind. Eine hohe VES-Last kann nach neueren Untersuchungen zu einer Kardiomyopathie führen.

7

Luftnot bei Hitze

Anamnese

Eine ältere Patientin stellt sich an einem besonders heißen Julitag in Ihrer Praxis in Rom vor. Ihr mache in letzter Zeit ihre langjährige Luftnot zu schaffen, heute allerdings noch mehr als sonst. In der Ebene könne sie keine weiten Strecken mehr gehen. Nach inquisitorischen Fragen gibt sie schließlich gestikulierend zu, jahrzehntelang geraucht zu haben. Vor einigen Jahren sei sie bei einer Lungenfachärztin gewesen, die auch jede Menge Tests durchgeführt habe. Die damals verschriebenen Atemsprays hätten jedoch nur für wenig Besserung gesorgt.

Untersuchungsbefund

75 Jahre alte, sehr schlanke Patientin, Lippen bläulich verfärbt, Herz: auskultatorisch unauffällig, Lunge: verlängertes Exspirium, leichtes Brummen, Klopfschall hypersonor. Abdomen unauffällig. Keine Ödeme. Herzfrequenz regelmäßig mit 75/min, Blutdruck 135/85 mmHg.

1. **Erheben Sie einen EKG-Befund.**
2. **Erläutern Sie die elektrophysiologische Grundlage dieser EKG-Auffälligkeit.**
3. **Wie beurteilen Sie die Erregungsrückbildung?**
4. **Welche Grunderkrankung vermuten Sie bei der Patientin? Wie kann dieser Verdacht bestätigt werden?**
5. **Schildern Sie die typische Pathophysiologie der vorliegenden Herzveränderung. Kennen Sie weitere Ursachen?**

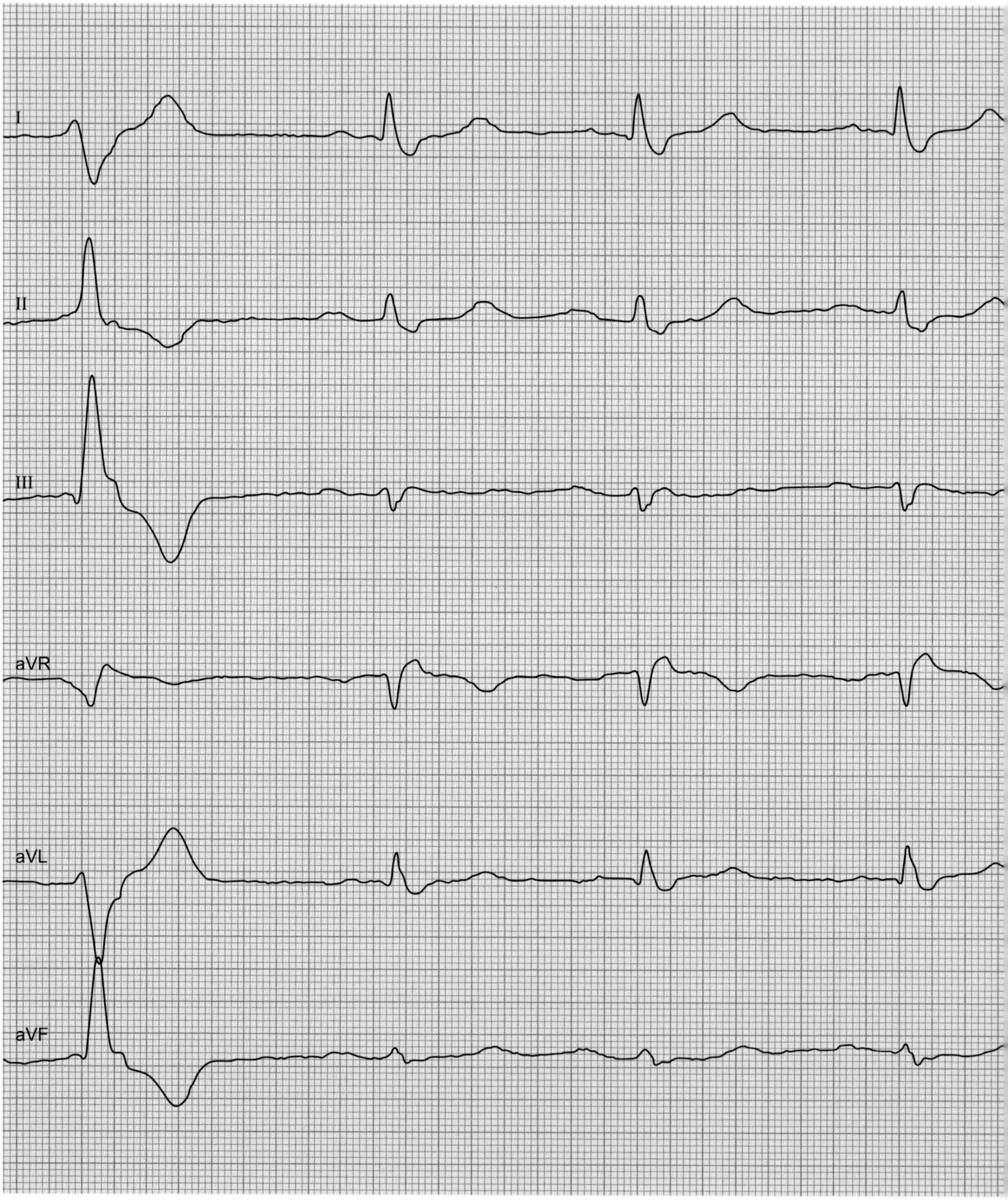
I
II
III
aVR
aVL
aVF

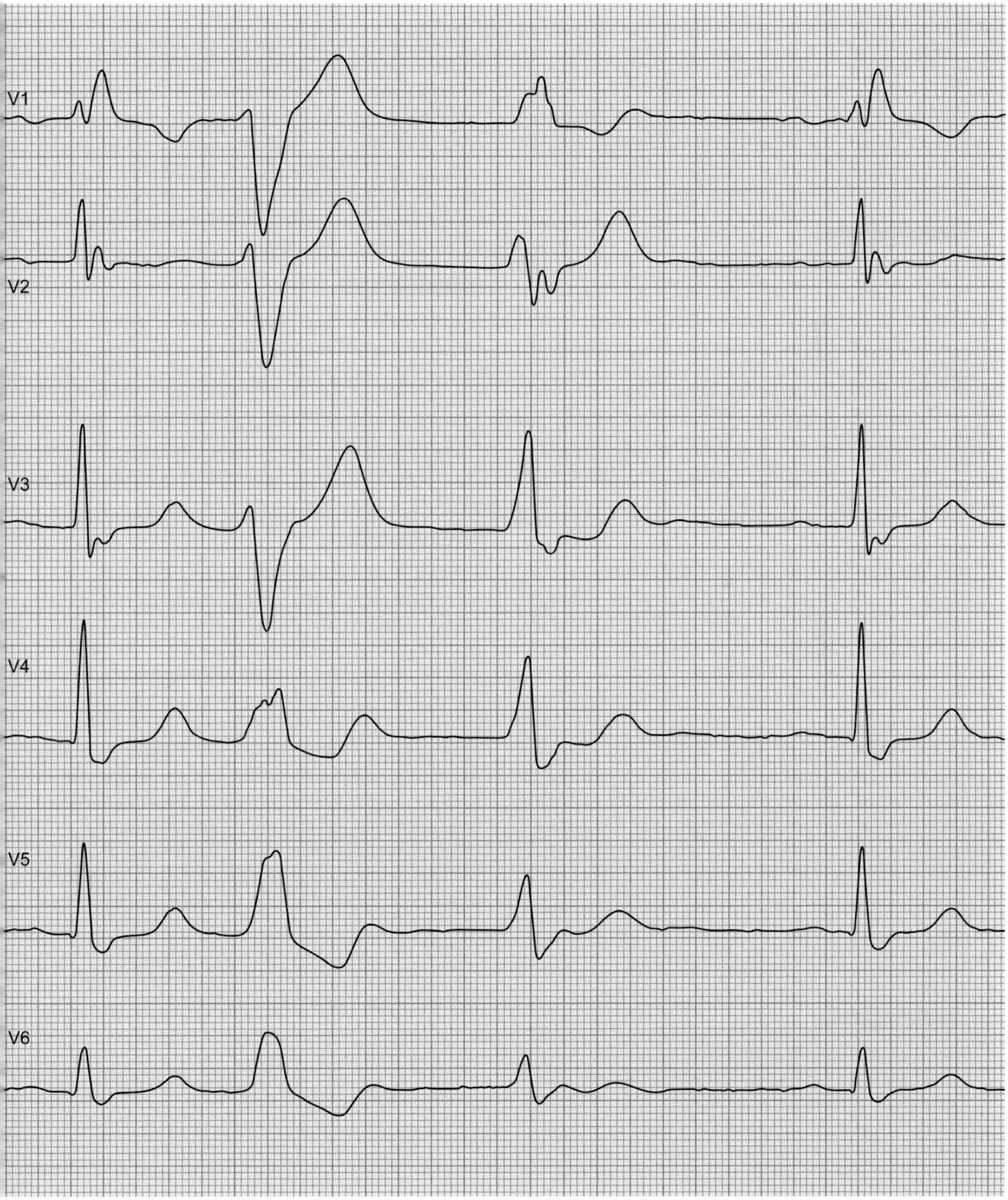
V1
V2
V3
V4
V5
V6

1. EKG-Befund
Sinusrhythmus, Linkslagetyp, Herzfrequenz: 75/min, PQ-Zeit: 200 ms, QRS-Breite: 140 ms, QT-Zeit: 400 ms (110 %), **kompletter Rechtsschenkelblock (RSB)** mit Veränderungen der Erregungsrückbildung. **Ventrikuläre Extrasystolen** (VES): eine VES in den Extremitäten-, zwei polymorphe VES in den Brustwandableitungen.

2. Elektrophysiologie des Rechtsschenkelblocks
Das **spezifische Erregungsausbreitungssystem** des Herzens teilt sich distal des His-Bündels in einen linksanterioren, einen linksposterioren und einen rechten Schenkel auf. Wenn die Fortleitung auf einer oder mehrerer dieser Bahnen defekt ist, werden Teile des Herzens nur noch indirekt durch die Erregungsausbreitung über das langsamer leitende Myokard stimuliert. Es kommt zu einer **Verzögerung der Erregungsausbreitung.** Im EKG zeigt sich dies durch deformierte und definitionsgemäß auf ≥ 120 ms verbreiterte QRS-Komplexe (inkompletter Schenkelblock: 110–120 ms). Der **RSB** ist in diesem EKG vor allem an der zweiten hohen R-Zacke in V_1 zu erkennen, d. h., es liegt ein M-förmiger, sog. **rsR'-Komplex** vor. Das zweite R („R-Strich") ist höher als das erste und wird daher großgeschrieben. Das rechte Herz wird also etwas später stimuliert als das linke.
Anschaulich und physiologisch einleuchtend können Schenkelblöcke anhand des **oberen Umschlagpunktes** identifiziert werden, der Spitze der R-Zacken. Dort kehrt der Vektor der Erregungsausbreitung um. Als direkter Ausdruck der Leitungsverzögerung ist dieser Punkt in bestimmten Brustwandableitungen auf der Zeitachse nach rechts verschoben. Beim hier vorliegenden RSB sieht man diese Verzögerung sehr gut in Ableitung V_1 (**rechts**-präkordial). Beim Linksschenkelblock hingegen kann die Verspätung des oberen Umschlagspunktes in Ableitung V_6 (**links**-präkordial) gesehen werden, wenngleich nicht ganz so augenfällig wie beim RSB.

3. Myokardischämie beim RSB?
Einer gestörten Erregungsausbreitung folgt meist auch eine gestörte Erregungsrückbildung – ein Phänomen, das elektrophysiologisch noch nicht vollständig verstanden ist. Beim RSB folgt dem rs R'-Komplex in V_1 typischerweise eine deszendierende ST-Strecke, die in ein **negatives T** übergeht. Derartige Erregungsrückbildungen sind ohne Schenkelblock meist Zeichen einer Ischämie, bei Vorliegen eines **Schenkelblocks** hingegen **physiologisch.** Eine Herausforderung ergibt sich daher bei der Interpretation beim Myokardinfarkt. Im Zweifelsfall muss ein Schenkelblockbild wie ein Hebungsinfarkt beurteilt werden.

4. Grunderkrankung
Als Grunderkrankung muss bei der Patientin aufgrund der Symptome, des Allgemeinzustands und der Anamnese eine fortgeschrittene **chronisch-obstruktive Lungenerkrankung** angenommen werden. Die Klärung erfolgt mittels Röntgenübersichtsaufnahme oder CT des Thorax sowie durch eine Lungenfunktionsprüfung (Spirometrie bzw. Bodyplethysmografie).

5. Rechtsherzbelastung und weitere Ursachen
Bei chronischen Lungenerkrankungen entsteht oft ein **erhöhter pulmonaler Widerstand:** Durch den Euler-Liljestrand-Mechanismus erreichen die schlechter oxygenierten Lungenanteile eine Gefäßengstellung. Dauerhaft erhöhter Druck in den Lungenarterien führt zu einer **pulmonalen Hypertonie** und konsekutiven **Rechtsherzbelastung.** Im Verlauf dilatiert und hypertrophiert das rechte Herz im Sinne eines (chronischen) **Cor pulmonale.** Auch die Erregungsausbreitung wird durch diese Pathologie gestört – es kommt zum Schenkelblockbild.
Weitere Ursachen sind die **Lungenarterienembolie** sowie interstitielle Lungenerkrankungen wie die **Lungenfibrose.** Als extrapulmonale Ursachen prädisponieren **Herzklappenerkrankungen, Herzinfarkt** und **Myokarditis** für einen Schenkelblock. Bei vielen älteren Menschen zeigt sich jedoch ein RSB ohne erkennbare Ursache und besitzt dann keinen Krankheitswert.

8

Desorientiertheit und Aggressivität

Anamnese

Eine sehr alte Frau wird in die Notaufnahme gebracht. Die Anamnese ist nicht zu erheben. Laut Rettungsfachkraft habe man im Pflegeheim berichtet, die Patientin sei schwer dement und meistens ziemlich aggressiv. Als Einweisungsgründe wurden notiert: akutes prärenales Nierenversagen, Exsikkose und Delir.

Untersuchungsbefund

Die körperliche Untersuchung gestaltet sich schwierig, da sich die Patientin mit Händen und Füßen wehrt. Nach erster klinischer Einschätzung besteht eine massive Exsikkose. Lunge: auskultatorisch frei. Bauch: weich, aber ubiquitär druckdolent. Im Beutel des Blasenkatheters befindet sich eine geringe Menge stark konzentrierten Urins. Im Labor fällt eine ausgeprägte Hyponatriämie auf, die Entzündungszeichen sind mäßig erhöht. Sie zeichnen ein EKG auf.

1. **Wie lautet der EKG-Befund? In welchem Zusammenhang steht das EKG mit der aktuellen Situation?**
2. **Welche üblichen Schrittmachertypen kennen Sie? Nennen Sie jeweils die Lokalisation der Elektroden. Kennen Sie das CRT-Prinzip?**
3. **Erklären Sie die Buchstabennomenklatur der gängigen Schrittmachermodi.**
4. **Was ist der AAI-Modus?**
5. **Nennen Sie mindestens zwei Indikationen zur Implantation eines antibradykarden Herzschrittmachers.**
6. **Kennen Sie den Begriff „Rate Response" bezogen auf die Herzschrittmachertherapie?**

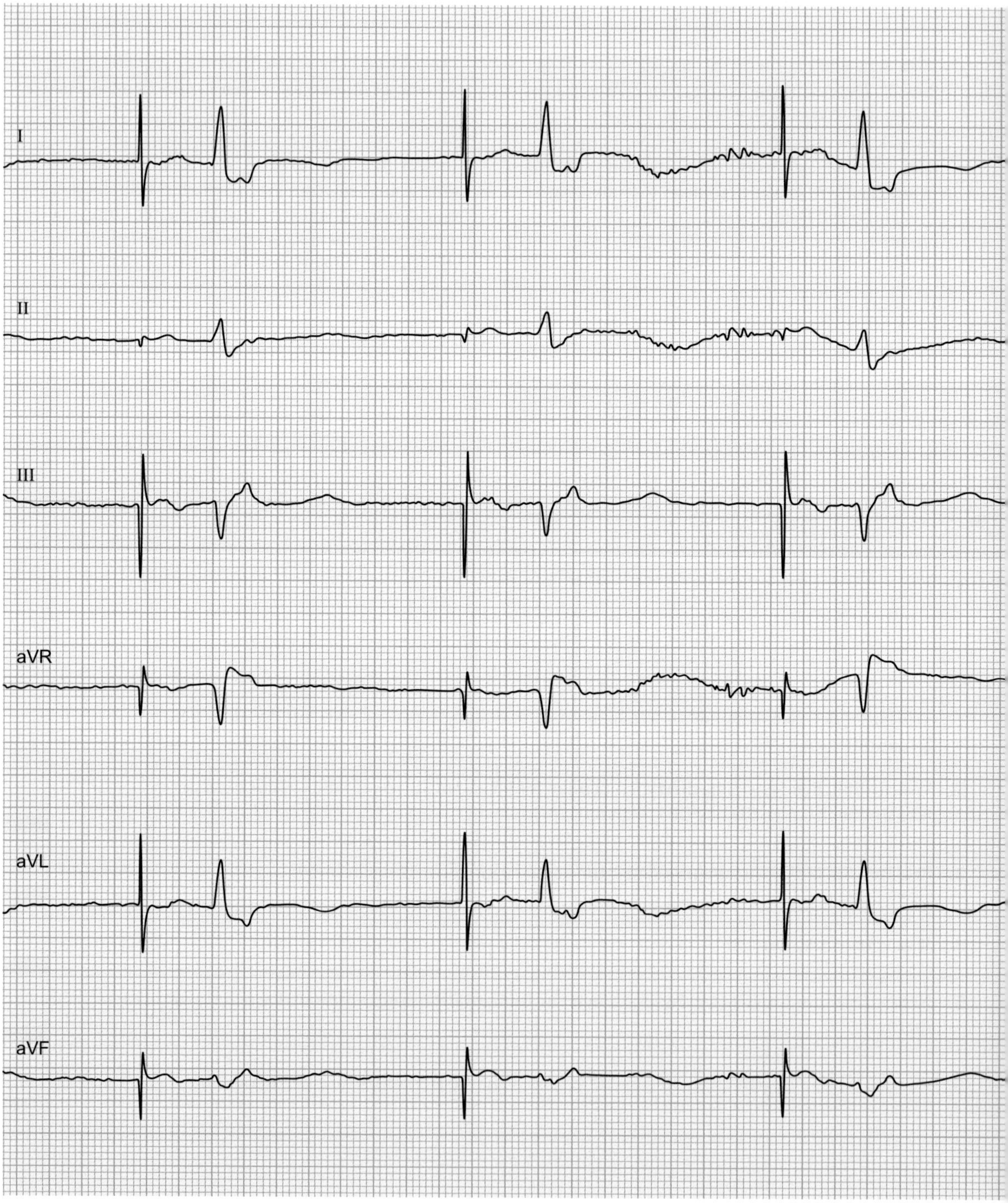
I
II
III
aVR
aVL
aVF

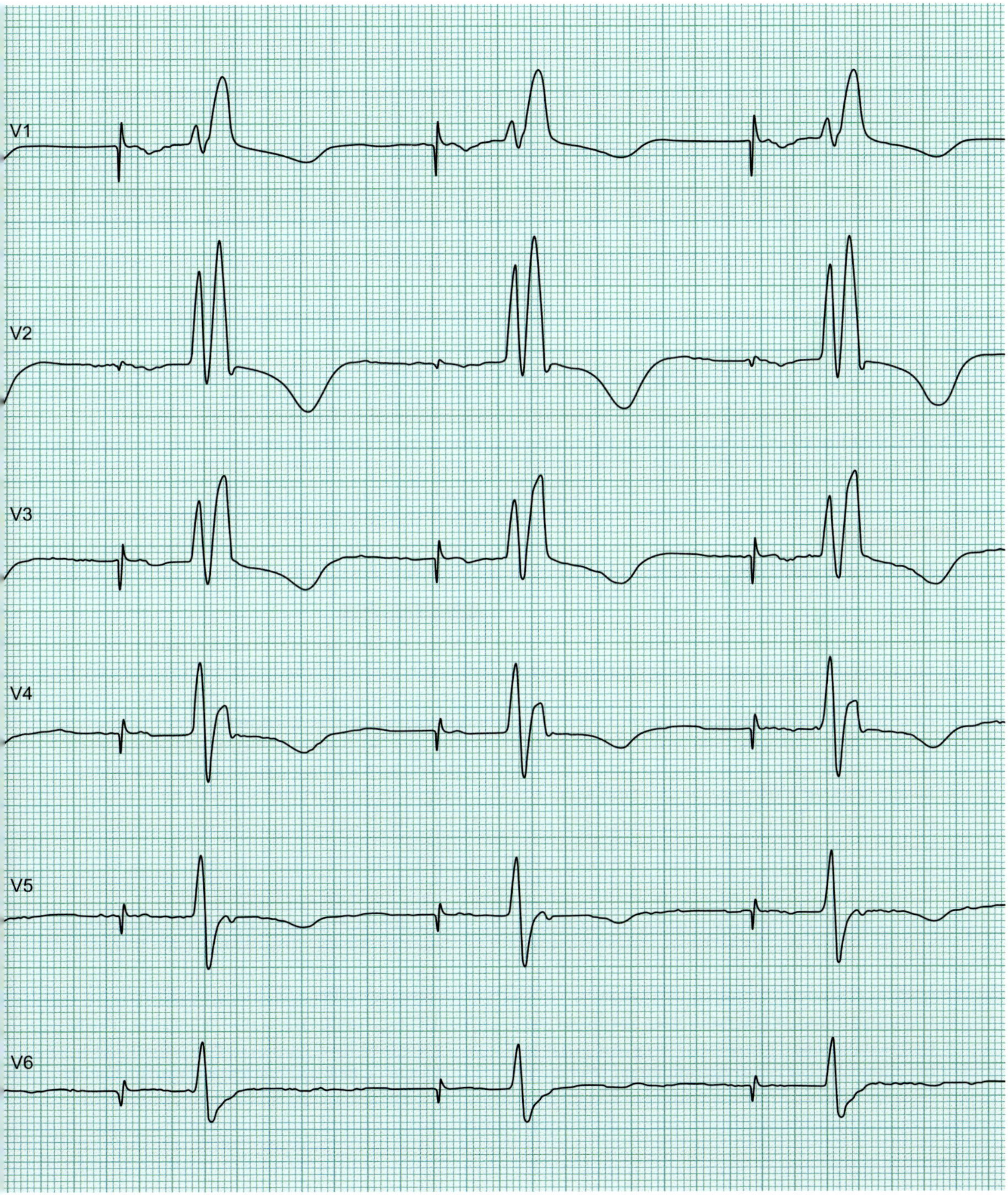
V1
V2
V3
V4
V5
V6

1. EKG-Befund

Vorhofstimulation durch einen Herzschrittmacher, Linkslagetyp, Herzfrequenz: 60/min, PQ-Zeit: 200 ms, QRS-Breite: 140 ms, QT-Zeit: 500 ms (130 %), kompletter Rechtsschenkelblock (RSB) mit konsekutiven Veränderungen der Erregungsrückbildung.

EKG-Diagnose: **Schrittmacher mit Vorhofstimulation und intrinsischer Überleitung, RSB**

Der EKG-Befund bietet keinerlei Bezug zu den aktuellen Befunden von Exsikkose, Hyponatriämie und unklaren Infektzeichen.

MERKE

Viele ärztliche Kolleginnen und Kollegen neigen dazu, ein solches EKG kurzerhand als „Schrittmacher-EKG" zu bezeichnen. Es kann aber wichtig sein, z. B. Vorhofflimmern und AV-Blockierungen auszuschließen. Daher sollte auch beim Vorliegen von Schrittmacher-Stimulationen der EKG-Befund so deskriptiv wie möglich erhoben werden.

2. Herzschrittmachertypen

Folgende Schrittmachertypen sind verbreitet:

- **Vorhof-Schrittmacher** (AAI-Schrittmacher, einzelne Elektrode im rechten Vorhof).
- **Ein-Kammer-Schrittmacher** (VVI-Schrittmacher, Elektrode im rechten Ventrikel).
- **Zwei-Kammer-Schrittmacher** (DDD-Schrittmacher, Elektroden jeweils im rechten Vorhof und rechten Ventrikel).
- **Biventrikulärer Schrittmacher** oder **Drei-Kammer-Schrittmacher** (CRT-Schrittmacher, Elektroden im rechten Vorhof und rechten Ventrikel sowie über den Sinus coronarius bis an den linken Ventrikel heran). Mit dem biventrikulären Schrittmacher wird eine Resynchronisierung der rechts- und linksventrikulären Kontraktionen bei schwerer Herzinsuffizienz mit Linksschenkelblock angestrebt (CRT = „cardiac resynchronization therapy").
- **ICD-Schrittmacher (implantierter Kardioverter/Defibrillator-Schrittmacher):** Herzschrittmacher mit automatischer Defibrillatorfunktion. Wenn CRT-Funktion und Defibrillatorfunktion kombiniert vorliegen, spricht man vom CRT-D-System. Ein CRT-System ohne Defibrillatorfunktion nennt man CRT-P; das P steht für Pacing. CRT-D-Schrittmacher vereinen drei Funktionen in einem Gerät: antibradykardes Pacing, antitachykarde Funktion und Resynchronisation.

Es existieren auch Herzschrittmacher, die ganz ohne Elektroden auskommen („leadless pacemaker"). Hier wird ein miniaturisiertes Aggregat direkt im rechten Ventrikel verankert.

Bei subkutanen ICD-Aggregaten liegt die Schockelektrode direkt unter der Haut und nicht im Ventrikel. Diese Geräte sind allerdings nicht zum antibradykarden Pacing geeignet.

Gelegentlich werden Herzschrittmacher auch epigastrisch implantiert und Elektroden chirurgisch auf das Epikard genäht. Dies ist dann nötig, wenn z. B. der venöse Zugang über die V. subclavia nicht verfügbar ist.

Viele moderne Herzschrittmacher besitzen eine Telemonitoring-Funktion: Hierbei können über einen üblicherweise im Schlafzimmer aufgestellten Sender bestimmte Monitoringdaten direkt an die behandelnden Kardiologen übermittelt werden.

3. Nomenklatur der Schrittmachermodi

Moderne Herzschrittmacher können auf verschiedene Modi programmiert werden, die als Abkürzung aus drei Buchstaben angegeben werden:

- Der erste Buchstabe gibt den **Stimulationsort** an.
- Der zweite Buchstabe steht für den **Ort der Abtastung,** A für Atrium (Vorhof) und V für Ventrikel.
- Der dritte Buchstabe kennzeichnet den **Betriebsmodus:**
  - **0** (kein Sensing): Der Schrittmacher stimuliert ohne Rücksicht auf Eigenaktionen.
  - **I** (Inhibition): Wenn das Herz von selbst schlägt, pausiert der Schrittmacher. So kann Batterieladung gespart und unerwünschte Herzrhythmusstörungen können verhindert werden.
  - **T** (Triggerung): Wenn im Vorhof eine Erregung registriert wird, wird der Ventrikel stimuliert. Liegen beide Betriebsarten vor, wird an der entsprechenden Stelle ein **D:** für **dual** eingesetzt:

Stimulation und Sensing im Atrium **und** im Ventrikel sowie Inhibition **und** Triggerung).

Die meisten Schrittmacher laufen im DDD-Modus.

4. AAI-Modus

Der Schrittmacher unserer Patientin läuft zum Zeitpunkt der EKG-Ableitung offenbar im AAI-Modus. Er führt Stimulation und Sensing also jeweils nur im Vorhof durch, pausiert aber, wenn früh genug eine Eigenaktion auftritt. Dies ist ein relativ physiologischer Modus, da beim reinen Sick-Sinus-Syndrom nur die fehlenden Erregungsbildungen im Vorhof ersetzt werden und die Erregung ihren natürlichen Weg bis zu den Ventrikeln gehen kann. Bei einer AV-Blockierung wäre dieser Modus also nicht hilfreich.

MERKE

Bei normalen (antibradykarden) Schrittmachern sollten so wenige Kammerstimulationen wie möglich stattfinden, da diese eine linksschenkelblockartige Dyssynchronie induzieren. Umgekehrt sollten CRT-Systeme möglichst viel stimulieren, da dies einer Dyssynchronie entgegenwirkt. Bei der Herzschrittmacher-Programmierung wird auf diese Prinzipien großer Wert gelegt.

5. Indikationen zur Schrittmachertherapie

Die häufigsten Indikationen für die Implantation eines Schrittmachers sind das **Sick-Sinus-Syndrom** (bei symptomatischer Sinusbradykardie oder Pausen), **höhergradige AV-Blockierungen** und die symptomatische **Bradyarrhythmia absoluta** bei Vorhofflimmern.

Für die Indikationsstellung wird in der Regel gefordert, dass die genannten EKG-Auffälligkeiten mit einer entsprechenden Symptomatik einhergehen. Dafür lässt man die Patientinnen und Patienten gelegentlich ein Symptomtagebuch schreiben, während im Hintergrund eine Langzeit-EKG-Aufzeichnung läuft.

6. Rate Response

Frühere Herzschrittmacher wurden auf eine Standardfrequenz von 60 bis 80 Schläge pro Minute programmiert. Eine Steigerung der Herzfrequenz bei Belastung war nicht möglich. Zeitgemäße Herzschrittmacher verfügen über die Möglichkeit einer **Frequenzadaptation** (Rate Response): Das Aggregat erkennt mithilfe eines Piezokristalls Erschütterungen oder eine erhöhte Atemfrequenz und steigert daraufhin die Herzfrequenz stufenweise. In der Nomenklatur wird den üblichen drei Buchstaben noch ein R angefügt, wie z. B. DDD-R. Das R steht für Rate Response.

WAS WÄRE, WENN …

- … die Patientin Fieber und Schüttelfrost hätte?
Dann sollten Sie neben den häufigen Infektionsursachen (Lungenentzündung, Harnwegsinfekt etc.) auch an eine Infektion der Schrittmachertasche denken. Eine äußere Inspektion der Schrittmachertasche sollte in jedem Fall erfolgen. Zudem müssen in manchen Fällen die Schrittmacherkabel per transösophagealer Echokardiografie beurteilt werden.
- … die Patientin eine MRT des Kopfes erhalten sollte?
Dann müsste geprüft werden, ob der Herzschrittmacher und seine Elektroden MRT-sicher sind. In der Regel ist dafür vorher eine spezielle Umprogrammierung notwendig.

9

Luftschnappen beim Zähneputzen

Anamnese

Ein 81 Jahre alter Mann wird vom Rettungsdienst in die Notaufnahme gebracht. Seit dem Morgen habe er zunehmend schlechter Luft bekommen. Schon bei der kleinsten Anstrengung (z. B. beim Zähneputzen) müsse er schwer atmen. Seine Kardiologin spreche immer von einem „großen Herzen". An verordneten Medikamenten gibt der Patient an: Spironolacton, Torasemid, Dapagliflozin, Carvedilol und Ramipril.

Untersuchungsbefund

Lunge: basal auf beiden Seiten feinblasige Rasselgeräusche. Herz: Spaltung des 2. Herztons, keine pathologischen Klappengeräusche, Herzaktion regelmäßig mit etwa 60/min. Extremitäten: keine Ödeme. Der abdominelle Befund ist unauffällig.

1. **Wie lautet der EKG-Befund?**
2. **Welche Verdachtsdiagnose stellen Sie? Welche diagnostischen Untersuchungen sind sinnvoll?**
3. **Nennen Sie die häufigsten Ursachen der gestellten Diagnose.**
4. **Was bedeutet die kardiologische Abkürzung LVEF? Kennen Sie die Einteilung der Herzinsuffizienz anhand dieses Parameters?**
5. **Sehen Sie im EKG einen Hinweis für die Zunahme der Beschwerden?**
6. **Welcher elektrische Therapieansatz hilft bei Herzinsuffizienz und dem vorliegenden Schenkelblock langfristig?**

Fall 9 Luftschnappen beim Zähneputzen

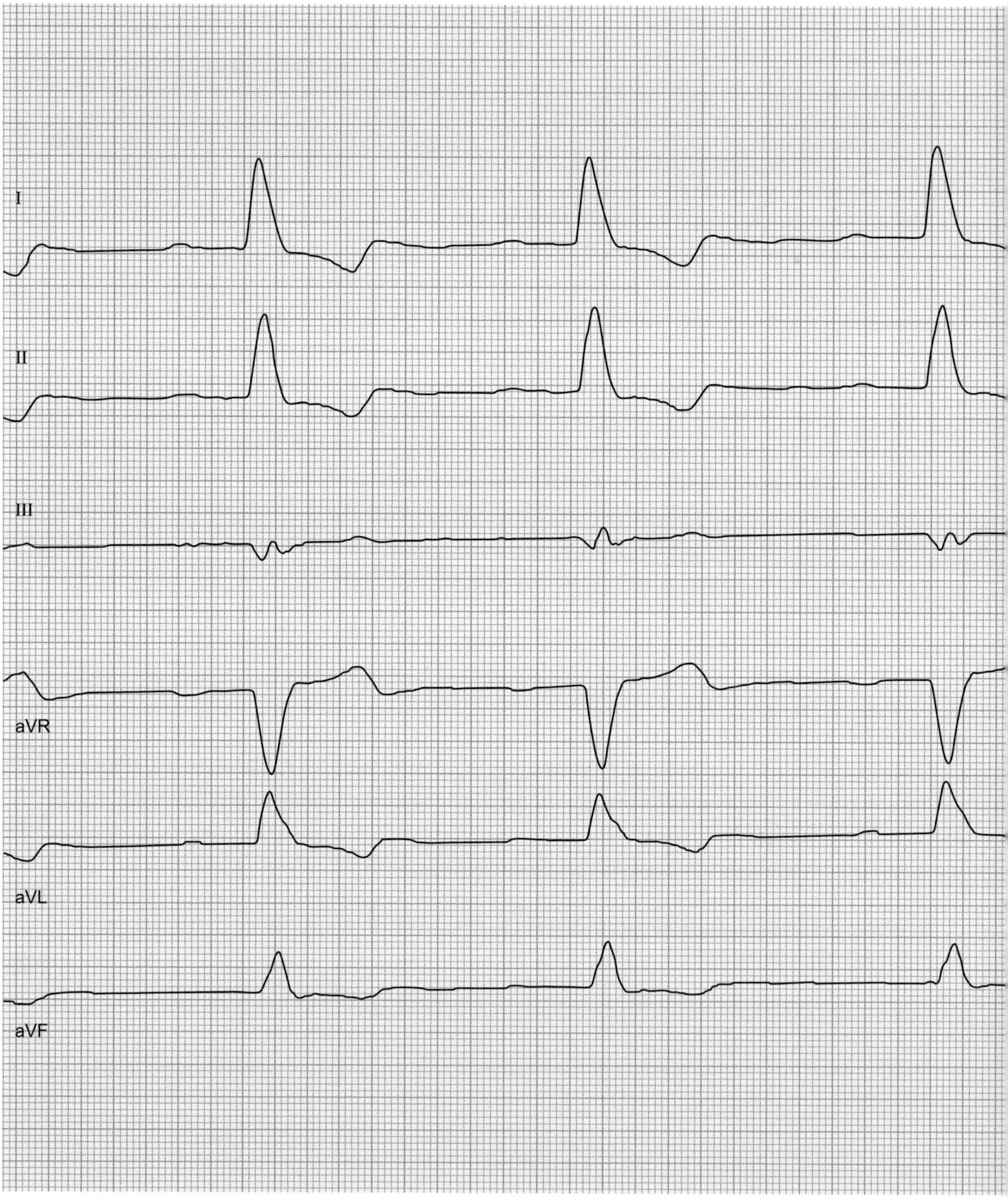

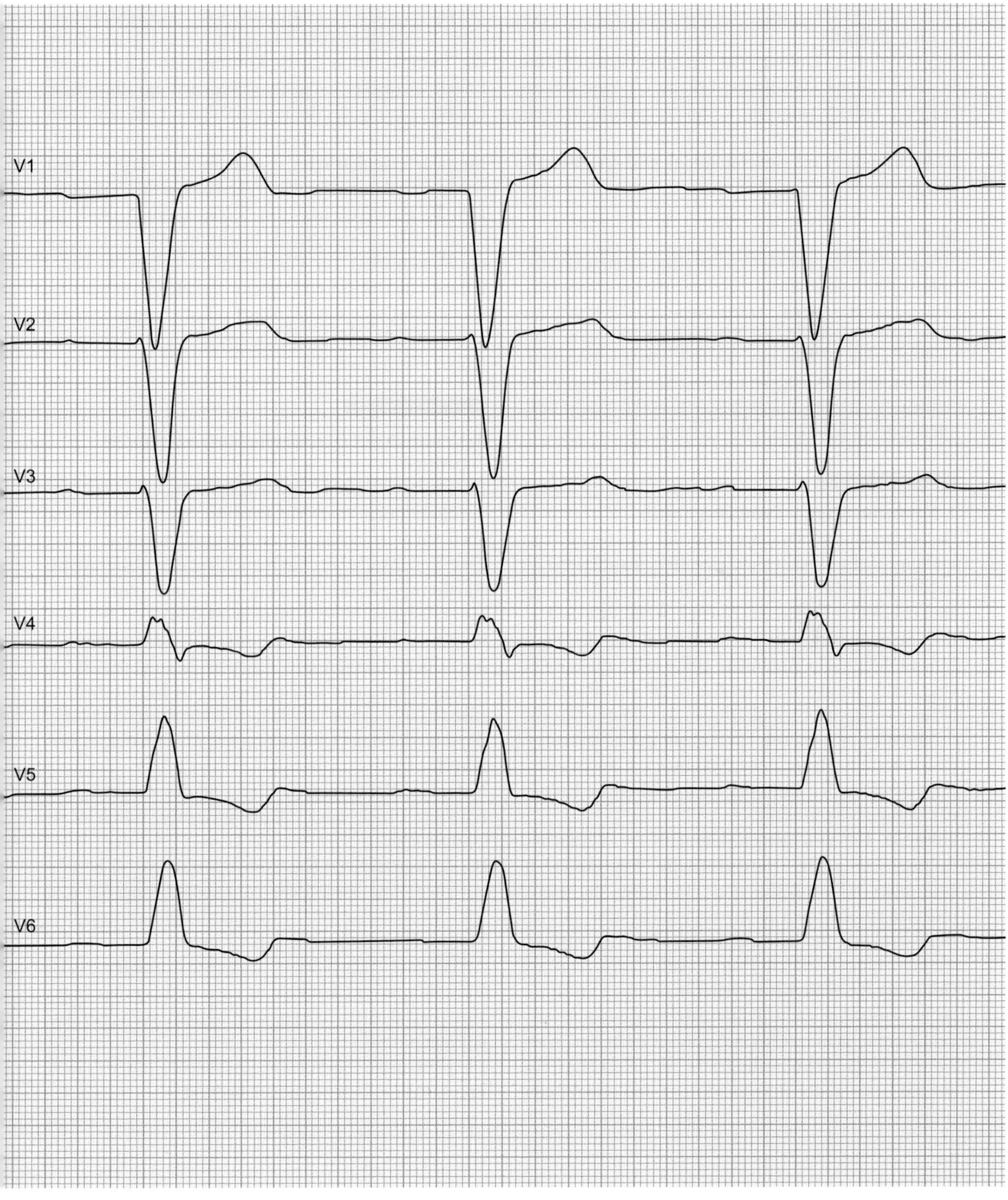
V1
V2
V3
V4
V5
V6

1. EKG-Befund

Sinusrhythmus, Linkslagetyp, Herzfrequenz: 59/min, PQ-Zeit: 250 ms, QRS-Breite: 140 ms, QT-Zeit: 480 ms (125 %), Linksschenkelblock mit konsekutiven Veränderungen der Erregungsrückbildung.

EKG-Diagnose: **Linksschenkelblock und AV-Block 1. Grades**

MERKE

Die häufigste Ursache für einen **breiten Kammerkomplex** ist ein Schenkelblock. Die Unterscheidung zwischen Links- und Rechtsschenkelblock liefert die Ableitung V_1: Ein tiefes, breites S ist Kennzeichen des LSB, ein rsR'-Komplex Kennzeichen des RSB. Weitere Ursachen sind schrittmacherinduzierte Kammerkomplexe und ventrikuläre Rhythmen – diese passen aber meist nicht eindeutig in das übliche LSB-/RSB-Schema.

2. Verdachtsdiagnose und Diagnostik

Das Leitsymptom Dyspnoe und der klassische Auskultationsbefund weisen auf eine **Herzinsuffizienz** als wahrscheinlichste Ursache hin. Unterschenkelödeme sind ein weiteres typisches Zeichen, wenn sich die kardiale Stauung bis vor das rechte Herz auswirkt.

Eine umfangreiche Anamnese sollte jeder apparativen Diagnostik vorangestellt werden. Es gilt abzufragen, ob Noxen vorliegen (Alkohol, Drogen, kardiotoxische Medikamente), sich Infekte häufen, ein kardiovaskuläres Risiko besteht (Hypertonus, Nikotin etc.), Angina-pectoris-Beschwerden auftreten oder ob ähnliche Fälle in der Familie bekannt sind.

Folgende Untersuchungen könnten die Verdachtsdiagnose erhärten: **Natriuretische Peptide** (z. B. BNP oder NT-proBNP) sind Biomarker der Herzinsuffizienz. Sie treten bei myokardialem Stress aus der Herzwand aus und können per Labortest quantifiziert werden. Eine **Röntgen-Thorax-Aufnahme** zeigt die Größe der Herzsilhouette; weiterhin können im Hilusgebiet zentral gestaute Pulmonalvenen erkannt werden. Pleuraergüsse stellen sich röntgendicht dar. Wegweisend ist die **Echokardiografie:** Sie liefert Hinweise auf die Ursache der Herzinsuffizienz und erlaubt eine Beurteilung der Klappen- und Ventrikelfunktion. Bei einer Herzkatheteruntersuchung ist die Darstellung der Pumpfunktion durch Kontrastmittelgabe in den linken Ventrikel möglich (**Lävokardiografie**). Eine Quantifizierung der linksventrikulären Funktion kann auch über einen rechtskardial eingeschwemmten **Pulmonalarterienkatheter** vorgenommen werden. Dazu wird der pulmonalkapilläre Verschlussdruck (**Wedge-Druck**) gemessen und das Schlagvolumen über die Thermodilatationsmethode bestimmt. Weiterhin steht die **Kardio-MRT** zur Verfügung, die neben der Beurteilung von Größe und Funktion der Herzkammern als einzige Methode das Myokard selbst charakterisieren kann – so können spezifische Ursachen der Herzinsuffizienz erkannt werden.

3. Ursachen der Herzinsuffizienz, Kardiomyopathien

Die häufigste Ursache in westlichen Ländern sind **Myokardischämien** und **Myokardinfarkte.** Man spricht auch von einer **ischämischen Kardiomyopathie.**

Eine Herzinsuffizienz kann auch auf einer **dilatativen Kardiomyopathie** beruhen, die Folge von Herzmuskelentzündungen (**Myokarditiden**), von Bestrahlungen oder toxischen Noxen wie z. B. Alkohol, Kokain oder Chemotherapie oder genetisch bedingt sein kann. Davon abzugrenzen ist die **hypertrophe Kardiomyopathie** (HCM) – eine hereditäre Herzmuskelerkrankung, die mit oder ohne Obstruktion des Ausflusstraktes einhergeht.

Valvuläre Kardiomyopathien sind das Resultat einer erhöhten Druck- oder Volumenbelastung durch Herzklappenfehler.

Bei der **restriktiven Kardiomyopathie** (RCM) besteht vor allem eine diastolische Funktionsstörung, der u. a. Speichererkrankungen (Amyloidose, Hämochromatose, Morbus Fabry) zugrunde liegen können.

Anhaltende tachykarde Rhythmusstörungen (u. a. Vorhofflimmern) können zu einer reduzierten Myokardkontraktilität führen, man spricht auch von **Tachymyopathie.**

Die peripartale Kardiomyopathie betrifft junge Frauen und ist vermutlich hormonell bedingt.

Weiterhin sind perikardiale Erkrankungen (Perikarderguss, Pericarditis constrictiva) mögliche Ursachen einer Herzinsuffizienz.

4. Die Ejektionsfraktion

Die Abkürzung LVEF, meist kurz EF genannt, steht für **linksventrikuläre Ejektionsfraktion.** Dieser wichtige kardiologische Parameter spiegelt die linksventrikuläre Funktion wider, also die Pumpleistung des linken Ventrikels. Die EF beschreibt den prozentualen Anteil des Blutvolumens, der in der Systole aus dem linken Ventrikel ausgeworfen wird. Physiologisch ist eine EF von 55–60 %. Die klassische Herzinsuffizienz liegt bei Patientinnen und Patienten mit einer EF von < 40 % vor. Dann spricht man von einer systolischen Herzinsuffizienz oder **HFrEF** („heart failure with reduced ejection fraction"). Aufgrund einer diastolischen Funktionsstörung des Herzens kann es jedoch auch trotz erhaltener Ejektionsfraktion (> 50 %) zu einer manifesten Herzinsuffizienz kommen. Man spricht von einer diastolischen Herzinsuffizienz oder **HFpEF** („heart failure with preserved ejection fraction"). Ein Zwischen- oder Übergangsstadium stellt die **HFmrEF** („heart failure with mildly reduced ejection fraction") dar, bei der eine EF zwischen 40 und 50 % festgestellt wird.
Die Einteilung in die drei Gruppen ist wichtig, da sich Ursache, Epidemiologie, Prognose und Therapiemöglichkeiten deutlich voneinander abheben.

5. Auswirkungen eines Linksschenkelblocks

Tritt bei einer Herzmuskelschwäche ein Linksschenkelblock (LSB) neu auf, können die Symptome schlagartig zunehmen. Bei einem LSB wird das Septum direkt, Teile der linken Herzwand als Folge des Blocks werden jedoch nur verzögert erregt. Nicht selten kommt es zur **Dyssynchronie** der Herzkontraktion: Die verschiedenen Anteile der Herzmuskulatur (Septum und linke Wand) kontrahieren nicht mehr simultan, sondern nacheinander – mit ungünstigen Auswirkungen auf die Hämodynamik: Das Blut wird quasi im Herzen hin- und hergeschaukelt und nicht ausreichend ausgeworfen.

6. Cardiac Resynchronization Therapy (CRT)

Bei Patientinnen und Patienten mit Herzinsuffizienz und Linksschenkelblock kann die **CRT** weiterhelfen. Dazu wird ein spezieller biventrikulärer Herzschrittmacher implantiert. Dieser stimuliert das Herz nicht wie üblich nur über die rechtsatriale und rechtsventrikuläre Elektrode, sondern auch über eine dritte Sonde, die im Sinus coronarius platziert wird, um die freie linke Wand direkt zu stimulieren. Mit einer adäquaten Programmierung des Schrittmachers kann damit die **Herzaktion des linken Ventrikels resynchronisiert** werden. Im EKG sollen sich möglichst wieder schmale Kammerkomplexe etablieren.
Bei einem großen Teil der Betroffenen bewirkt eine CRT eine Verbesserung der Ejektionsfraktion, der Leistungsfähigkeit und der Prognose. Besonders gut profitieren Patientinnen und Patienten mit nichtischämischer Genese und besonders breiten QRS-Komplexen.

MERKE

Bei regulären Herzschrittmachern folgt im EKG der Stimulationszacke in der Regel ein breiter Kammerkomplex, bei biventrikulären Herzschrittmachern idealerweise ein schmaler Kammerkomplex.

WAS WÄRE, WENN …

- … dieser Patient trotz CRT weiterhin symptomatisch bliebe? Fallen Ihnen weitere denkbare Therapieoptionen für die Herzinsuffizienz ein?
  - Optimierung der Medikation: Hochdosierung der Herzinsuffizienz-Medikamente, dabei Austausch des ACE-Hemmers durch einen Angiotensin-Rezeptorblocker + Neprilysin-Inhibitor (ARNI), evtl. Ergänzung mit Vericiguat, Digitalis
  - Eisensubstitution
  - Mitralklappen-Clipping, falls eine hochgradige sekundäre Mitralklappeninsuffizienz vorliegt
  - Assist-Device (LVAD)
  - Herztransplantation

10

Herzaussetzer in Ruhe

Anamnese

Ein sportlicher Rentner kommt in Ihre Praxis und ist besorgt: In letzter Zeit spüre er häufig Aussetzer des Herzschlags. Dieses unangenehme Herzstolpern trete in unregelmäßigen Abständen auf, vor allem abends im Bett. Beim Joggen hingegen oder auch während der Ausübung seines Aushilfsjobs als Gärtner fühle er manchmal seinen Puls, der dann immer als absolut regelmäßig wahrzunehmen sei. Der Patient fühle sich vollkommen leistungsfähig. Er wirkt allerdings sehr verunsichert.

Untersuchungsbefund

66 Jahre alter, schlanker Mann in gutem Allgemeinzustand. Herz: einzelne Extraschläge bei regelmäßigem Grundrhythmus, sonst unauffälliger Untersuchungsbefund.

1. **Nennen Sie drei häufige Ursachen eines unregelmäßigen Pulses. Haben Sie schon einmal von einem „wandernden Schrittmacher" gehört?**

2. **Wie lautet der EKG-Befund?**

3. **Versuchen Sie, den anatomischen Ursprung des Hauptbefunds grob einzugrenzen.**

4. **Nennen Sie mögliche Ursachen für den EKG-Befund und die zugehörige diagnostische Vorgehensweise.**

5. **Schlagen Sie Therapieoptionen vor, die zur symptomatischen Behandlung dienen könnten.**

6. **Erklären Sie die Begriffe absolute und relative Refraktärzeit. Kennen Sie das Ashman-Phänomen?**

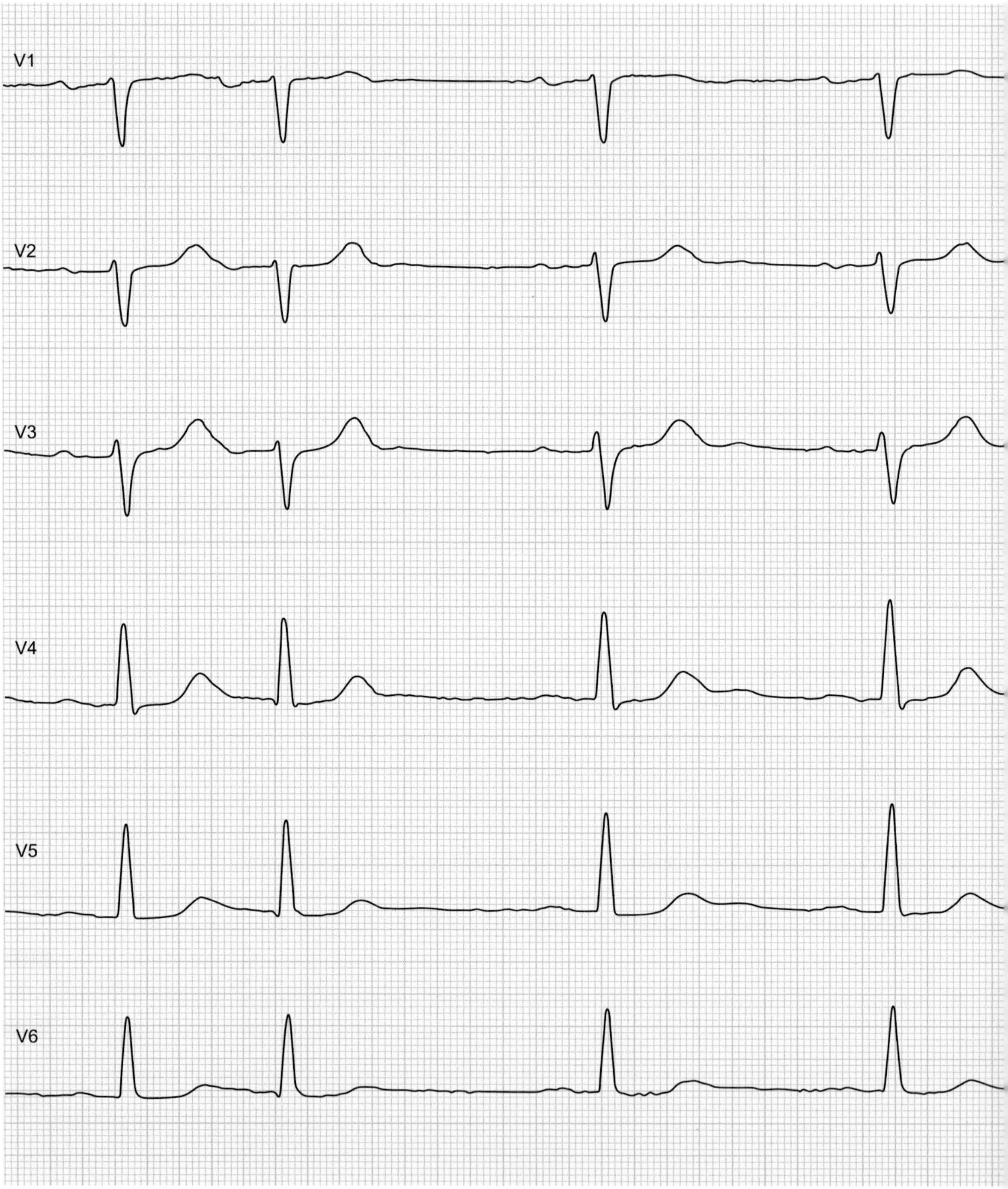
V1
V2
V3
V4
V5
V6

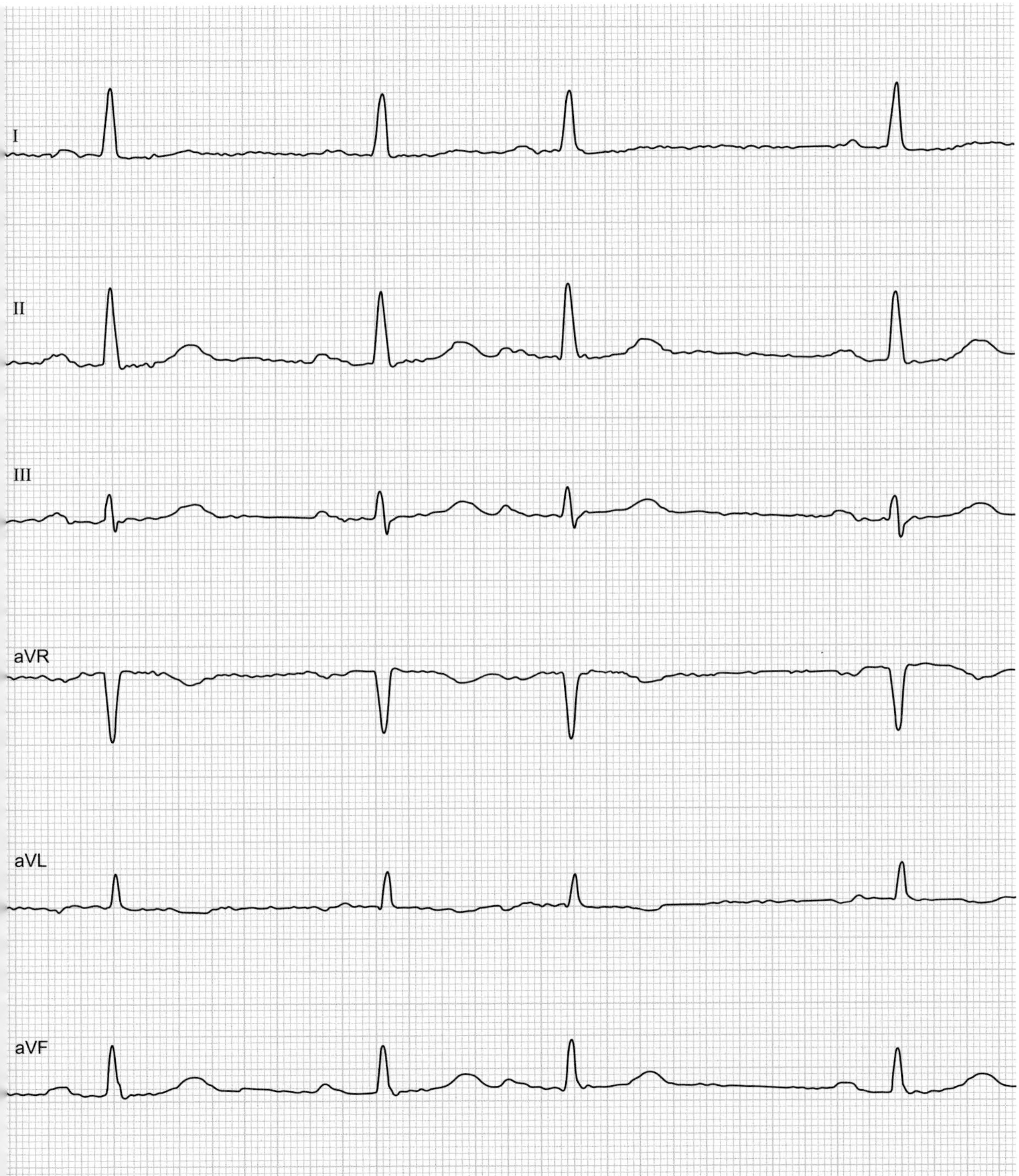
I
II
III
aVR
aVL
aVF

1. Pulsarrhythmien: Ursachen

Die häufigsten Ursachen eines unregelmäßigen Pulses sind:

- **Sinusarrhythmie** (z. B. respiratorische Arrhythmie), besonders bei jungen Menschen
- **Supraventrikuläre und ventrikuläre Extrasystolen** wie im vorliegenden Fall
- **Absolute Arrhythmie bei Vorhofflimmern**

Die drei genannten Varianten lassen sich meist schon palpatorisch ohne EKG unterscheiden.

Die Diagnose „wandernder Schrittmacher“ besitzt in der Regel keine pathologische Bedeutung, kann aber ein Vorzeichen einer Sinusknotenerkrankung sein: Im EKG sieht man in einem einzigen Streifen P-Wellen mit unterschiedlicher Morphologie und Überleitungszeit. Dabei wechselt der Taktgeber des Herzens zwischen zwei oder mehr ektopen sekundären Reizbildungsorten im Vorhof. Ursache dafür ist ein Absinken der Sinusknotenfrequenz unter die Eigenfrequenz als Folge einer Vagotonie oder Digitalisbehandlung.

MERKE

Im Gegensatz zur Extrasystolie findet sich beim anhaltenden Vorhofflimmern ein Rhythmus ohne jegliche Systematik. Jeder RR-Abstand ist unterschiedlich: Die Arrhythmie ist daher „absolut“, sie ist sozusagen „unregelmäßig unregelmäßig“. Im Gegensatz dazu finden sich im vorliegenden Beispiel trotz der Extraschläge immer wieder regelmäßige Phasen.

2. EKG-Befund

Sinusrhythmus, Indifferenzlagetyp, Herzfrequenz: 72/min, PQ-Zeit: 200 ms, QRS-Breite: 100 ms, QT-Zeit: 320 ms, Erregungsrückbildung unauffällig. Zwei supraventrikuläre Extrasystolen (SVES).

EKG-Diagnose: **supraventrikuläre Extrasystolie**

MERKE

Da durch die zusätzliche Vorhoferregung auch der Sinusknoten ein „Reset“ erhält, entfällt die kompensatorische Pause, die man von der ventrikulären Extrasystolie kennt.

3. Anatomischer Ursprung der Extrasystolen

In diesem EKG kommt eine Kammererregung zur Darstellung, die früher als die übrigen regelmäßigen Sinusschläge einfällt. Man spricht von einer **Extrasystole.** Nun sollte der anatomische Ursprung dieses Extraschlags näher bestimmt werden. Neben dem Sinusknoten ist prinzipiell jede Zelle des Erregungsleitungssystems und des Myokards zu spontanen Depolarisationen und damit zur Auslösung einer Herzkontraktion in der Lage. Zunächst fällt auf, dass die QRS-Komplexe der Extrasystolen identisch zu den normalen Schlägen konfiguriert sind. Dies spricht dafür, dass die Erregung den normalen Weg über das Erregungsausbreitungssystem (His-Bündel, Tawara-Schenkel, Kammermyokard) nimmt und ihren Ursprung also **oberhalb des His-Bündels** hat. Weiterhin sieht man vor allem in Ableitung II und III eine P-Welle vor der Extrasystole, die morphologisch der normalen P-Welle-sehr ähnlichsieht und eine vergleichbare PQ-Zeit besitzt. Der Ursprung der Extrasystolen muss sich daher im Vorhof **nahe dem Sinusknoten** befinden.

Vorhofextrasystolen, die nahe dem AV-Knoten entstehen, zeigen ein etwas anderes Bild: Die P-Wellen sind oft negativ und besitzen eine kürzere PQ-Zeit. Man spricht von **junktionalen Extrasystolen.**

Aus den elektrophysiologischen Katheteruntersuchungen kennt man heutzutage die häufigsten Quellen supraventrikulärer Extrasystolen: die Crista terminalis und die Mündungsstellen der Hohlvenen, des Sinus coronarius und der Pulmonalvenen.

Da der exakte elektrophysiologische Ursprung einer Extrasystole nur selten von klinischer Relevanz ist, macht man es sich in der Praxis üblicherweise einfach und teilt grob orientierend ein:

- Schmaler QRS-Komplex → **supraventrikuläre Extrasystole**
- Breiter QRS-Komplex → **ventrikuläre Extrasystole**

MERKE

Vorhofextrasystolen können auch im AV-Knoten blockiert sein. Dann sieht man eine P-Welle ohne QRS-Komplex, und das EKG kann als AV-Block 2. Grades mit 2:1-Überleitung fehlgedeutet werden. Hier hilft die Regel, dass

Extrasystolen immer früh einfallen: Im Gegensatz zum AV-Block kommt in diesem Fall die P-Welle vorzeitig und besitzt meistens eine etwas andere Morphologie als die reguläre P-Welle.

4. Ätiologie supraventrikulärer Extrasystolen

Mögliche Ursachen sind: **koronare Herzkrankheit, Myokarditis, Herzklappenvitien, Hyperthyreose** sowie **Genussmittel (Alkohol, Kaffee etc.).** Supraventrikuläre Extrasystolen haben **meistens keine pathologische Bedeutung.**

Ein anamnestischer Hinweis auf die Harmlosigkeit der Extrasystolie in diesem Fall ist das Sistieren der Extraschläge bei körperlicher Anstrengung. Dies sollte allerdings mit einem **Belastungs-EKG** objektiviert werden. Eine einfache Blutuntersuchung liefert Hinweise auf eine kardiale Entzündung (**CRP, Troponin, CK-MB**) und eine Hyperthyreose (**TSH**). Eine **Echokardiografie** liefert Hinweise auf eine strukturelle Herzerkrankung wie z. B. eine Herzinsuffizienz oder Herzklappenfehler.

5. Therapie einer symptomatischen Extrasystolie

Obwohl sich meistens keine spezifische Ursache finden lässt, sind die Betroffenen durch häufige Extrasystolen vielfach sehr beunruhigt und wünschen eine Behandlung. Gelegentlich sind nicht die supraventrikulären Extrasystolen selbst, sondern deren Triggerfunktion für anhaltende Tachykardien ein Problem.

Zur Unterdrückung der Extrasystolen kann ein **Betablocker** weiterhelfen. Betablocker setzen die adrenerge Empfindlichkeit des Herzens herab, wodurch auch Extrasystolen unterdrückt werden. Alternativen sind Antiarrhythmika wie Flecainid oder Amiodaron. Falls Medikamente keine Wirkung zeigen oder nicht eingenommen werden können, kommt eine Katheterablation infrage.

6. Refraktärzeit und das Ashman-Phänomen

Nachdem eine Myokardzelle eine Depolarisation durchlaufen hat, bleibt sie für eine gewisse Zeit unempfindlich für weitere Erregungen. Dieses Intervall bezeichnet man als **absolute Refraktärzeit.** Anschließend ist die Myokardzelle für eine kurze Zeit nur durch eine höhere Reizstärke wieder aktivierbar; dieses Intervall ist die **relative Refraktärzeit.** Die Refraktärzeit ist bei Herzmuskelzellen deutlich länger als bei Nervenzellen – dies schützt vor unkoordinierten Erregungen (z. B. Kammertachykardien oder Kammerflimmern).

Generell ist die Refraktärzeit des Erregungsleitungssystems abhängig von der Herzfrequenz: Bei schneller Herzfrequenz sind die Myokardzellen früher wieder bereit für die nächste Erregung, bei langsamer Herzfrequenz ist die Refraktärzeit länger. Kommt es in kurzer Abfolge nach einem längeren RR-Abstand zu einem kurzen RR-Abstand, so reagieren die Tawara-Schenkel nicht in gleichem Maße: Der rechte Faszikel ist dann häufig noch blockiert, wodurch das Bild eines Rechtsschenkelblocks entsteht. So kommt es bei einer früh einsetzenden Extrasystole nach zuvor langem RR-Abstand zu einem Schenkelblockbild – dies nennt man Ashman-Phänomen.

WAS WÄRE, WENN …

- … der Patient auf Nachfrage angäbe, auch über Stunden anhaltende Rhythmusstörungen zu haben?

Dann sollte im Langzeit-EKG nach Vorhofflimmern gesucht werden. Supraventrikuläre Extrasystolen sind prinzipiell harmlos, können aber Ausdruck einer beginnenden Vorhoffibrose sein und damit eine Vorstufe zum Vorhofflimmern darstellen.

11

Schwäche, Übelkeit und Luftnot

Anamnese

Eine 82 Jahre alte Patientin betritt in Begleitung ihrer Tochter das Sprechzimmer Ihrer Praxis. Sie wirkt geschwächt. Ihr sei dauernd schwindlig, außerdem bestünden seit dem Vortag Beklemmungsgefühle im Brustkorb und Luftnot bei geringer Anstrengung. Aufgrund der Übelkeit und der Schmerzen in der Magengegend könne sie kaum noch essen und trinken. Allerdings seien die Rückenschmerzen besser geworden, nachdem Sie der Patientin dreimal täglich Ibuprofen verschrieben hätten. Vor 2 Jahren sind drei Koronarstenosen mit Stents versorgt worden.

Untersuchungsbefund

82 Jahre alte, adipöse Patientin, blass, geschwächt, Dyspnoe bei geringer Belastung. Herz: $^{2}/_{6}$-Systolikum über Erb, Herzfrequenz ca. 110/min. Lunge auskultatorisch unauffällig. Abdomen: Druckschmerz über dem Epigastrium, weiche Bauchdecke. Keine Ödeme. Blutdruck: 110/60 mmHg. Puls regelmäßig.

1. **Welchen EKG-Befund erheben Sie?**

2. **Welche physiologischen und pathologischen Ursachen kann es für den vorliegenden Befund prinzipiell geben?**

3. **Erkennen Sie einen Zusammenhang mit der klinischen Symptomatik der Angina pectoris?**

4. **Wie ist in diesem Fall das Systolikum zu bewerten? Kennen Sie weitere Ursachen für Herzgeräusche dieser Art?**

5. **Haben Sie einen Vorschlag für eine unmittelbare kausale Therapie, die auch die kardiale Situation beruhigen würde?**

6. **Woran denken Sie, wenn Sie im EKG bei einer Sinustachykardie ST-Strecken-Senkungen sehen?**

Fall 11 Schwäche, Übelkeit und Luftnot

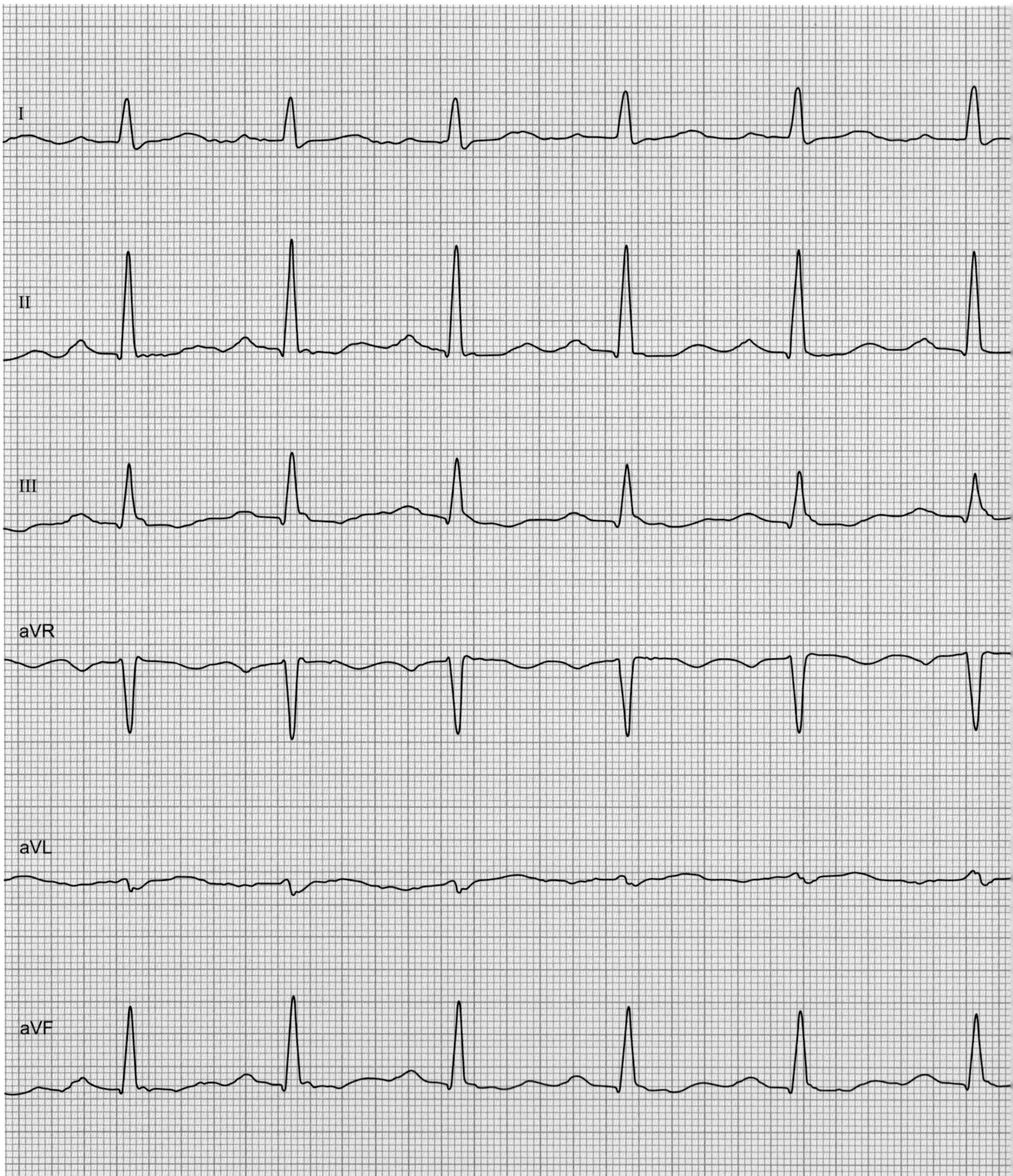

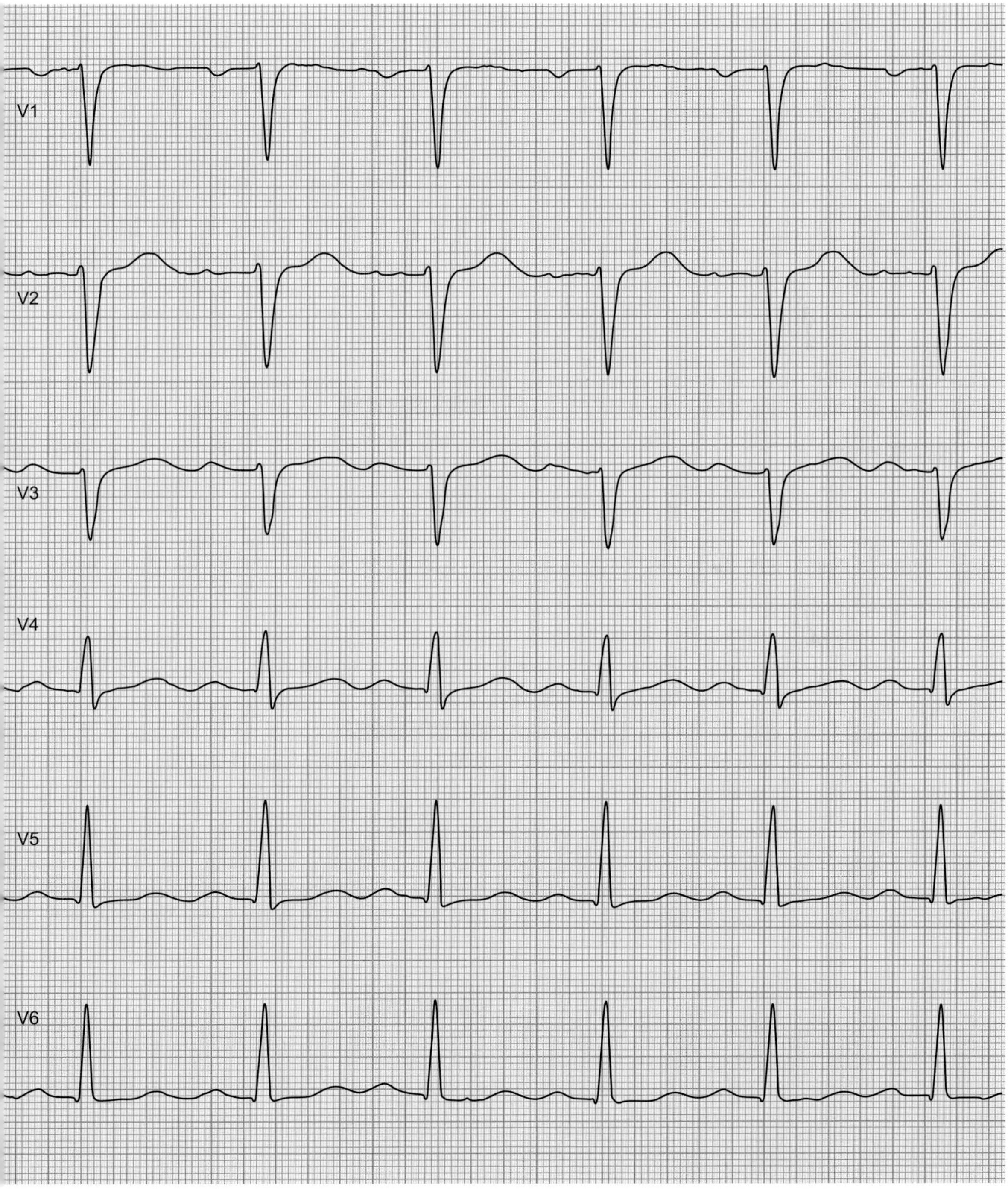
V1
V2
V3
V4
V5
V6

1. EKG-Befund

Sinusrhythmus, Indifferenzlagetyp, Herzfrequenz: 113/min, PQ-Zeit: 180 ms, QRS-Breite: 80 ms, QT-Zeit: 340 ms (115 %), Erregungsrückbildung unauffällig.
EKG-Diagnose: **Sinustachykardie**
Eine Tachykardie ist definiert als Herzfrequenz > 100/min.

MERKE
Wenn auf dem EKG-Ausdruck keine Herzfrequenz angegeben und kein EKG-Lineal zur Hand ist, hilft die Auszählmethode: Einfach die Kammerkomplexe eines DIN-A4-Ausdrucks zählen (in diesem Buch beide Seiten) und bei einer Schreibgeschwindigkeit von 50 mm/s mit dem Faktor 10 multiplizieren (bei 25 mm/s mit dem Faktor 5). In diesem Beispiel finden sich 12 Kammerkomplexe. Die Herzfrequenz liegt also (näherungsweise) bei 120/min.

2. Ätiologie einer Sinustachykardie

Im Gegensatz zu echten Herzrhythmusstörungen ist die Sinustachykardie meist Folge eines bedarfsmäßig erhöhten Sympathikotonus (**Bedarfstachykardie**). Eine erhöhte Herzfrequenz ist bei körperlichen und seelischen Belastungen physiologisch. Zu den häufigsten **pathologischen Ursachen** gehören Fieber, Anämie, Exsikkose, Kreislaufschock, Lungenarterienembolie, Pneumothorax, COPD, Medikamente (β_2-Sympathomimetika, Atropin), Genussgifte (Alkohol, Nikotin, Koffein) sowie der Entzug von Alkohol, Sedativa und Hypnotika. Weiterhin existiert das Krankheitsbild der „inadäquaten Sinustachykardie" als Ausschlussdiagnose.
In diesem Fall weisen die Tachykardie, die Schmerzen im Epigastrium und die fortgesetzte NSAR-Einnahme auf ein **blutendes Magenulkus** hin. Obere gastrointestinale Blutungen können zu einer symptomatischen, bisweilen rasch bedrohlichen **Anämie** führen.

MERKE
Eine Sinustachykardie ist keine echte Rhythmusstörung. Die Ursache ist vor allem auch außerhalb des Herzens zu suchen. Daher ist eine medikamentöse Frequenzsenkung nur in wenigen Ausnahmefällen indiziert (z. B. bei Hyperthyreose).

3. Angina pectoris bei Anämie?

Durch den **Mangel an Sauerstoffträgern** bei einer Anämie kommt es zu vermehrter **Myokardhypoxie,** die sich als Angina pectoris bemerkbar macht und sogar zum Herzinfarkt mit Troponinerhöhung und EKG-Veränderungen führen kann – man spricht dann von einem Typ-2-Myokardinfarkt, der als KHK-unabhängiger Infarkt auf ein Missverhältnis zwischen Sauerstoffangebot und -bedarf zurückzuführen ist. Besonders gefährdet sind Patientinnen und Patienten mit vorbestehenden **Koronarstenosen,** wie im vorliegenden Fall. Daher sollte bei einer Anämie mit bekannter KHK die Entscheidung für Bluttransfusionen großzügiger getroffen werden.

4. Funktionelle Herzgeräusche

Bei einem Systolikum und anderen Herzgeräuschen muss an erster Stelle an ein Klappenvitium gedacht werden. In diesem Fall handelt es sich aber eher um ein **funktionelles Systolikum** bei intakter Klappenfunktion. Anämien setzen die Blutviskosität herab. In der Folge entstehen turbulente statt laminare Flussmuster. Solche Turbulenzen verursachen an den Herzklappen systolische Herzgeräusche. Weitere Ursachen für funktionelle Herzgeräusche sind **Fieber, Hyperthyreose** und **Schwangerschaft.**

5. Therapie bei einer Sinustachykardie

Es muss nicht die Sinustachykardie selbst, sondern ihre Ursache behandelt werden. Sollte sich in diesem Fall eine Anämie in der Labordiagnostik bestätigen, wäre eine **endoskopische Diagnostik (ÖGD)** mit eventueller Blutstillung indiziert. Zur Kreislaufstabilisierung würden neben **parenteralen Volumengaben** je nach Hämoglobinwert auch **Bluttransfusionen** zum Einsatz kommen.

6. Sinustachykardie und ST-Strecken-Senkungen

Selbstverständlich muss bei ST-Strecken-Senkungen stets an die Möglichkeit einer **Myokardischämie** gedacht werden. Allerdings sollte man wissen, dass es bei Tachykardien zu **unspezifischen ST-Strecken-Senkungen** kommen kann. Solche Senkungen besitzen meist eine steil aszendierende Morphologie. Man spricht in diesen Fällen von **tachykardiebedingten ST-Strecken-Senkungen.** Auch intermittierende Schenkelblockbilder können bei einer Tachykardie allein als Folge der erhöhten Herzfrequenz entstehen.

MERKE

Eine Sinustachykardie mit Schenkelblock ist eine wichtige Differenzialdiagnose zur ventrikulären Tachykardie (VT). Die Sinustachykardie mit Schenkelblock erkennt man an den P-Wellen und der für Links- oder Rechtsschenkelblock typischen QRS-Konfiguration sowie daran, dass sie durch vagale Manöver (Luft anhalten, Valsalva etc.) oder die Gabe von Adenosin beinflussbar ist.

WAS WÄRE, WENN ...

- ... der Blutdruck nur 90/60 mmHg betrüge?

Dann läge Kreislaufinstabilität vor. Die Kriterien für einen hämorrhagischen Schock wären erfüllt: Wenn der systolische Blutdruck numerisch unterhalb der Herzfrequenz liegt, spricht man von einem **positiven Schockindex** ($HF/RR_{sys} > 1$). Unter diesen Bedingungen wäre eine intensivmedizinische Weiterbehandlung notwendig.

- ... sich bei symptomatischen Patientinnen und Patienten trotz aufwendiger Diagnostik letztlich keine Ursache einer Sinustachykardie fände?

Dann könnte diese sog. **inadäquate Sinustachykardie** mit Betablockern oder Ivabradin behandelt werden.

12

Nervosität und Herzrasen

Anamnese

Auf einem Gartenfest treffen Sie nach langer Zeit Ihre Tante wieder. Sofort fällt Ihnen eine ausgeprägte Nervosität auf. Ihre Tante scheint auch stark an Gewicht abgenommen zu haben. Sie erzählt, dass es ihr seit einigen Wochen immer schlechter gehe. Ihre Tätigkeit als Verwaltungsangestellte werde immer stressiger, und sie glaubt daher, einem drohenden Burnout-Syndrom zum Opfer zu fallen. Besonders in den letzten 2 Wochen spüre sie immer wieder ein Herzrasen, als ob ihr „das Herz bis in den Hals schlage".

Untersuchungsbefund

Sie palpieren bei der schlanken, 56 Jahre alten Frau einen beschleunigten und unregelmäßigen Puls. Als Sie wieder zu Wort kommen, überreden Sie Ihre Tante, Sie in Ihre Praxis zu begleiten. Dort untersuchen Sie Ihre Tante kurz, nehmen ihr Blut ab und schreiben ein EKG. Haut: warm und feucht. Herztöne unregelmäßig. Lunge und Abdomen unauffällig.

1. **Welche EKG-Diagnose erheben Sie hier anhand welcher typischen EKG-Kennzeichen?**
2. **Nennen Sie wichtige ätiologische Faktoren dieser kardialen Störung. Welche Ursache vermuten Sie bei Ihrer Tante?**
3. **Erläutern Sie die Elektrophysiologie der vorliegenden Rhythmusstörung. Welche Aufgabe hat der AV-Knoten? Kennen Sie das Trigger-Substrat-Konzept?**
4. **Wie würden Sie diagnostisch und therapeutisch bei Ihrer Tante weiter vorgehen? Erklären Sie die Begriffe Frequenz- und Rhythmuskontrolle.**
5. **Gibt es diese Rhythmusstörung auch mit breiten Kammerkomplexen? Welches ist die wichtigste Differenzialdiagnose einer Breitkomplextachykardie?**
6. **Kennen Sie die Prävalenz dieser Erkrankung?**

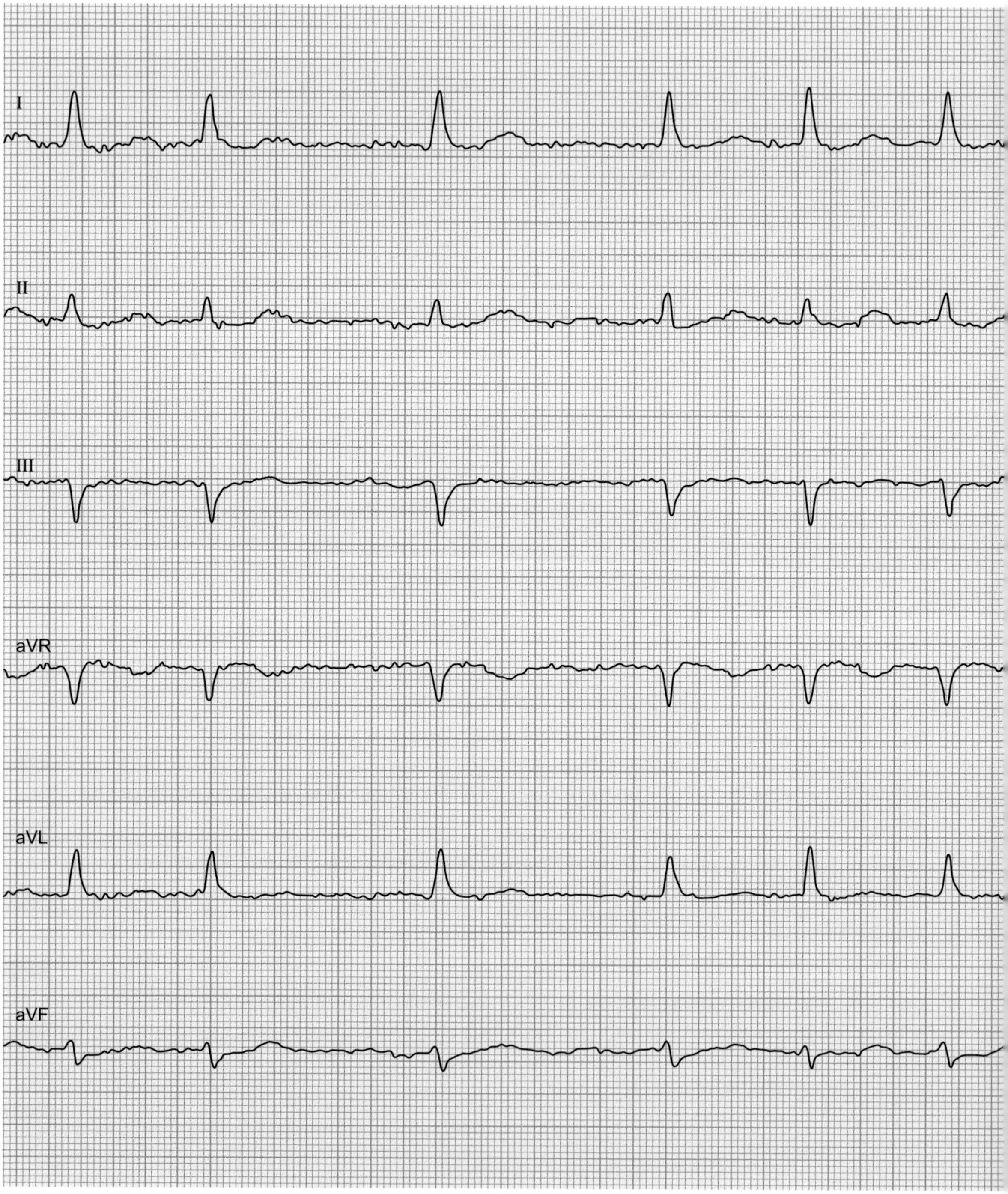
I
II
III
aVR
aVL
aVF

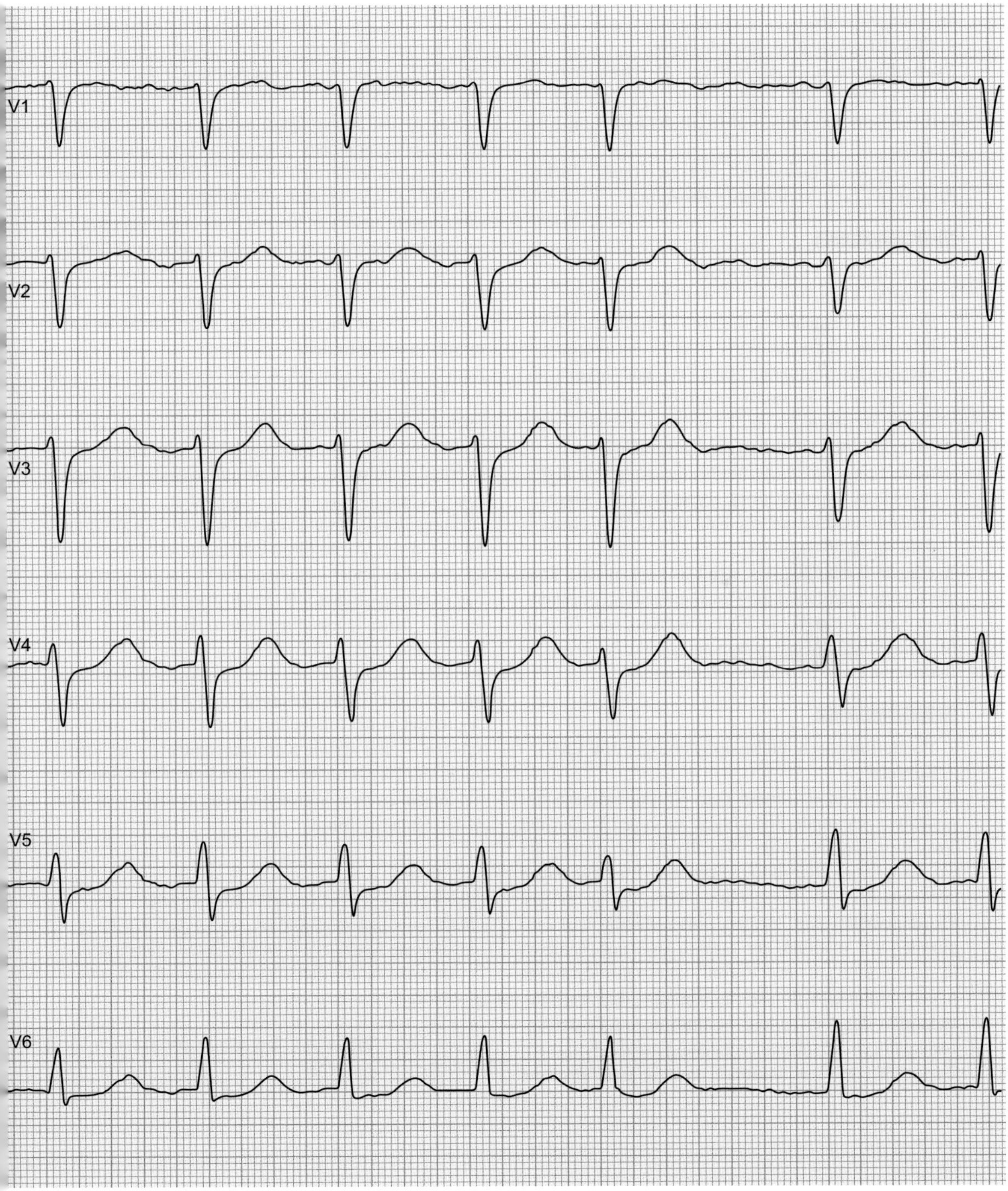
V1
V2
V3
V4
V5
V6

1. EKG-Diagnose und -Morphologie

Vorhofflimmern, Linkslagetyp, Herzfrequenz: im Mittel 114/min, QRS-Breite: 80 ms, QT-Zeit: 330 ms (110 %), keine Qs, keine Störungen der Erregungsrückbildung.

EKG-Diagnose: **tachykard übergeleitetes Vorhofflimmern (Tachyarrhythmia absoluta)**

2. Ätiologie des Vorhofflimmerns

- **Kardiale Ursachen** sind: Mitralklappenvitien (häufigste Ursache bei jüngeren Menschen), KHK bzw. Herzinfarkt (häufigste Ursache bei älteren Menschen), Herzinsuffizienz, Peri- oder Myokarditis, Sick-Sinus-Syndrom (dann häufig als „Tachy-Brady-Syndrom").
- **Extrakardiale Ursachen** sind: arterielle Hypertonie, Lungenarterienembolie, Elektrolytstörungen (vor allem Hypokaliämie), Hyperthyreose, Alkoholkonsum, medikamentöse Faktoren (z. B. β_2-Sympathomimetika).

In etwa 15 % der Fälle lässt sich keine spezifische Ursache finden; man geht dann von altersbedingt degenerativen Veränderungen im Vorhofmyokard aus. Im vorliegenden Fall lässt sich schon aufgrund des klinischen Bildes eine Hyperthyreose vermuten.

3. Vorhofflimmern: Elektrophysiologie und EKG-Korrelat

Elektrophysiologisch liegen dem Vorhofflimmern ungerichtete, kreisende Erregungen an vielen Stellen der Vorhöfe zugrunde („Mikro-Reentrys"), die anstelle der physiologischen Reizbildung auftreten. Im EKG zeigen sich statt der P-Wellen hochfrequente, unregelmäßige **Flimmerwellen** mit kleinen, unterschiedlichen Amplituden als Ausdruck der raschen und ungerichteten Reizentwicklungen im Vorhof. Die QRS-Komplexe folgen absolut arrhythmisch aufeinander, da je nach Refraktärität des AV-Knotens bestimmte Anteile der unregelmäßigen Impulse unregelmäßig auf die Kammern übergeleitet werden. Dadurch entsteht eine **absolute Arrhythmie,** die häufig als Tachyarrhythmia absoluta, aber auch normofrequent oder niedrigfrequent als Bradyarrhythmia absoluta in Erscheinung tritt.

Die Funktion des AV-Knotens, hohe Frequenzen abzufedern, ist seiner spezifischen elektrophysiologischen „dekrementalen" Eigenschaft zuzuschreiben: Im Gegensatz zu anderen Teilen des Reizleitungssystems reagiert der AV-Knoten auf frühzeitig einfallende Stimulationen aus dem Vorhof sozusagen paradox mit verlangsamter Überleitung und verlängerter Refraktärzeit. Mit seiner Filterfunktion schützt er die Herzkammern vor hochfrequenter Stimulation aus dem Vorhof: Vorhofflimmern würde sonst direkt in Kammerflimmern münden.

Zum tieferen Verständnis von Vorhofflimmern hilft das **Trigger-Substrat-Modell:** Myokardzellen im Bereich der Pulmonalvenen triggern zunächst das Vorhofflimmern. Aufrechterhalten wird die Rhythmusstörung durch das Substrat des Vorhofmyokards. Zu Beginn einer Vorhofflimmererkrankung steht die Triggerwirkung der Pulmonalvenen noch im Vordergrund. Episoden von Vorhofflimmern terminieren noch meist spontan. Bei länger bestehendem Vorhofflimmern und Begleiterkrankungen, die den Vorhof zusätzlich belasten (u. a. Mitralklappeninsuffizienz, Hypertonus, Herzinsuffizienz, KHK) kommt es zu einem strukturellen und elektrischen „Remodeling" der Vorhofmuskulatur, wodurch die Chronifizierung der Rhythmusstörung begünstigt wird. Infolgedessen steht immer mehr das Substrat – eine **atriale Kardiomyopathie** – im Mittelpunkt der Rhythmusstörung. Die Episoden halten sehr viel länger an bzw. konvertieren nicht mehr von selbst in den Sinusrhythmus.

MERKE

Die drei Kriterien für Vorhofflimmern im EKG:

1. Abwesenheit von P-Wellen.
2. Absolute Arrhythmie (kein RR-Abstand gleicht dem anderen; der Rhythmus ist „unregelmäßig unregelmäßig").
3. Statt einer ruhigen Grundlinie sieht man Flimmerwellen (sog. F-Wellen mit niedrigen Amplituden und hohen Frequenzen).

4. Hyperthyreose und Vorhofflimmern

Die Diagnose einer Hyperthyreose sollte zunächst **laborchemisch** (TSH, T_3, T_4) und **sonografisch gesichert** werden. Vor dem Erreichen einer euthyreoten Stoffwechsellage zeigt der Versuch einer medikamentösen oder elektrischen Konversion in den Sinusrhythmus kaum nachhaltigen Erfolg. Daher muss in erster Linie eine Therapie der Hyperthyreose erfolgen, z. B. mit dem **Thyreostatikum** Carbimazol. Zur Abschirmung gegenüber den Einflüssen des vorübergehend erhöhten Sympathikotonus (und damit zur Senkung der Herzfrequenz) sollten **Betablocker** eingesetzt werden (günstig ist in diesem Fall Propranolol, weil dieser Betablocker zusätzlich durch Hemmung der Deiodinase die Konversion von T_4 in T_3 herabsetzt). Je nach Risikofaktoren für Thrombembolien bei Vorhofflimmern muss eine **adäquate Antikoagulation** erfolgen.

Für Patientinnen und Patienten mit Vorhofflimmern gibt es zwei grundsätzliche Therapiestrategien.

- Ein Prinzip ist die **Frequenzkontrolle:** Unter medikamentöser Senkung der Herzfrequenz soll idealerweise Beschwerdefreiheit erreicht werden, auch wenn weiter Vorhofflimmern besteht.
- Bei der **Rhythmuskontrolle** ist das Therapieziel die Wiederherstellung und Erhaltung des Sinusrhythmus; dazu werden Antiarrhythmika, Elektrokardioversion und invasive Methoden eingesetzt.

Beide Therapiestrategien sind nach aktueller Studienlage prognostisch gleichbedeutend.

5. Absolute Arrhythmie mit breiten QRS-Komplexen

Die Kammerkomplexe bei supraventrikulären Tachykardien (wie beim Vorhofflimmern) sind meist schmal konfiguriert, da die Erregung den üblichen, ungestörten Weg der ventrikulären Erregungsausbreitung nimmt. Liegt dabei jedoch ein Schenkelblockbild (**Rechtsschenkelblock** oder **Linksschenkelblock**) vor, sieht man eine absolute Arrhythmie mit durchgehend breiten Kammerkomplexen. Ein solches Bild kann auch intermittierend entstehen: Es erscheinen dann vereinzelte oder salvenartige verbreiterte Kammerkomplexe. Je höher die Herzfrequenz ist, umso eher können Impulse in die Refraktärzeit der Tawara-Schenkel einfallen, von denen meist der rechte Schenkel länger refraktär bleibt. Die intraventrikuläre Erregungsausbreitung nimmt dann einen abweichenden Weg, weshalb man auch von **aberrierender ventrikulärer Leitung** spricht. Die wichtigste Differenzialdiagnose zum Vorhofflimmern mit aberrierender Leitung ist die **ventrikuläre Tachykardie,** die zu hämodynamischer Instabilität und lebensbedrohlichem Kammerflimmern führen kann.

Weitere Differenzialdiagnosen der Breitkomplextachykardie sind: Sinustachykardie mit Schenkelblockbild, antidrome AV-Reentry-Tachykardie beim WPW-Syndrom und Vorhofflimmern mit Präexzitation im Sinne einer sog. FBI-Tachykardie („**F**ast, **B**road bzw. **B**izarre, **I**rregular").

6. Prävalenz des Vorhofflimmerns

Vorhofflimmern ist die häufigste anhaltende Herzrhythmusstörung, die zu unregelmäßigem Herzschlag, Kurzatmigkeit und Schwindel sowie darüber hinaus zu einem erhöhten Risiko für thrombembolische Komplikationen führt. Die Häufigkeit von Vorhofflimmern ist altersabhängig: In der Gesamtbevölkerung liegt sie bei etwa 1 %, in der älteren Bevölkerung hingegen bei bis zu 20 %. Bis zum Jahr 2050 wird die Zahl der Patientinnen und Patienten mit Vorhofflimmern aufgrund der demografischen Entwicklung in den westlichen Ländern wahrscheinlich um ca. 250 % steigen.

13

Brustschmerzen bei Nikotinabhängigkeit

Anamnese

Als Notärztin werden Sie in der Morgendämmerung in einen sozial benachteiligten Stadtteil gerufen. Dort fahren Sie mit dem Fahrstuhl in den 13. Stock eines Hochhauses. In der nach Zigarettenrauch riechenden Wohnung erwartet Sie eine ängstliche ältere Frau im Morgenmantel. Sie berichtet, seit einer halben Stunde einen zunehmenden, drückenden Schmerz hinter dem Brustbein zu spüren. Der Schmerz strahle in die linke Schulter aus und fühle sich bedrohlich an.

Untersuchungsbefund

Die etwa 70-jährige Patientin ist kaltschweißig und atmet schwer. RR 105/55 mmHg, Puls 75/min, Adipositas. Lunge: ubiquitär Giemen, keine Rasselgeräusche. Herz: keine pathologischen Geräusche. Abdomen: unauffällig. Während die Rettungsfachkraft einen venösen Zugang legt, zeichnen Sie mit einem tragbaren Gerät ein EKG (25 mm/s) mit 12 Ableitungen auf.

1. **Beurteilen Sie das EKG.**

2. **Nennen Sie Differenzialdiagnosen dieser T-Wellen-Morphologie. Welche Diagnose ist hier die wahrscheinlichste?**

3. **Unter welchen Sammelbegriff fällt diese Diagnose?**

4. **Schildern Sie das allgemeine Vorgehen in der Notfallsituation bei dieser Diagnose.**

5. **Unter welchen besonderen (z. B. anatomischen) Bedingungen kann es erschwert sein, diese Diagnose im 12-Kanal-EKG zu stellen?**

6. **Wie hoch ist die Letalität unmittelbar nach diesem akuten Ereignis?**

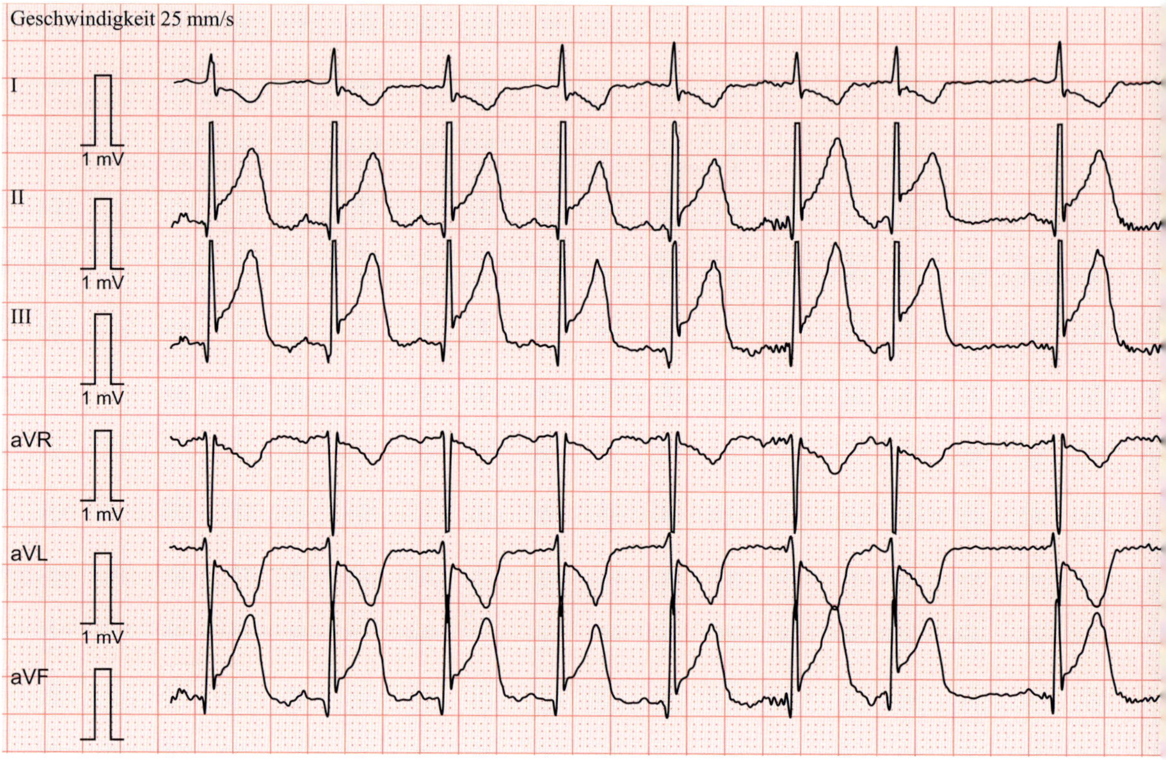
Geschwindigkeit 25 mm/s
I
1 mV
II
1 mV
III
1 mV
aVR
1 mV
aVL
1 mV
aVF

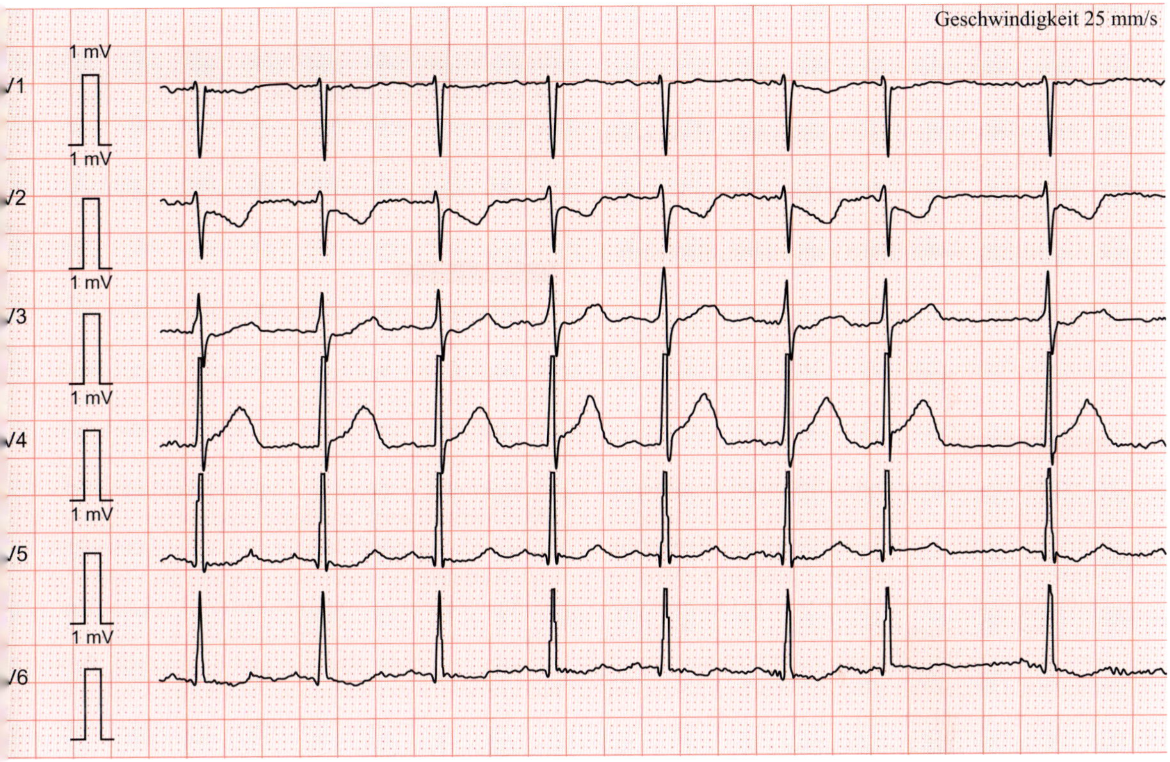
Geschwindigkeit 25 mm/s
1 mV
V1
1 mV
V2
1 mV
V3
1 mV
V4
1 mV
V5
1 mV
V6

1. EKG-Befund

Sinusrhythmus, Steillagetyp, Herzfrequenz: 74/min, PQ-Zeit: 200 ms, QRS-Breite: 80 ms, QT-Zeit: 380 ms (110 %), kleines Q und **hoch abgehende ST-Strecken** sowie **hohe, spitze T-Wellen** (in II, III, aVF), ST-Strecken-Senkungen und **präterminal negative T-Wellen** in I, aVL und V_2. Zwei SVES.

EKG-Diagnose: **akuter Hinterwandinfarkt, Stadium 0–1**

MERKE

Wenn die T-Welle wie ein spitzer oder runder Grabstein aussieht, immer an einen Herzinfarkt denken!

2. Verdachtsdiagnose und Differenzialdiagnosen

Bei thorakalen Beschwerden ist eine hohe und spitze T-Welle das **früheste EKG-Zeichen eines Myokardinfarkts** und wird „Erstickungs-T" genannt. Elektrophysiologisch liegt zumeist eine verkürzte Dauer des Aktionspotenzials in den Infarktarealen zugrunde. Häufig wird dieses **Stadium 0** jedoch nicht dokumentiert, da schon nach kurzer Zeit charakteristische ST-Strecken-Hebungen hinzukommen. Differenzialdiagnostisch muss auch an eine **Hyperkaliämie** gedacht werden, allerdings treten hohe T-Wellen erst ab einer Serumkonzentration von 6–7 mmol/l auf. Hohe T-Wellen erscheinen auch bei einer **Volumenbelastung des linken Ventrikels** (z. B. bei Aortenklappeninsuffizienz), bei **Bradykardie** und ganz allgemein bei **Vagotonie.** In diesem Fall sind die gleichzeitig vorliegenden ST-Strecken-Hebungen mit den korrespondierenden ST-Strecken-Senkungen in den jeweils reziproken Ableitungen die entscheidenden Hinweise für die Diagnose.

3. Akutes Koronarsyndrom: Begriffsbestimmung

Das **akute Koronarsyndrom** (ACS) ist eine Arbeitsdiagnose, die vor allem in der Notfallmedizin verwendet wird, um die unmittelbar lebensbedrohliche Situation zu kennzeichnen. Dabei ist das ACS ein Sammelbegriff für akute koronare Ereignisse, die jeweils eine spezifische Therapie nach sich ziehen (➤ Tab. 13.1).

Tab. 13.1 Akutes Koronarsyndrom: Varianten

	ST-Hebung	Troponin-Dynamik
ST-Hebungs-Infarkt (STEMI	ja	ja
Non-ST-Hebungs-Infarkt (NSTEMI)	nein	ja
Instabile Angina pectoris	nein	nein

4. Notfalltherapie des akuten Koronarsyndroms

Zügige klinische Untersuchung mit Blutdruckmessung und Auskultation von Herz und Lunge. **12-Kanal-EKG** ableiten. Bei Linksherzinsuffizienz **Herzbettlagerung** mit erhöhtem Oberkörper (30°). Schon bei klinischem Verdacht auf ein ACS **Transport in eine Klinik** mit Notarztbegleitung. Während des Transports **kontinuierliche EKG-Überwachung,** um Rhythmusstörungen erkennen zu können. **Sauerstoff,** falls die O_2-Sättigung unter 90 % liegt, **Nitroglyzerin**-Spray oder -Kapseln zur Kupierung der Angina pectoris, **Acetylsalicylsäure, Heparin, Morphin.** Falls erforderlich: **Benzodiazepine** zur Sedierung, **Atropin** bei vagaler Reaktion und Bradykardie, **Betablocker** bei STEMI (aber nur bei fehlenden Zeichen einer Linksherzinsuffizienz), **Antiemetika** bei Übelkeit, **Katecholamine** bei kardiogenem Schock.

Die Therapie in der Klinik richtet sich dann nach der exakten Entität des ACS:

- Bei einem **STEMI** geht man von einem eher proximalen Verschluss eines Koronargefäßes aus. Sehr viel vitales Myokard ist dabei gefährdet. Die Wiedereröffnung sollte hier deshalb als Notfall-Katheterintervention innerhalb kürzester Zeit erfolgen („time is muscle").
- Bei einem **NSTEMI** handelt es sich meistens um einen subtotalen, drohenden Verschluss oder einen Infarkt eines kleineren oder distalen Koronargefäßes. Bei dieser Konstellation erfolgt eine Koronarangiografie nicht notfallmäßig, jedoch in der Regel innerhalb von 24 Stunden.
- Bei **wiederholt negativem Troponin-Wert** ist die Prognose deutlich besser. Es gilt nun zu unterscheiden, ob überhaupt eine kardiale Genese vorliegt (instabile Angina pectoris) oder ob es sich

um andere, z. B. muskuloskelettale oder pulmonale Beschwerden handelt. Vor einer invasiven Koronardiagnostik erfolgt in diesem Fall in der Regel eine KHK-Stufendiagnostik.

5. Verdeckte Lokalisationen eines Hebungsinfarkts

Zwei Lokalisationen eines STEMI sind im Standard-EKG nicht gut zu erkennen:

- **Herzinfarkte, die vornehmlich den rechten Ventrikel betreffen,** bleiben manchmal verborgen. Hier müssten zur Darstellung die Ableitungen V_3R–V_4R spiegelbildlich auf dem rechten Thorax angebracht werden.
- **Infarkte im Versorgungsbereich des Ramus circumflexus** lassen sich oft nur nachweisen, wenn man die Ableitungen V_7–V_9 aufzeichnet. Dafür werden die Elektroden in gleicher Höhe der Brustwandableitungen V_5 und V_6 in gleichmäßigen Abständen weiter in dorsaler Richtung aufgeklebt.

Andere Herzinfarkte, die nicht immer eindeutig im EKG zu sehen sind, gehen auf Verschlüsse von Bypassgrafts oder auf Hauptstammstenosen zurück. Auch ein vorbestehender Schenkelblock oder Schrittmacherstimulationen verschleiern oft die Eindeutigkeit eines EKG-Bildes. Neben den genannten zusätzlichen Ableitungen kann eine notfallmäßige Echokardiografie mit der Frage nach regionalen Kinetikstörungen weiterhelfen.

6. Letalität des Herzinfarkts

Die Letalität des Myokardinfarkts ist mit 50 % extrem hoch. Zwei Drittel dieser Todesfälle ereignen sich bereits vor der Klinikaufnahme. Die Krankenhausmortalität beträgt ca. 4 % und ist bei Frauen und Männern ungefähr gleich. Allerdings sterben Frauen unter 50 Jahren, die einen Myokardinfarkt erleiden, in den darauffolgenden Jahren häufiger als Männer. Ein Jahr nach einem Herzinfarkt beträgt das Risiko für kardiovaskuläre Ereignisse für die Dauer von 36 Monaten noch 20 %. Das Risiko für tödliche Arrhythmien (vor allem Kammerflimmern) ist unmittelbar nach Infarkteintritt am größten. Daher hängt die Überlebenschance in hohem Maß von der Zeit ab, die bis zur Verfügbarkeit einer effektiven Therapie verstreicht.

Insgesamt ist die Prognose vor allem vom Ausmaß der Linksherzinsuffizienz abhängig. Dies wird durch die Kilip-Klassifikation zum Ausdruck gebracht (➤ Tab. 13.2).

Tab. 13.2 Kilip-Klassifikation

Klasse	Klinik	Letalität [%]
I	Keine Linksherzinsuffizienz	< 5
II	Mäßige Linksherzinsuffizienz mit basalen Rasselgeräuschen	5–20
III	Schwere Linksherzinsuffizienz oder Lungenödem	20–40
IV	Kardiogener Schock	40–90

WAS WÄRE, WENN …

- … ein Krankenhaus mit Katheterbereitschaft nicht innerhalb von 2 Stunden erreichbar wäre?

Dann sollte eine Lysetherapie eingeleitet werden, um das verschlossene Gefäß medikamentös zu rekanalisieren.

- … die Patientin gleichzeitig über messerstichartige Schmerzen zwischen den Schulterblättern und kalte Extremitäten klagen würde?

Dann sollte an die Differenzialdiagnose der akuten Aortendissektion mit Beteiligung der Koronararterien gedacht werden.

- … nach einigen Gaben von Nitrospray die Beschwerden und EKG-Veränderungen vollständig rückläufig wären?

Dann könnte ein Koronarspasmus vorliegen. In diesem Fall ist eine Katheteruntersuchung sinnvoll, aber nicht unbedingt zeitkritisch erforderlich.

14

Hypertonie und Anurie

Anamnese

In Ihrem Nachtdienst auf den chirurgischen Stationen werden Sie von einer Pflegefachkraft benachrichtigt. Es geht um einen 72 Jahre alten Patienten, der am Vortag einer Cholezystektomie unterzogen wurde. Die Messungen der Urinportionen des heutigen Tages ergaben nur sehr geringe Mengen. Sie sollen sich nun des Problems der eingeschränkten Diurese annehmen. Der Patient äußert bei Ihrem Erscheinen, dass er sich völlig beschwerdefrei fühle.

Untersuchungsbefund

Sie finden folgende Diagnosen in der Akte: Herzinsuffizienz, Niereninsuffizienz (Stadium I), arterielle Hypertonie, Cholezystolithiasis, Koxarthrose. Medikation: Carvedilol, Ramipril, Spironolacton und Omeprazol. Diese Medikamente sind postoperativ wieder angesetzt worden. Sie nehmen Blut ab und zeichnen ein EKG auf. Der Blutdruck liegt bei ca. 175/95 mmHg.

1. **Wie lautet der EKG-Befund?**
2. **Welche Elektrolytentgleisung vermuten Sie als Ursache? Nennen Sie die wichtigste Differenzialdiagnose.**
3. **Zu welchen weiteren EKG-Veränderungen und Rhythmusstörungen kann es bei dieser Elektrolytentgleisung kommen?**
4. **Nennen Sie die häufigsten Ursachen dieser Elektrolytstörung. Welche Ursache ist bei diesem Patienten anzunehmen?**
5. **Welche Behandlungsmöglichkeiten in der Akutsituation kennen Sie?**
6. **Erläutern Sie die pathophysiologischen Vorgänge am Herzen im Hinblick auf die vorliegende Elektrolytsituation. Was verstehen Sie unter einer kardioplegen Lösung?**

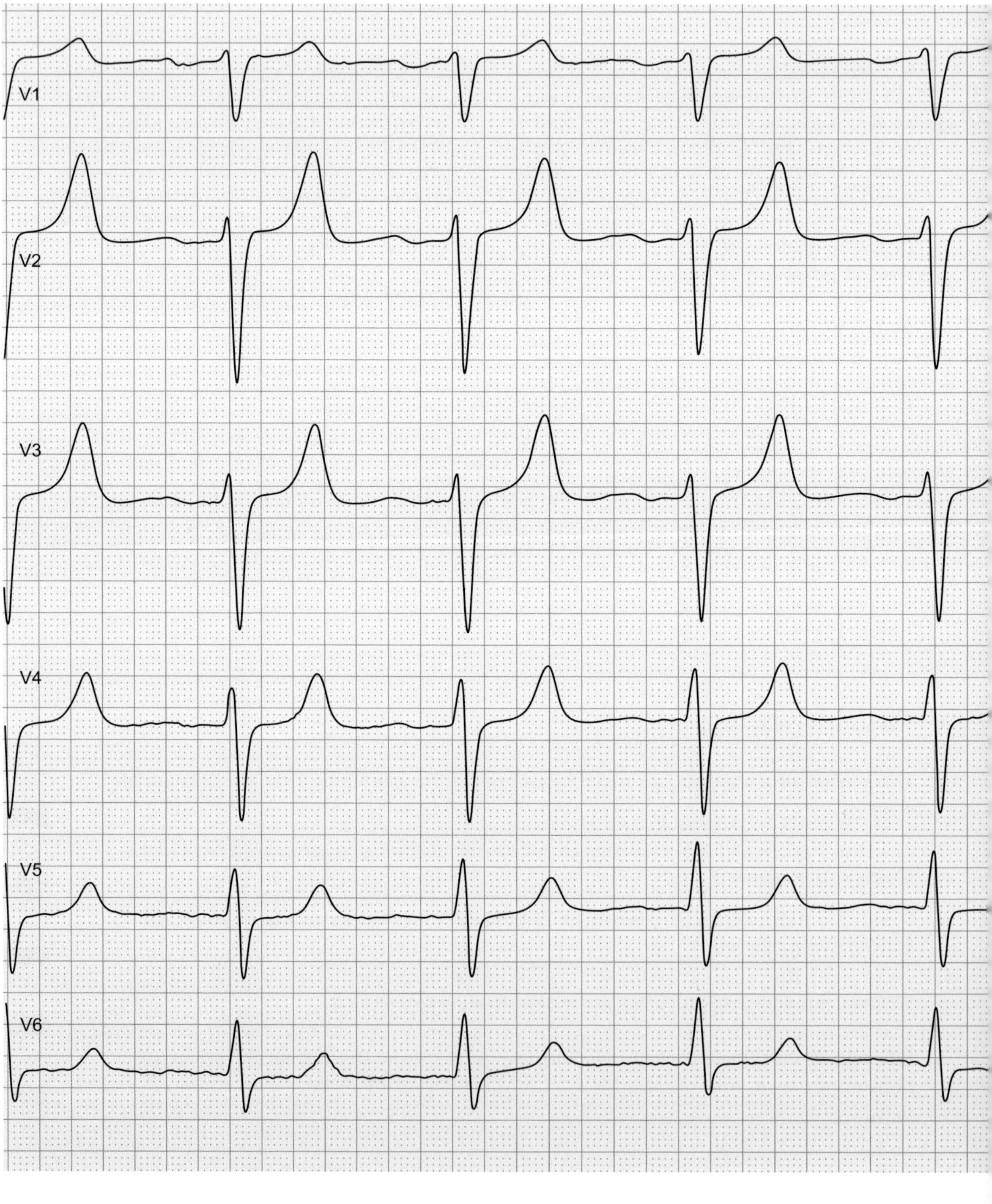
V1
V2
V3
V4
V5
V6

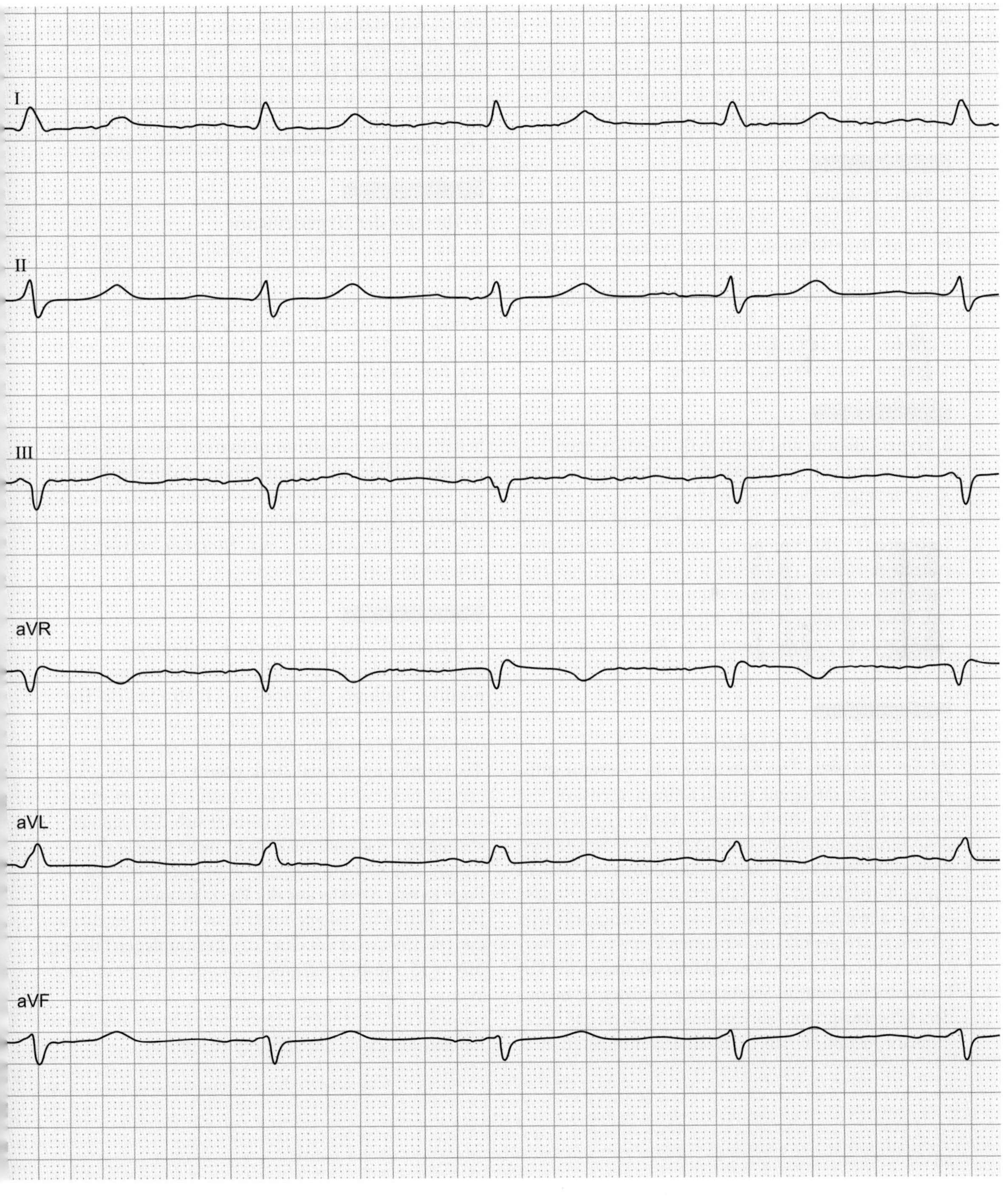
I
II
III
aVR
aVL
aVF

1. EKG-Befund

Sinusrhythmus, Linkslagetyp, Herzfrequenz: 83/min, PQ-Zeit: 200 ms, QRS-Breite: 90 ms, QT-Zeit: 380 ms (120 %), **spitz überhöhtes T** vorwiegend in V_2–V_4.

2. Hohe T-Wellen

Spitze, hohe T-Wellen sind typische EKG-Veränderungen bei einer **Hyperkaliämie.** Differenzialdiagnostisch muss man bei einer hohen T-Welle natürlich auch an die Akutphase eines **Myokardinfarkts** denken (**„Erstickungs-T“**). Dafür gibt es bei diesem Patienten aber keine klinischen Hinweise. Weitere Ursachen sind: Volumenüberlastung, Vagotonie, Kohlenmonoxidvergiftung.

3. Hyperkaliämie und Herzrhythmusstörungen

Eine ausgeprägte Hyperkaliämie kann zu weiteren Veränderungen der EKG-Morphologie und zu Rhythmusstörungen führen. Es können schenkelblockartig **verbreiterte QRS-Komplexe** und **QT-Zeit-Verlängerungen** entstehen. Vital bedroht sind Patientinnen und Patienten mit dieser Elektrolytstörung jedoch vor allem durch **höhergradige AV-Blockierungen** und **Kammertachykardien.** Letztere können in **Kammerflimmern** übergehen.

4. Ätiologie der Hyperkaliämie

Zu den häufigsten Ursachen zählen die **Niereninsuffizienz** und die **iatrogene renale Kaliumretention,** wie in diesem Fall: Es wurde ein ACE-Hemmer mit einem Aldosteronantagonisten kombiniert. Beide Substanzen greifen in das Renin-Angiotensin-Aldosteron-System ein und reduzieren die Kaliumausscheidung, sodass es vor allem bei vorbestehender Niereninsuffizienz schnell zur Hyperkaliämie kommen kann.

Darüber hinaus können **Verteilungsstörungen** die Kaliumkonzentration im Serum erhöhen. Dies ist besonders bei vermehrtem Zellschaden der Fall, da das intrazelluläre Kalium in den Extrazellularraum gerät, etwa unter **Zytostatikatherapie** oder bei **ausgedehntem Zerfall maligner Tumoren.** Eine **azidotische Stoffwechsellage** zieht ebenfalls eine Verteilungshyperkaliämie nach sich. Oft führen **fehlerhafte Blutentnahmen** zu einer Hyperkaliämie „auf dem Papier“ (zu lange gestaut bzw. zu enge Kanüle bzw. zu schnell abgezogen).

5. Therapie der Hyperkaliämie

In der Akutsituation kann **Insulin** gemeinsam **mit Glukose** infundiert werden. Allerdings bleibt dadurch die Gesamtmenge des Kaliums gleich. Es erfolgt lediglich eine temporäre Verschiebung des Kaliums in den Intrazellularraum, die sich im weiteren Verlauf in der Regel wieder umkehrt. Bei weniger bedrohlichen Hyperkaliämien kommen **Austauscherharze** zum Einsatz. Zur Prophylaxe von Herzrhythmusstörungen helfen zusätzlich **Kalziumpräparate,** die das kardiale Membranpotenzial stabilisieren. **Schleifendiuretika** können eine Kaliumausscheidung forcieren. Bei schweren Hyperkaliämien muss eine intensivmedizinische Überwachung mit **Nierenersatzverfahren** (Hämofiltration, Dialyse) erfolgen.

6. Kardiale Pathophysiologie, Kardioplegie

Eine Hyperkaliämie führt pathophysiologisch zunächst zu **positiver Bathmo-, Chrono-** und **Inotropie:** Die Herzzellen werden durch eine diskrete Depolarisation leichter und schneller erregbar. Bei schwerer Hyperkaliämie ist das **Membranpotenzial stark positiv.** Der Zelle gelingt es dann nicht mehr, unter die Schwelle von etwa –40 mV zu repolarisieren. Dadurch können sich die spannungsabhängigen Natriumkanäle nicht mehr öffnen, die wiederum neue Aktionspotenziale ermöglichen würden. Die Folge ist eine **Arretierung der Herzaktionen.**

Diese Pathophysiologie nutzt man in der Herzchirurgie: Das Herz wird mit einer sog. **kardioplegen Lösung mit > 15 mmol/l Kalium** perfundiert und auf diese Weise „stillgelegt“, um Herzklappen- oder Bypassoperationen am ruhenden Organ unter Einsatz der Herz-Lungen-Maschine durchführen zu können.

15

Luftnot nach Urlaub

Anamnese

Eine 35 Jahre alte Frau wird in die Notaufnahme gebracht. Vor 3 Stunden habe sie plötzlich eine rasch zunehmende Luftnot gespürt, mit einem drückenden Schmerz am rechten Rippenbogen. Auch ein hartnäckiger Husten quäle sie. Bereits am Vortag sei sie ziemlich kurzatmig gewesen. Zudem habe sie an ihrem rechten Bein gestern eine ausgeprägte Schwellung bemerkt. Vor wenigen Tagen ist die Patientin aus Australien wiedergekommen, wo sie sie Klettertouren unternommen und Golf gespielt hatte – ohne Probleme. Die Patientin raucht ca. 10 Zigaretten am Tag. Es sind keine Vorerkrankungen bekannt. Seit 17 Jahren nimmt sie ein orales Kontrazeptivum ein.

Untersuchungsbefund

35-jährige, schlanke Patientin in gutem Allgemeinzustand. Dyspnoe und Tachypnoe. Lunge: unauffällig. Herz: Herztöne rein und regelmäßig, Tachykardie (etwa 110/min). Extremitäten: rechter Unterschenkel geschwollen, nicht eindrückbar, gerötet, überwärmt, rechte Wadenmuskulatur stark druckdolent. RR 115/60 mmHg. BGA arteriell pO_2 71 mmHg, pCO_2 38 mmHg, bei Raumluft SaO_2 94 %. Röntgen-Thorax: keine Stauung, keine Infiltrationen, Winkelerguss rechts.

1. **Beurteilen Sie das EKG.**

2. **Welche Verdachtsdiagnose stellen Sie? Nennen Sie diagnostische Möglichkeiten, um diesem Verdacht nachzugehen.**

3. **Welche weiteren EKG-Zeichen können bei einer solchen kardialen Störung noch vorliegen?**

4. **Kennen Sie den (vereinfachten) Wells-Score?**

5. **Welche Akutmaßnahmen sollten erfolgen? Wie gestaltet sich die weitere Therapie?**

6. **Was versteht man unter einer pulmonalen Hypertonie? Nennen Sie die Diagnosegruppen, die sich im Formenkreis der pulmonalen Hypertonie wiederfinden.**

Fall 15 Luftnot nach Urlaub

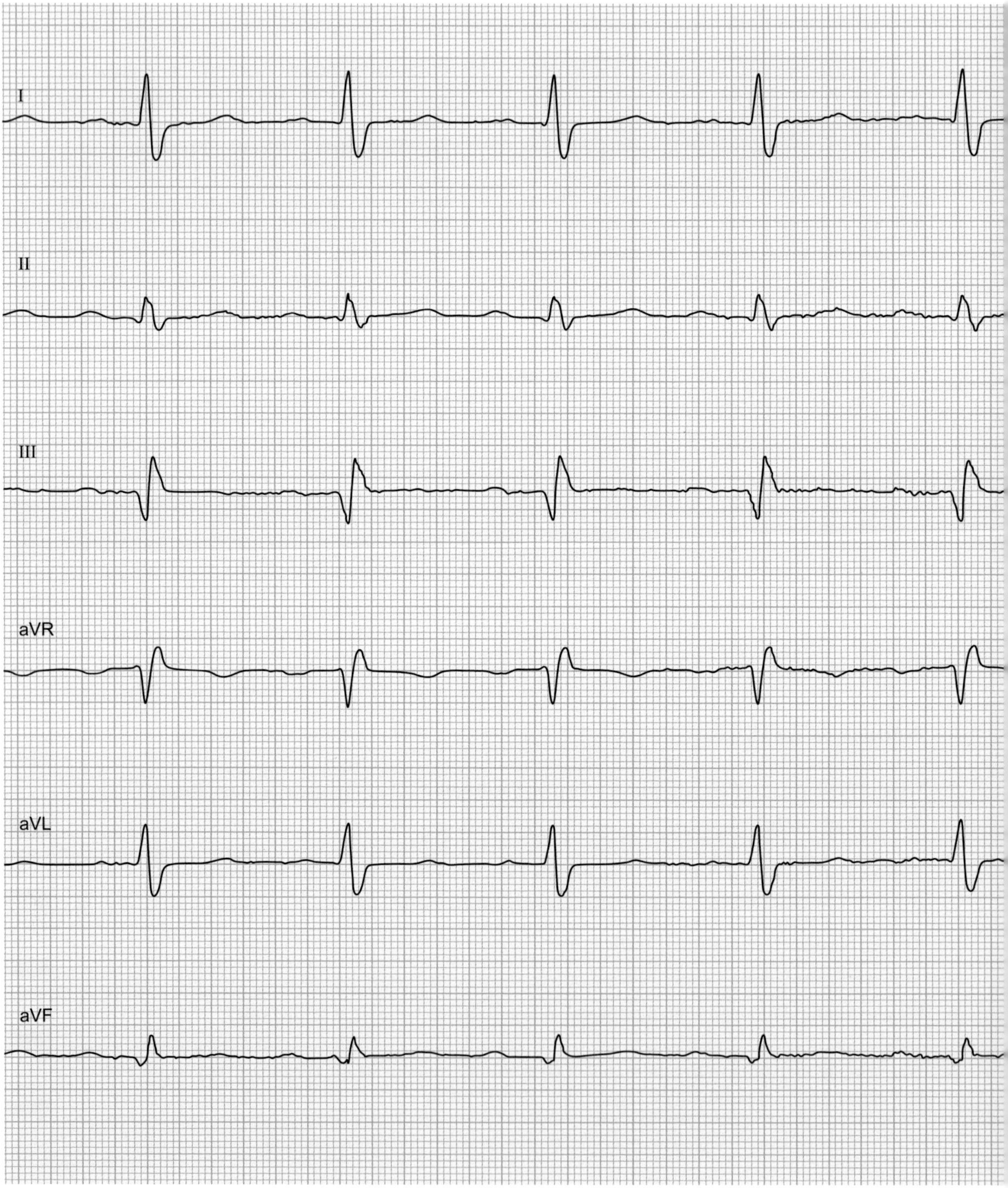

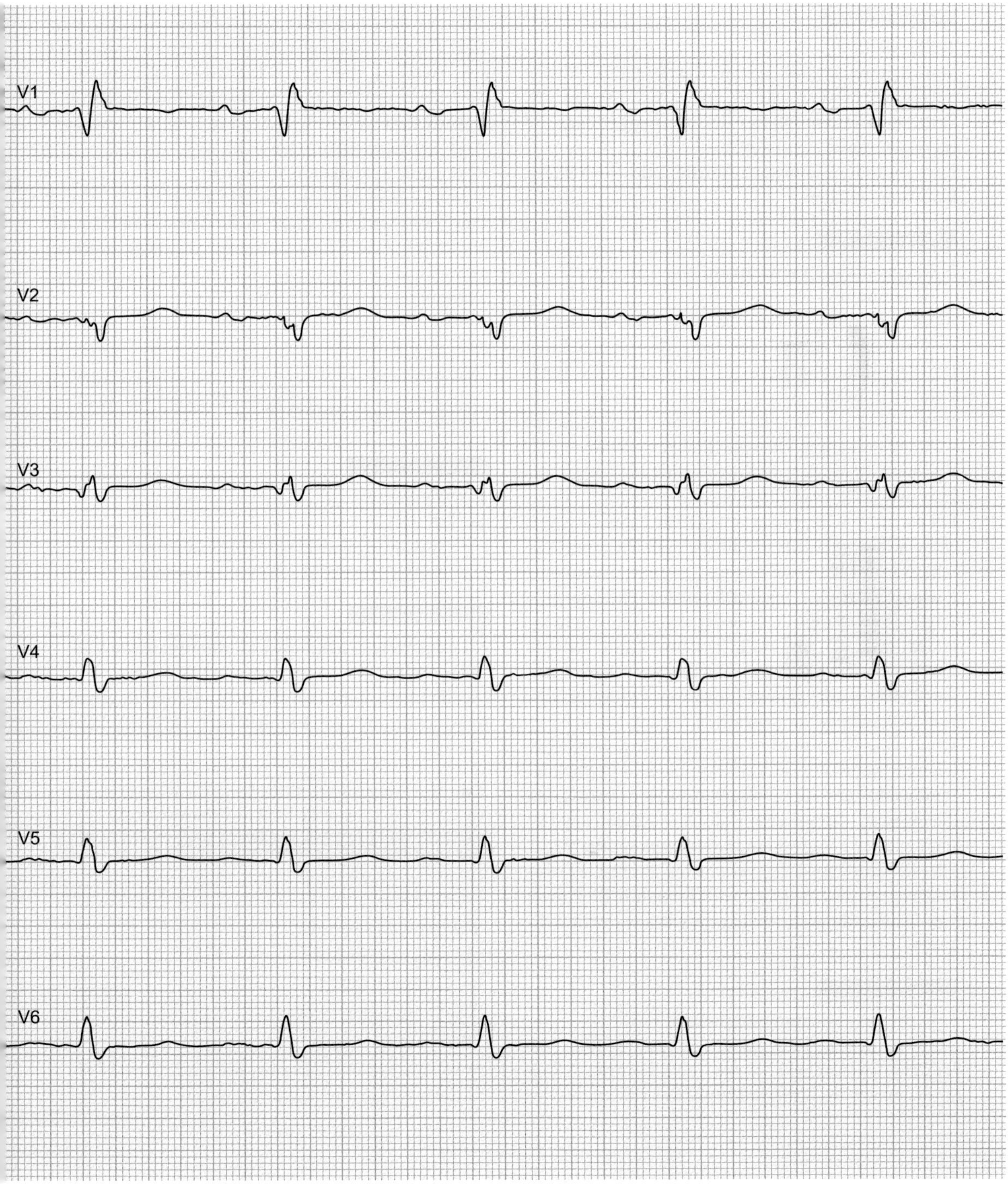
V1
V2
V3
V4
V5
V6

1. EKG-Befund

Sinusrhythmus, Linkslagetyp, Herzfrequenz: 96/min, S_I/Q_{III}-Typ, PQ-Zeit: 180 ms, QRS-Breite: 100 ms, QT-Zeit: 340 ms, **inkompletter Rechtsschenkelblock,** Erregungsrückbildung unauffällig.

EKG-Diagnose: **Sinustachykardie mit Rechtsherzbelastungszeichen**

2. Diagnostik bei Verdacht auf eine Lungenarterienembolie

Akute Dyspnoe, Tachykardie und Thoraxschmerzen sind typische Zeichen einer **Lungenarterienembolie.** Die Beinschwellung kann als Symptom einer **tiefen Beinvenenthrombose** (TVT) gewertet werden. Wahrscheinlich ist es in diesem Fall durch die Immobilisation während des langen Flugs zur Embolie gekommen. Zu beachten ist auch, dass die Kombination aus Nikotinkonsum und „Pille" das Thromboserisiko deutlich erhöht. Ein normales Röntgenbild ist bei einer Lungenarterienembolie zwar meistens unauffällig, hilft aber zum Ausschluss von Differenzialdiagnosen weiter (Pneumonie, Pneumothorax etc.). In einer arteriellen Blutgasanalyse zeigt sich gelegentlich eine Bedarfshyperventilation mit erniedrigtem pO_2 und pCO_2. **D-Dimere sind sensitiv, aber unspezifisch und dienen daher vorwiegend zum Ausschluss der Diagnose (negativer Prädiktor).** Als Standardmethode zur Diagnosesicherung hat sich aufgrund hoher Verfügbarkeit das **Spiral-CT** gegenüber älteren Methoden wie der **Ventilations- und Perfusionsszintigrafie** und der **Pulmonalarterien-Angiografie** durchgesetzt. Zum Nachweis der hier vermuteten TVT führt auch eine **Venenkompressionssonografie** weiter. Für die Beurteilung der vermuteten Rechtsherzbelastung können die Laborparameter **Troponin, BNP** sowie eine **Echokardiografie** weitere entscheidende Hinweise geben.

3. Rechtsherzbelastungszeichen im EKG

Auch wenn das EKG im Diagnosealgorithmus der Lungenarterienembolie keine entscheidende Rolle spielt, können Rechtsherzbelastungszeichen im EKG bei differenzialdiagnostischen Überlegungen hilfreich sein. Neben einem inkompletten oder kompletten **Rechtsschenkelblock** und **S_I/Q_{III}-Typ** geben folgende EKG-Veränderungen Hinweise auf eine Rechtsherzbelastung:

- **Rechtslagetyp** oder **$S_I/S_{II}/S_{III}$-Typ** (sagittaler Lagetyp),
- **ST-Strecken-Hebungen** in III, aVF, V_1–V_3,
- **negative T-Wellen** in V_1–V_4 und
- **hohe P-Wellen** („P pulmonale").

Eine Tachykardie als Reaktion auf den akuten Zustand der Hypoxie ist häufig zu sehen. Bisweilen ergeben sich sekundäre Rhythmusstörungen wie Extrasystolen, Vorhofflimmern oder Vorhofflattern.

MERKE

Mit möglichen ST-Strecken-Hebungen ist die Lungenarterienembolie eine wichtige Differenzialdiagnose zum Myokardinfarkt.

4. Wells-Score

➤ Tab. 15.1.

Die Patientin erreicht einen Score von 4. Damit ist eine Lungenarterienembolie sehr wahrscheinlich.

5. Lungenarterienembolie: Akutmaßnahmen und Therapie

Die Akutmaßnahmen bei Verdacht auf eine Lungenarterienembolie umfassen **unmittelbare Antikoagulation,**

Tab. 15.1 Vereinfachter Wells-Score: Die Wahrscheinlichkeit einer Lungenembolie ist bei > 2 Punkten hoch.

Kriterium	Punktezahl
Lungenembolie oder Thrombose in der Vorgeschichte	1
Herzfrequenz > 100/min	1
Operation oder Immobilisierung innerhalb der letzten 4 Wochen	1
Hämoptysen	1
Aktive Tumorerkrankung	1
Alternative Diagnosen unwahrscheinlich	1
Zeichen einer tiefen Beinvenenthrombose	1

Sauerstoffgabe, Oberkörperhochlagerung, Monitoring der Vitalfunktionen sowie eventuell Sedierung. Für die Antikoagulation werden neben niedermolekularem oder unfraktioniertem Heparin auch direkte orale Antikoagulanzien eingesetzt (z. B. Apixaban, Rivaroxaban). Vitamin-K-Antagonisten sind therapeutisch ebenfalls möglich. Die Dauer der Antikoagulation ist vom geschätzten Rezidivrisiko abhängig: Bei einer wiederholten unprovozierten (d. h. nicht durch Immobilität bedingten) Lungenarterienembolie oder Beinvenenthrombose ist meist eine lebenslange Antikoagulation prognostisch sinnvoll.

6. Pulmonale Hypertonie

Bei der akuten Lungenarterienembolie kommt es rasch zu einem zunächst moderaten Druckanstieg in den Pulmonalarterien und damit auch im rechten Ventrikel. Diese Situation kann zum akuten Rechtsherzversagen führen, da gewöhnlich der Druck im muskelärmeren rechten Ventrikel im Mittel 20 mmHg nicht übersteigt. Es existieren aber auch andere Szenarien, bei denen der Lungenarteriendruck erhöht ist. Diese Situationen werden in fünf diagnostische Gruppen eingeteilt:

1. Pulmonalarterielle Hypertonie: Hierzu gehören idiopathische und hereditäre Formen sowie Bindegewebserkrankungen und die HIV-assoziierte pulmonale Hypertonie.
2. Pulmonale Hypertonie bei Linksherzerkrankung: Betroffen sind Patientinnen und Patienten, die sozusagen „von links nach rechts durchgestaut" sind. Es besteht meist eine systolische oder diastolische Linksherzinsuffizienz oder ein Klappenvitium wie die Mitralklappenstenose.
3. Pulmonale Hypertonie bei Lungenerkrankungen: chronische Hypoxie bei COPD oder Lungenfibrose, Schlafapnoe-Syndrom oder Adipositas.
4. Pulmonale Hypertonie bei chronisch-embolischen Ereignissen: rezidivierende Lungenarterienembolien, die möglicherweise nicht erkannt und konsequent therapiert werden, führen zu einer dauerhaften Behinderung der Lungenstrombahn und verursachen über diesen Mechanismus eine pulmonale Hypertonie.
5. Pulmonale Hypertonie unklarer oder multifaktorieller Genese.

Der Lungenarterienhochdruck kann per Echokardiografie geschätzt und mithilfe eines Rechtsherzkatheters definitiv bestimmt werden.

Eine pulmonale Hypertonie ist in der Regel mit einer ungünstigen Prognose behaftet. Eine spezifische Therapie existiert nur für die Gruppe 1. Bei Patientinnen und Patienten mit chronischen embolischen Ereignissen kann eine pulmonale Endarteriektomie indiziert sein. In allen anderen Fällen steht die Behandlung der Grunderkrankung im Vordergrund.

WAS WÄRE, WENN ...

- ... die Patientin hypoton oder gar im Schock wäre?

Dann wäre eine aggressivere Therapie indiziert: Dazu zählt die **Thrombolyse,** z. B. mit rTPA. Auch eine **chirurgische Thrombektomie** (Trendelenburg-Operation) ist bei Patientinnen und Patienten mit schweren Embolien zu erwägen, wenn eine Thrombolyse keinen Erfolg gebracht hat oder kontraindiziert ist. In der Erprobungsphase befinden sich derzeit katheterinterventionelle Verfahren, bei denen thrombotisches Material mechanisch oder mittels Ultraschall aufgelöst werden soll.

- ... die Patientin schon länger hospitalisiert war, mit Heparin behandelt wurde und eine Thrombozytopenie aufweist?

Dann muss man an eine Lungenarterienembolie im Rahmen einer heparininduzierten Thrombozytopenie (HIT) denken. Sogenannte „white clots" verschließen dabei die Lungenstrombahn. Für die Therapie bieten sich intravenös applizierte direkte Thrombininhibitoren wie z. B. Argatroban an. Heparin muss bis auf Weiteres vermieden werden.

- ... die Patientin schwanger wäre?

Dann gestalten sich Diagnostik und Therapie komplizierter. Für D-Dimere müssten höhere Grenzwerte angenommen werden. Eine Beinvenensonografie sollte vor einer Thorax-Computertomografie erfolgen. Eine Szintigrafie wäre einer Thorax-CT vorzuziehen. Als Antikoagulans käme lediglich niedermolekulares Heparin infrage.

16

Herzrasen nach bayerischem Mittagessen

Anamnese

Ein 28 Jahre alter Mann lässt sich mittags mit dem Taxi in Ihre Landarztpraxis in Oberbayern fahren. Er ist offenbar betrunken und wirkt sehr verängstigt. Seit etwa zwei Stunden bestehe ein heftiges Herzrasen. Die Beschwerden sollen nach einer Maß Bier plötzlich eingesetzt haben. Der Patient hatte vorerst vergeblich versucht, das Herzrasen durch eine weitere Maß Bier zum Abklingen zu bringen. Derlei Beschwerden seien früher schon aufgetreten (in den letzten 5 Jahren dreimal), aber nach wenigen Minuten immer wieder von selbst verschwunden.

Untersuchungsbefund

Athletisch gebauter, 28 Jahre alter Mann, 80 kg, 185 cm, blass, ängstlich. Foetor alcoholicus. Herzfrequenz 190/min, Blutdruck 100/70 mmHg. Herz: regelmäßige Tachykardie, Herztöne leise. Lunge: auskultatorisch unauffällig. Abdomen: weich und unauffällig.

1. **Erheben Sie einen EKG-Befund und stellen Sie die EKG-Diagnose.**

2. **Wie bezeichnet man diese kardiale Störung unter Berücksichtigung von Anamnese, Klinik und EKG?**

3. **Welche vier Differenzialdiagnosen kommen hier in die engere Auswahl? Durch welche Charakteristika unterscheiden sie sich im EKG?**

4. **Warum liegt hier weder ein Vorhofflimmern noch eine Sinustachykardie vor?**

5. **Erklären Sie den elektrophysiologischen Mechanismus der vorliegenden Störung.**

6. **Welche medikamentöse und nichtmedikamentöse Akuttherapie ist möglich? Wodurch kann eine Rezidivprophylaxe erfolgen?**

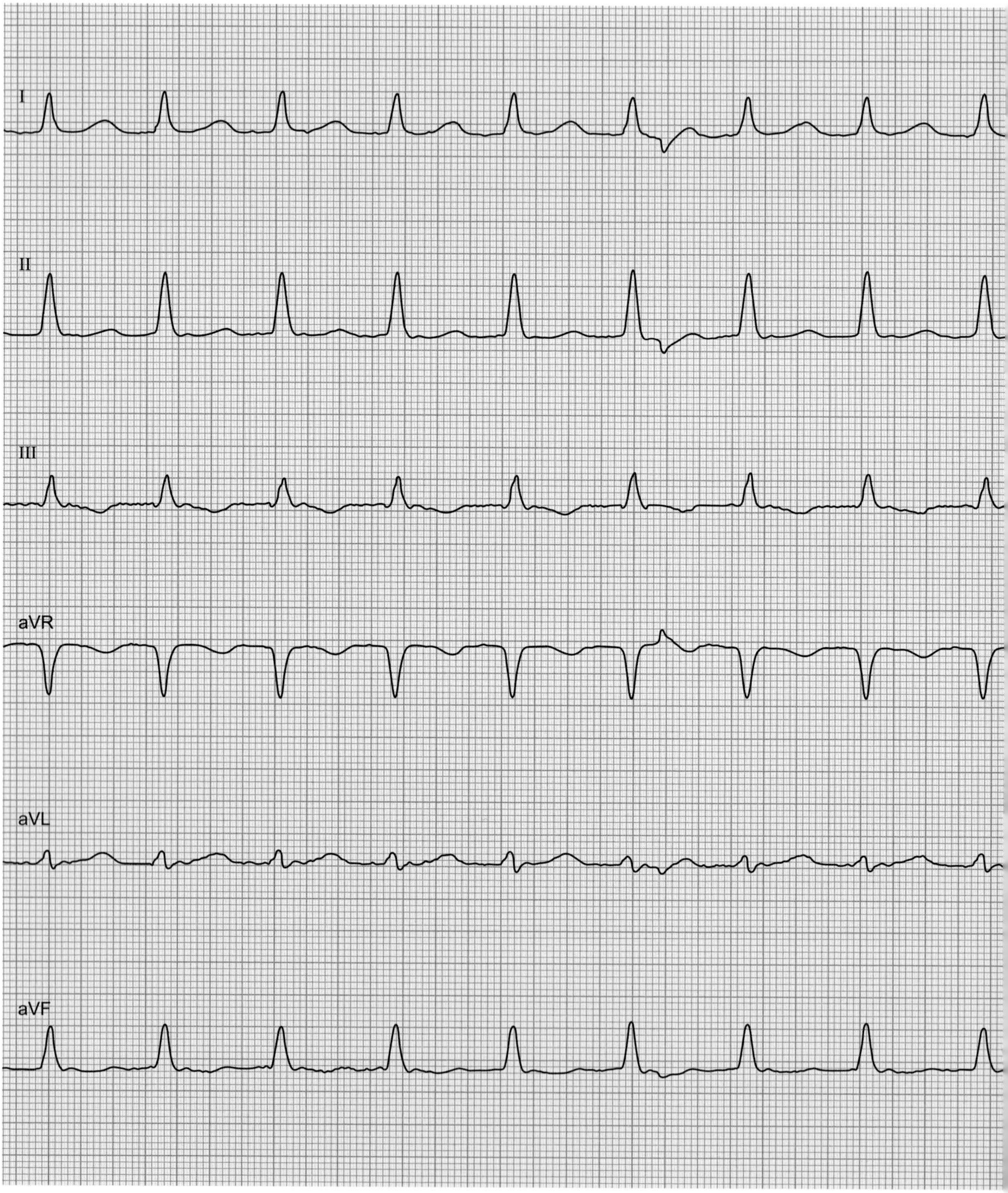
I
II
III
aVR
aVL
aVF

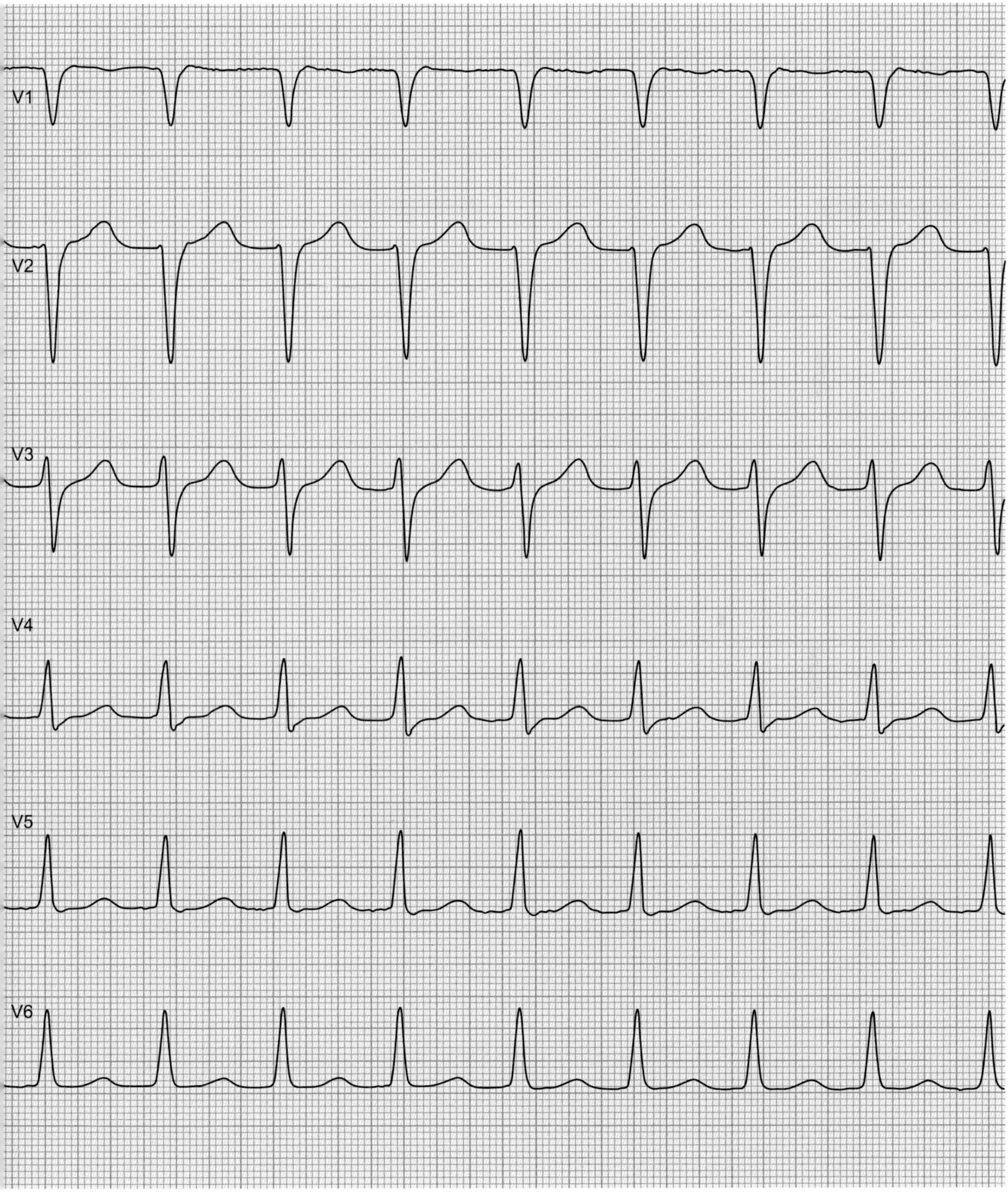
V1
V2
V3
V4
V5
V6

1. EKG-Befund

Kein Sinusrhythmus, Herzfrequenz: 165/min, QRS-Breite: 70 ms, QT-Zeit: 240 ms, keine spezifischen Erregungsrückbildungsstörungen. Artefakt in Ableitung I.
EKG-Diagnose: **regelmäßige supraventrikuläre Tachykardie**

2. Paroxysmale supraventrikuläre Tachykardie

Jede Tachykardie, die episodenhaft und anfallsartig auftritt und spontan oder durch therapeutische Intervention erlischt, wird als paroxysmal bezeichnet.
Bei schmalen Kammerkomplexen liegt mit großer Wahrscheinlichkeit ein supraventrikulärer Ursprung vor. Man kann hier als Arbeitsdiagnose also von einer **paroxysmalen supraventrikulären Tachykardie** sprechen. Eine genaue elektrophysiologische Diagnose ist damit noch nicht gestellt.
Typisch für solche Rhythmusstörungen ist ein **„On-off-Phänomen“**, d. h., die Tachykardie beginnt aus dem Nichts und hört plötzlich wieder auf. Viele Patientinnen und Patienten spüren nach dem Sistieren einen starken Harndrang durch die Ausschüttung natriuretischer Peptide. Oft kennen die Betroffenen solche Episoden seit Jahren und haben mit der Zeit gelernt damit umzugehen. Eine definitive Diagnostik kann erschwert sein, wenn die Episoden nur selten auftreten und kein „Anfalls-EKG“ aufgezeichnet werden kann. Während viele Patientinnen und Patienten mit dieser eher gutartigen Rhythmusstörung auch unbehandelt gut leben können, sind andere wiederum psychisch stark belastet und im Alltag aus Angst vor dem nächsten Anfall sehr eingeschränkt. Umso wichtiger ist es, eine genaue Diagnose zu stellen, um Therapieoptionen diskutieren zu können.

3. Differenzialdiagnose regelmäßiger Tachykardien mit schmalen QRS-Komplexen

➤ Tab. 16.1.
Im vorliegenden Fall handelt es sich um die häufigste Form einer Vorhof-Reentry-Tachykardie, die **AV-nodale Reentry-Tachykardie (AVNRT).** Es besteht eine typische Herzfrequenz von meist 160–180/min. Bei genauerer Betrachtung kann man in II, III, V_4 und V_5 das Ende negativer P-Wellen direkt im Anschluss an die QRS-Komplexe erahnen.

MERKE
Das Erkennen der retrograden P-Wellen gelingt oft besser, wenn man das Anfalls-EKG mit dem Sinusrhythmus-EKG vergleicht.

4. Zwei weitere Schmalkomplextachykardien

Sinustachykardie und Vorhofflimmern sind formal ebenfalls supraventrikuläre Tachykardien, im vorlie-

Tab. 16.1 Häufige regelmäßige supraventrikuläre Tachykardien (Übersicht)

Name	Herzfrequenz	EKG-Kennzeichen
Vorhofflattern mit regelmäßiger Überleitung (z. B. 2 : 1)	150/min	Vorhoferregung mit 300/min und typischem Sägezahnmuster: bei typischem Vorhofflattern negative Zacken in II, III und aVF mit flachem Abfall und steilem Anstieg der Zacken; kleine positive P-Wellen in V_1
AV-nodale Reentry-Tachykardie (AVNRT)	160–250/min	Direkt an den QRS-Komplex anschließende negative P-Wellen, die in V_1 als Pseudo-R' anmuten
AV-Reentry-Tachykardie bei akzessorischer Leitungsbahn (AVRT)	150–200/min	Negative P-Wellen mit etwas Abstand zum QRS-Komplex; meist Deltawellen bei Sinusrhythmus im anfallsfreien EKG
Fokale atriale Tachykardie (FAT)	120–200/min	Oft nur durch die Frequenzstarre von einer Sinustachykardie zu unterscheiden; manchmal positives P in V_1, kurze PQ-Zeit, negative P-Wellen in I, II und III – je nach topografischer Lage der Autonomie

genden Fall aber eher unwahrscheinliche Diagnosen: Eine Sinustachykardie würde nicht plötzlich auftreten und erreicht selten eine derart hohe Herzfrequenz. Außerdem wären normale P-Wellen sichtbar. Ein Vorhofflimmern würde typischerweise Kammeraktionen in absolut unregelmäßiger Abfolge verursachen.

MERKE

Neben dem 12-Kanal-EKG trägt zur Differenzialdiagnose von supraventrikulären Tachykardien auch das Frequenzprofil bei. Vorhofflimmern und Sinustachykardie besitzen eine deutlich höhere Frequenzvariabilität als die relativ frequenzstarren AVNRT, FAT oder AVRT. Das Vorhofflattern ist ebenso frequenzstarr, zeigt aber manchmal „Treppenstufen", wenn die Überleitung z. B. von 2 : 1 auf 3 : 1 springt.

5. AV-nodale Reentry-Tachykardie: Elektrophysiologie

Im Bereich des AV-Knotens existieren mehrere voneinander getrennte Leitungsbahnen („dual pathway model"), die sich durch unterschiedliche Leitungsgeschwindigkeiten und Refraktärzeiten auszeichnen. Ausgelöst durch eine Extrasystole können kreisende Erregungen (**Reentry-Mechanismen**) entstehen. Beim typischen **AV-Knoten-Reentry** (d. h. in 90 % der Fälle) erreicht die Erregung zunächst über die langsamere Bahn den Ventrikel und trifft dort auf eine erneut erregbare schnellere Bahn, die den Impuls retrograd in die Vorhöfe leitet. Die antegrade Bahn wiederum leitet in entgegengesetzter Richtung langsamer und speist von Neuem die schnellere Bahn. So erhält sich der Reentry-Mechanismus von selbst aufrecht. Man spricht bei der typischen Form auch vom **Slow-Fast-Typ.**

6. AV-nodale Reentry-Tachykardie: Therapie

Zur Akuttherapie kann zunächst versucht werden, über eine **Vagusreizung** eine negativ dromotrope Wirkung auf den Bereich des AV-Knotens auszuüben. Dies gelingt mit dem Valsalva-Pressversuch (z. B. 15 Sekunden lang in eine Spritze pusten, anschließend Beine auf 45° anheben), der Massage eines Karotissinus oder dem Trinken von eiskaltem Wasser. Falls die Tachykardie danach weiterhin bestehen bleibt, können Medikamente helfen, die auf den AV-Knoten wirken: Schnell appliziertes **Adenosin** i. v. ist wegen seiner kurzen Halbwertszeit Mittel der Wahl, Alternativen sind Ajmalin, Betablocker, Kalziumantagonisten oder Digitalis. Als Rezidivprophylaxe bei symptomatischen Patienten kommen **Betablocker** infrage, um die auslösenden Extrasystolen zu unterdrücken. Eine kurative Option bei häufigen und symptomatischen Anfällen ist die kathetergesteuerte **Hochfrequenzablation** der langsamen Leitungsbahnen des AV-Knotens im EPU-Labor. Diese Methode gelingt in über 90 % der Fälle, birgt jedoch das Risiko eines iatrogenen kompletten AV-Blocks mit Schrittmacherpflichtigkeit. Die Ablation ist daher als optionale und elektive Behandlungsmethode für symptomgeplagte Patientinnen und Patienten anzusehen.

WAS WÄRE, WENN …

- … der Patient mit dieser Rhythmusstörung eine bekannte Herzinsuffizienz hätte?

Dann würde aus der eher harmlosen Rhythmusstörung eine bedrohliche Erkrankung werden: Hohe Kammerfrequenzen können bei Kardiomyopathien leicht zum Lungenödem und zum kardiogenen Schock führen. Eine Ablationstherapie wäre dann nicht nur mehr eine Option, sondern eine prognostisch (über-)lebenswichtige Maßnahme.

- … es sich um ein Kind handeln würde?

In diesem Fall wäre die Therapie nahezu unverändert: Auch dann würde Adenosin oder Ajmalin (in geringerer Dosis) zur akuten Terminierung der Rhythmusstörung eingesetzt werden. Eine Ablation in einer spezialisierten Fachabteilung würde ebenfalls in den Fokus rücken.

17

Brustenge beim Schneeschippen

Anamnese

An einem kalten Januarmorgen wird ein 64 Jahre alter, schwergewichtiger Patient vom Notarzt auf die internistische Intensivstation gebracht. Der Notarzt hatte schon vom Einsatzwagen aus ein EKG gefaxt. Der Patient erzählt Ihnen: *„Beim Schneeschippen nach dem Frühstück habe ich plötzlich ein Engegefühl im Brustkorb gespürt. Auch nach dem Hinsetzen sind die Schmerzen nicht besser geworden, sondern strahlten in die linke Schulter und den Unterkiefer aus. In Todesangst habe ich den Notarzt gerufen! Das Nitrospray hat diesmal überhaupt keine Besserung mehr gebracht. Auch nach den zahlreichen Medikamenten im Notarztwagen geht es mir jetzt kaum besser!"*

Es sind eine Fettstoffwechselstörung und eine arterielle Hypertonie bekannt. Der Patient nimmt regelmäßig Ramipril und bei Bedarf zwei Hübe eines Nitrosprays.

Untersuchungsbefund

64 Jahre alter, adipöser Patient in reduziertem Allgemeinzustand. Lunge: mittelblasige Rasselgeräusche beidseits basal, verschärftes Exspirium. Herz: Herztöne rein, tachykard, rhythmisch. Abdomen: weich ohne Druckschmerz. Vitalfunktionen: RR 135/90 mmHg, SaO_2 98 % (bei 6 l/min O_2 per geschlossener Maske), Herzfrequenz 107/min, Temperatur 37,3 °C. Es laufen ein Nitro- und ein Heparin-Perfusor.

1. Wie lautet der EKG-Befund? Welche Definition gilt, um den Hauptbefund erheben zu können?

2. Nennen Sie Differenzialdiagnosen bei diesem EKG-Hauptbefund.

3. Erläutern Sie die pathophysiologischen Grundlagen des akuten Krankheitsbildes.

4. Welche drei Optionen einer Reperfusionstherapie kennen Sie?

5. Vor welchen mechanischen Komplikationen warnen Sie die junge Kollegin bei der Übergabe zum Nachtdienst?

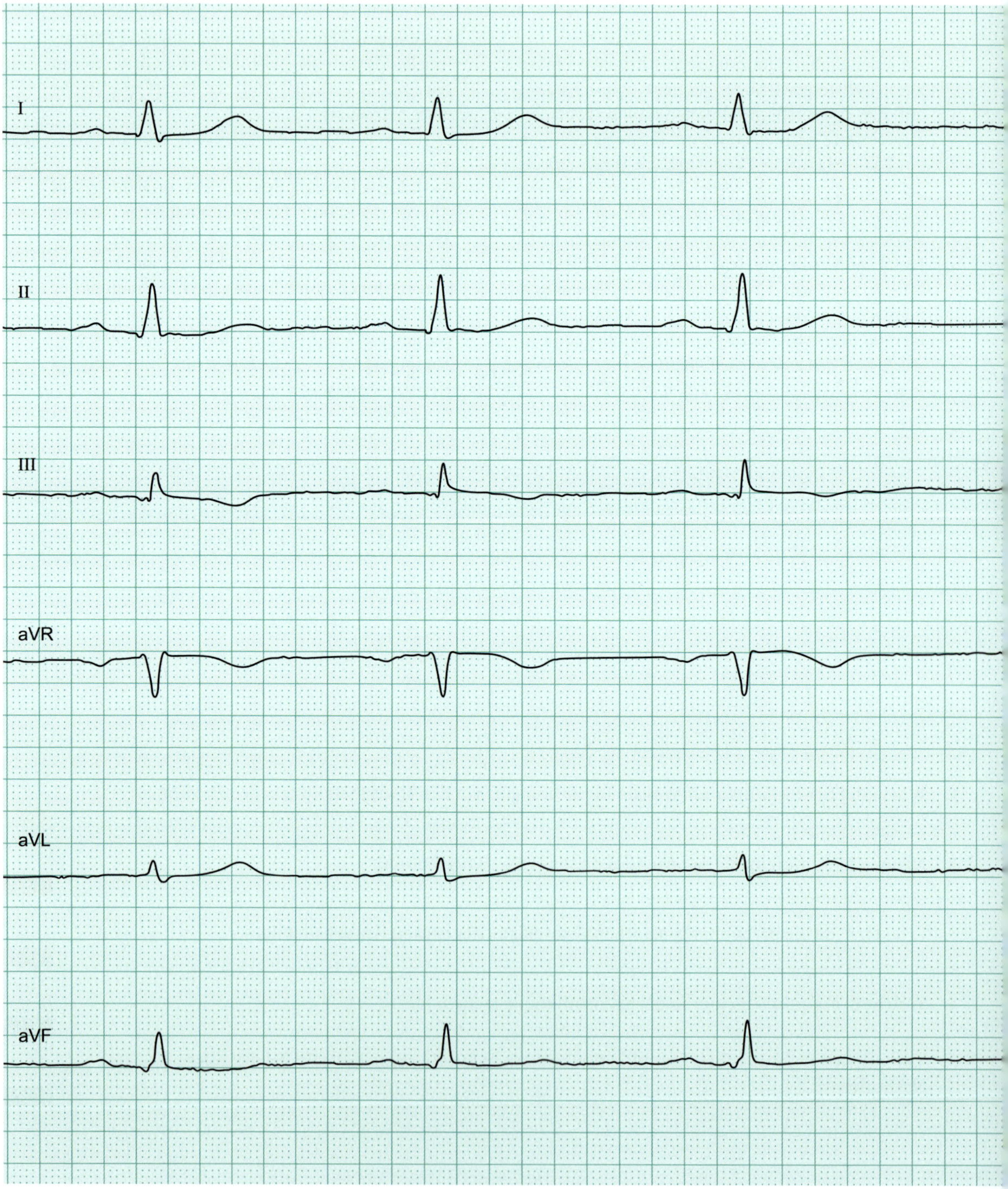
I
II
III
aVR
aVL
aVF

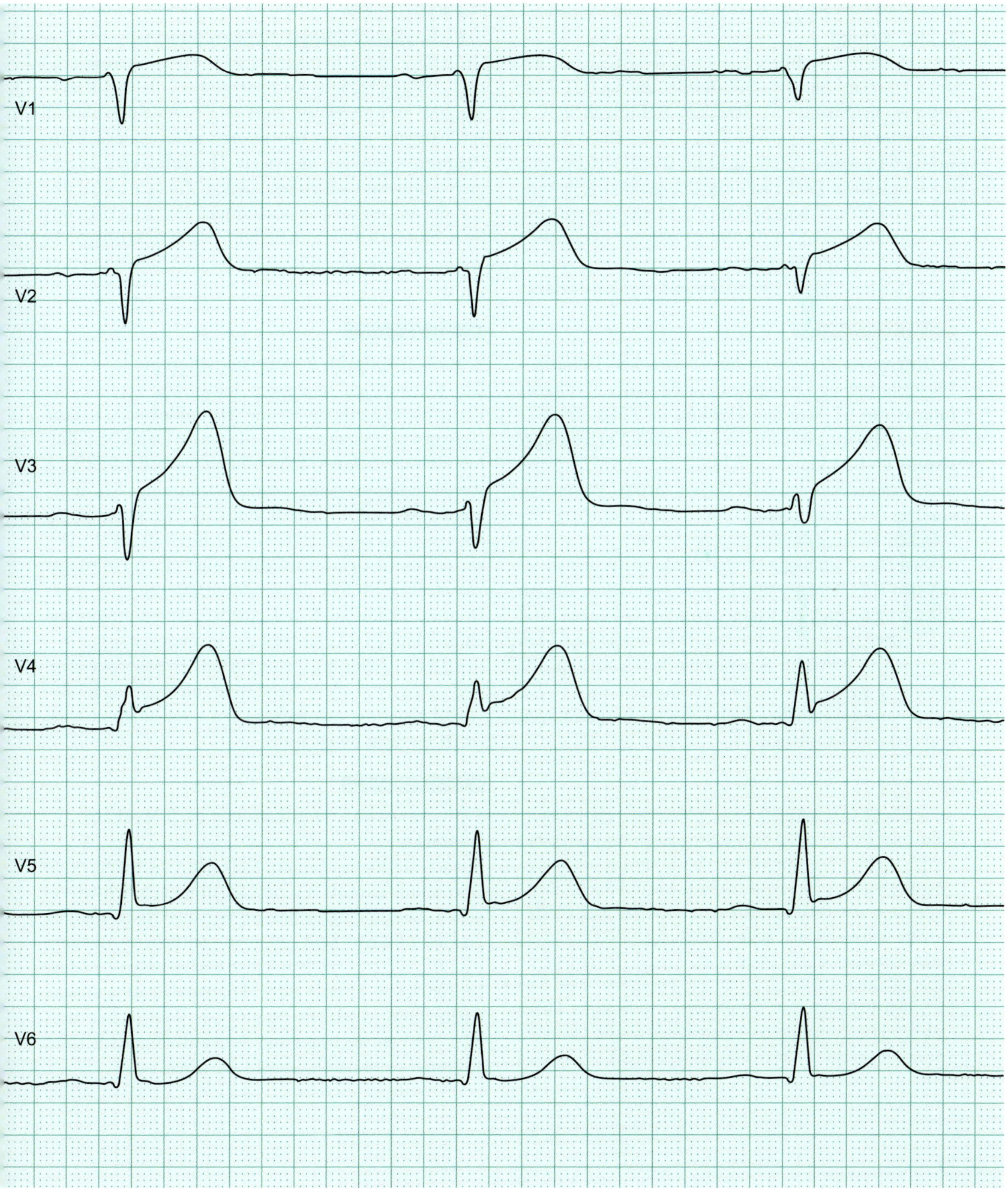
V1
V2
V3
V4
V5
V6

1. EKG-Befund

Sinusrhythmus, Indifferenzlagetyp, Herzfrequenz: 59/min, PQ-Zeit: 200 ms, QRS-Breite: 90 ms, QT-Zeit: 440 ms, signifikante **ST-Strecken-Hebungen** in V_1–V_4, **präterminal negatives T** in III. Bei einer signifikanten ST-Strecken-Hebung ist die isoelektrische Linie bei mindestens zwei zusammenhängenden Ableitungen um > 0,1 mV angehoben (s. a. Merke-Kasten) Die gegenüberliegenden Ableitungen zeigen spiegelbildliche **ST-Strecken-Senkungen.**

EKG-Diagnose: **akuter Vorderwand-Myokardinfarkt**

2. Differenzialdiagnosen der ST-Strecken-Hebung

Die wichtigste und häufigste Ursache ist der **Myokardinfarkt mit ST-Strecken-Hebung (STEMI).** Die ST-Strecken-Hebung ist dabei Resultat eines **Verletzungsstroms** im Infarktareal und bildet sich normalerweise nach einigen Stunden oder Tagen zurück. Wenn sich ein **Herzwandaneurysma** entwickelt, kann die ST-Strecken-Hebung dauerhaft persistieren.

ST-Strecken-Hebungen bei der **Perikarditis** präsentieren sich eher konkav, sind keiner spezifischen Region zuzuordnen, und es fehlen typische Q-Zacken und T-Negativierungen. Als weitere Differenzialdiagnosen kommen in Betracht: Schenkelblock (Hebungen diskordant), Brugada-Syndrom (Hebungen in V_1–V_2), Lungenarterienembolie, metabolische Entgleisungen und Elektrolytstörungen.

MERKE

Diskrete ST-Strecken-Hebungen in den linkspräkordialen Ableitungen sind bei herzgesunden jungen Männern sehr häufig (sog. „male pattern"). Daher wurde die Definition des Herzinfarkts angepasst: Gemessen am J-Punkt (dem Übergang vom QRS-Komplex zur ST-Strecke) müssen die ST-Strecken-Hebungen in den Ableitungen V_2 und V_3 bei Männern unter 40 Jahren mehr als 2,5 mm, bei Männern über 40 Jahren mehr als 2 mm und bei Frauen mehr als 1,5 mm betragen, um diagnostisch eindeutigen Charakter zu besitzen. In allen anderen Ableitungen gilt eine Abweichung von 1 mm bereits als signifikant.

3. Pathophysiologie des Myokardinfarkts

Grundlage eines Myokardinfarkts sind atherosklerotisch vorgeschädigte Koronararterien. Beim Infarktereignis kommt es an einer Stelle zu einer akuten Intimaläsion, d. h., es **rupturieren atherosklerotische Plaques,** woraufhin **aktivierte Thrombozyten** aggregieren und das Gefäß verschließen. Zunächst wird das von der Versorgung abgeschnittene Herzmuskelgewebe **ischämisch** und im weiteren Verlauf **nekrotisch.** So können Myokardbereiche irreversibel ihre Funktion verlieren.

4. Myokardinfarkt: Reperfusionstherapie

Die weltweit am häufigsten intravenös verabreichte Reperfusionsmethode ist die **Thrombolyse:** Da eine systemische Lysetherapie zu lebensbedrohlichen Blutungskomplikationen führen kann, ist beim STEMI – soweit verfügbar – eine möglichst frühzeitige **Koronarangiografie** mit kathetertechnischer Wiedereröffnung des verschlossenen Gefäßes die Methode der Wahl. Das verschlossene Gefäß wird dabei über einen Führungskatheter (meist über die Radialisarterie) mithilfe eines Drahtes rekanalisiert, mit einem Ballon intraluminal aufgedehnt (PTCA) und mit einem Stent versorgt.

In seltenen Fällen wird eine **Notfall-Bypassoperation** notwendig, vor allem wenn eine interventionelle Revaskularisierung aus technischen oder anatomischen Gründen nicht möglich ist.

5. Mechanische Komplikationen nach Myokardinfarkt

Je nach Größe des Infarktareals kann sich eine akute Herzinsuffizienz bis hin zum **kardiogenen Schock** ergeben. Bei umfangreichen Myokardnekrosen können Papillarmuskeln akut oder in zeitlichem Abstand rupturieren, was rasch zu einer hochgradigen, lebensbedrohlichen Mitral- oder Trikuspidalklappeninsuffizienz führt. Auch eine Ruptur des Ventrikelseptums oder der Ventrikelwand mit Perikardtamponade kann auftreten – mit häufig letalem Ausgang.

18

Herzrasen im Schlaf

Anamnese

Ein ehemaliger Bundeswehrgeneral wird mit dem Krankenwagen ins Bundeswehrkrankenhaus gebracht. Er berichtet: *„Heute nach dem Mittagschlaf spürte ich plötzlich heftiges Herzrasen!“* Er sei außerdem in Schweiß ausgebrochen, habe schwer atmen müssen und kurz darauf starken Harndrang gespürt. Beim Messen des Blutdrucks mit seinem Heimgerät habe das Gerät eine Herzfrequenz von 180 Schlägen pro Minute angezeigt. Zunächst rief der Patient einen Nachbarn an (einen befreundeten Hausarzt im Ruhestand), der sofort kam, ihm 120 mg Verapamil p. o. gab und den Rettungsdienst rief. Vor sechs Jahren hatte der Patient im Rahmen eines Myokardinfarkts eine Ballondilatation erhalten. Medikation: Acetylsalicylsäure, Ramipril, Simvastatin.

Untersuchungsbefund

66 Jahre alter, adipöser, unruhiger Patient. Herzaktion regelmäßig (90/min). Lunge frei, Bauchdecke weich. Blutdruck 140/75 mmHg.

1. **Erheben Sie einen EKG-Befund und stellen Sie eine Diagnose.**
2. **Welche typischen EKG-Merkmale besitzt diese kardiale Störung? Haben Sie eine Erklärung für den Frequenzabfall von 180 auf 90/min?**
3. **Was können Sie tun, um diese Rhythmusstörung im EKG besser zu erkennen?**
4. **Welches elektrophysiologische Phänomen liegt dieser Diagnose zugrunde?**
5. **Wie lässt sich ein Rezidiv dieser Rhythmusstörung verhindern?**
6. **Kennen Sie atypische Varianten dieser Rhythmusstörung?**

Fall 18 Herzrasen im Schlaf

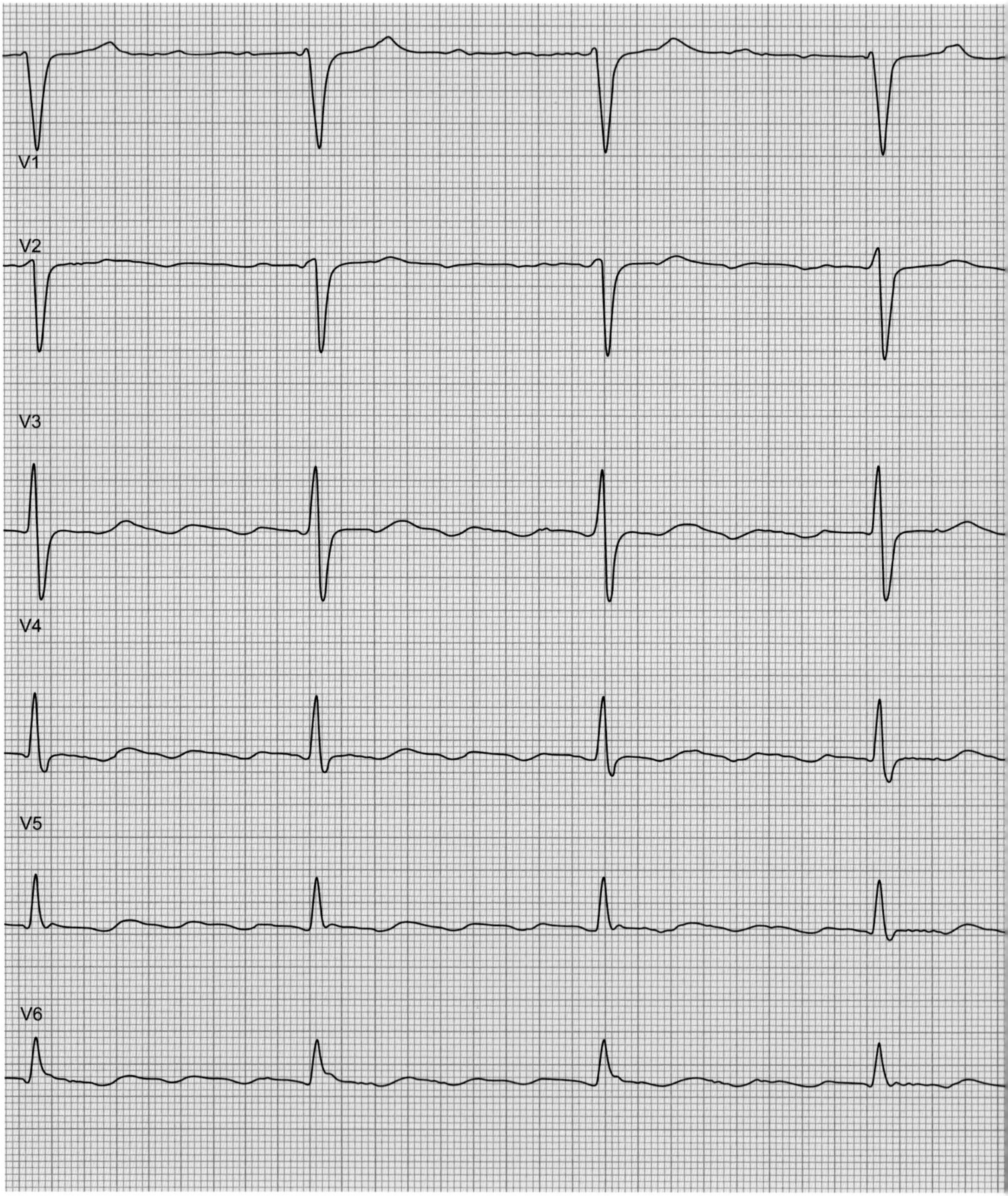

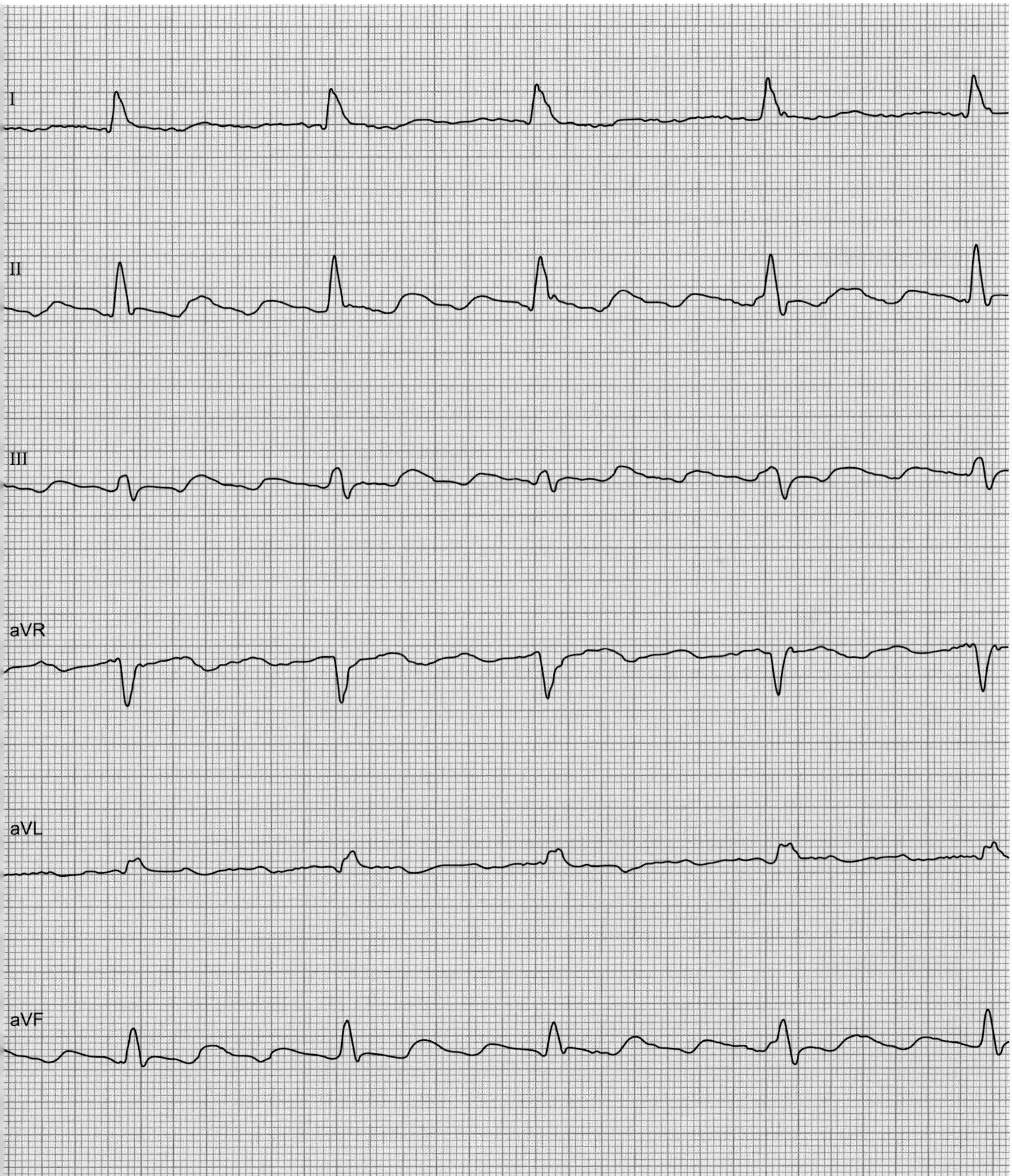
I
II
III
aVR
aVL
aVF

1. EKG-Befund

Vorhofflattern, Indifferenzlagetyp, Herzfrequenz: 91/min, QRS-Breite: 70 ms, QT-Zeit: 350 ms, Erregungsrückbildung unauffällig. Man beachte, dass bei den Extremitätenableitungen eine 3:1- und bei den Brustwandableitungen eine 4:1-Überleitung vorliegt.
EKG-Diagnose: **normofrequent übergeleitetes Vorhofflattern mit wechselnder Überleitung**

2. Charakteristika des Vorhofflatterns im EKG

Man erkennt das Vorhofflattern an den typischen **sägezahnartigen Flatterwellen in Ableitung II und III:** In den meisten Fällen sind dort flach abfallende und steil ansteigende negative Wellen zu sehen. Leichter zu identifizieren sind diese, wenn (wie hier) eine bradykarde Überleitungsbeziehung besteht, etwa 3 : 1 oder 4 : 1 – je nach Refraktärzeit des AV-Knotens. Im Gegensatz zum Vorhofflimmern wird beim Vorhofflattern die Kammer meist regelmäßig erregt. Daraus folgt ein **regelmäßiger Rhythmus mit starrer Frequenz.** Im Frequenzprofil sieht man gelegentlich ein Treppenstufenmuster, wenn die Überleitung z. B. von 2 : 1 auf 3 : 1 wechselt. Im vorliegenden Fall wechselte die Überleitung vermutlich durch die Einnahme des AV-bremsenden Medikaments Verapamil von 2 : 1 auf 4 : 1: Bei einer Vorhoffrequenz von 360/min resultieren dabei entsprechende Kammerfrequenzen von 180/min bzw. von 90/min.

MERKE

Wenn man mit einem Stift die QRS-Komplexe in Ableitung II, III oder aVF abdeckt, sind die Flatterwellen deutlicher zu erkennen. Dies ist besonders bei einer 2:1-Überleitung hilfreich, wenn man T-Wellen kaum noch von Flatterwellen unterscheiden kann.

3. Manöver zur Diagnosestellung

Bei Vorhofflattern mit 2:1-Überleitung kann die Abgrenzung von einer Sinustachykardie oder von anderen regelmäßigen supraventrikulären Tachykardien knifflig sein. Falls die Differenzierung im 12-Kanal-EKG nicht gleich gelingt, ermöglicht in einigen Fällen eine **Karotissinusmassage** oder die **Gabe von Adenosin** die Sicherung der Diagnose. Diese Maßnahmen bremsen die Überleitung am AV-Knoten, und die charakteristischen Flatterwellen treten häufiger und deutlicher hervor. Adenosin ist für die meisten Patientinnen und Patienten trotz der sehr kurzen Wirkung allerdings sehr unangenehm.

MERKE

Eine weniger bekannte Möglichkeit zur Detektion von Vorhofflattern ist die Verwendung von vorhofspezifischen Ableitungen: Bei der sog. **Lewis-Ableitung** wird die rote und gelbe Elektrode rechts des Sternums auf Höhe des 2. und 5. ICR geklebt und anschließend die Ableitung I begutachtet. In der Regel kommen Flatterwellen mit dieser Methode besser zur Geltung.

4. Vorhofflattern: Elektrophysiologie

Induziert wird Vorhofflattern meistens durch eine kurze Phase von Vorhofflimmern, das sich dann im rechten Vorhof „organisiert". Dort kommt es elektrophysiologisch zu einem sog. **Makro-Reentry-Kreislauf.** In den meisten Fällen liegt ein **typisches** Vorhofflattern vor (auch „common type" oder Typ 1): Dabei nimmt die kreisförmige Erregung etwa 300- bis 350-mal pro Minute einen üblichen Weg durch den Vorhof: Sie zirkuliert vom Ventrikel aus betrachtet von der oberen Hohlvene gegen den Uhrzeigersinn entlang der Crista terminalis zur unteren Hohlvene. Von dort gelangt sie durch den cavotrikuspidalen Isthmus (die Engstelle zwischen Hohlvene und Trikuspidalklappen-Anulus) und entlang des Vorhofseptums zurück zur oberen Hohlvene. Man nennt diese Form des Vorhofflatterns deshalb auch „isthmusabhängiges" Vorhofflattern.

Damit dieser Kreislauf überhaupt entstehen kann, ist eine pathologische Leitungsverzögerung im Bereich der Crista terminalis notwendig: Dieser Crista-terminalis-Block entsteht durch degenerative Prozesse oder ist Folge einer akuten oder chronischen Rechtsherzbelastung. Anders als beim Vorhofflimmern, das oft als idiopathische Form vorkommt (früher: „lone atrial fibrillation") ist das **Vorhofflattern häufig Folge einer kardialen oder pulmonalen Erkrankung.** Daher sollte ein Vorhofflattern die Suche nach u. a. einer KHK als ursächlicher Grunderkrankung niedrigschwelliger anstoßen.

5. Vorhofflattern: Rezidivprophylaxe

Die Rezidivprophylaxe erfolgt beim Vorhofflattern ähnlich wie beim Vorhofflimmern: Zunächst können **kardioselektive Betablocker** eingesetzt werden. Bei ausbleibendem Erfolg kommen **Antiarrhythmika** wie Flecainid oder Amiodaron infrage.
Neben der medikamentösen Therapie ist auch eine **katheterinterventionelle Ablation** bei symptomatischen Patienten möglich. Bei dieser sog. Isthmusablation (auch: CTI-Ablation) wird durch Hochfrequenzstrom eine Narbe am Vorhofisthmus gesetzt, damit der oben beschriebene Reentry-Kreis nicht mehr durchlaufen kann. Bei vielen Patientinnen und Patienten besteht ein Mischbild aus Vorhofflattern und Vorhofflimmern (s. o.), weshalb eine alleinige Isthmusablation nicht immer endgültig vor supraventrikulären Tachykardien schützt.

6. Atypisches Vorhofflattern

Umgekehrt typisches Vorhofflattern („reverse common type"; Typ 2): Hier verläuft die Makro-Reentry-Erregung auf derselben Bahn um die Trikuspidalklappe wie beim typischen Vorhofflattern – lediglich *im* Uhrzeigersinn. Im EKG sind die Sägezahnwellen in II, III und aVF positiv. Diese Variante ist ebenfalls „isthmusabhängig" und kann mit hohen Erfolgschancen im rechten Vorhof mittels relativ einfacher Katheterprozedur abladiert werden.
Darüber hinaus existiert noch das **atypische Vorhofflattern** („uncommon type"), das isthmusunabhängig auf Reentry-Kreisen im rechten oder linken Vorhof beruht. Im EKG-Bild sind grobe Wellen oder P-Wellen mannigfaltiger Ausprägung zu sehen. Die endgültige Diagnose, die Abgrenzung zur atrialen Tachykardie und die Behandlung gelingen in der Regel nur per elektrophysiologischer Untersuchung. Patientinnen und Patienten mit atypischem Vorhofflattern sind fast immer kardial voroperiert oder haben bereits eine oder mehrere Vorhofablationen hinter sich.

WAS WÄRE, WENN …

- … nach Gabe von Flecainid bei diesem Patienten plötzlich eine Tachykardie von > 200/min vorläge?

Da Antiarrhythmika wie Flecainid die Geschwindigkeit des Makro-Reentry-Kreises im rechten Vorhof bremsen, kann es zu einer 1:1-Überleitung im AV-Knoten und über diesen Mechanismus zu einer gefährlich hohen Kammerfrequenz kommen. Um dies zu verhindern, darf Flecainid bei Vorhofflattern nur in Kombination mit Betablockern gegeben werden.

19

Luftnot und Schweißausbrüche

Anamnese

Ein korpulenter Fleischermeister stellt sich in Ihrer kardiologischen Praxis vor. Schnaufend betritt er das Sprechzimmer und lässt sich auf den Patientenstuhl fallen. Seit zwei Wochen habe er schon bei leichtester Anstrengung mit starker Luftnot und lästigen Schweißausbrüchen zu kämpfen. Bisher sei er immer leistungsfähig gewesen. Seit sieben Jahren ist ein mit Insulin behandelter Diabetes mellitus bekannt. Die Cholesterinwerte sollen sich seit der Therapie mit einem Statin deutlich gebessert haben. Mit der Frage nach Beschwerden im Brustkorb kann der Patient wenig anfangen: Solche Probleme kenne er nicht.

Untersuchungsbefund

55 Jahre alter Patient, Adipositas, indolent wirkende Persönlichkeit. Herz: Herztöne rein und regelmäßig, Frequenz etwa 90/min, Lunge: auskultatorisch frei. RR 185/100 mmHg.

1. **Wie interpretieren Sie den EKG-Befund?**
2. **Wodurch entsteht ein physiologisches Q? Nach welchen Kriterien erkennt man ein pathologisches Q?**
3. **Was ist bei einem langjährigen Diabetes mellitus im Hinblick auf fehlende Angina-pectoris-Beschwerden zu beachten?**
4. **Kennen Sie den Begriff Ischämiekaskade? Nennen Sie verschiedene Methoden einer nichtinvasiven Koronardiagnostik.**
5. **Welche medikamentösen und nichtmedikamentösen Maßnahmen zur Sekundärprophylaxe nach Myokardinfarkt kennen Sie?**
6. **Wie würden Sie bei dem Patienten diagnostisch weiter vorgehen?**

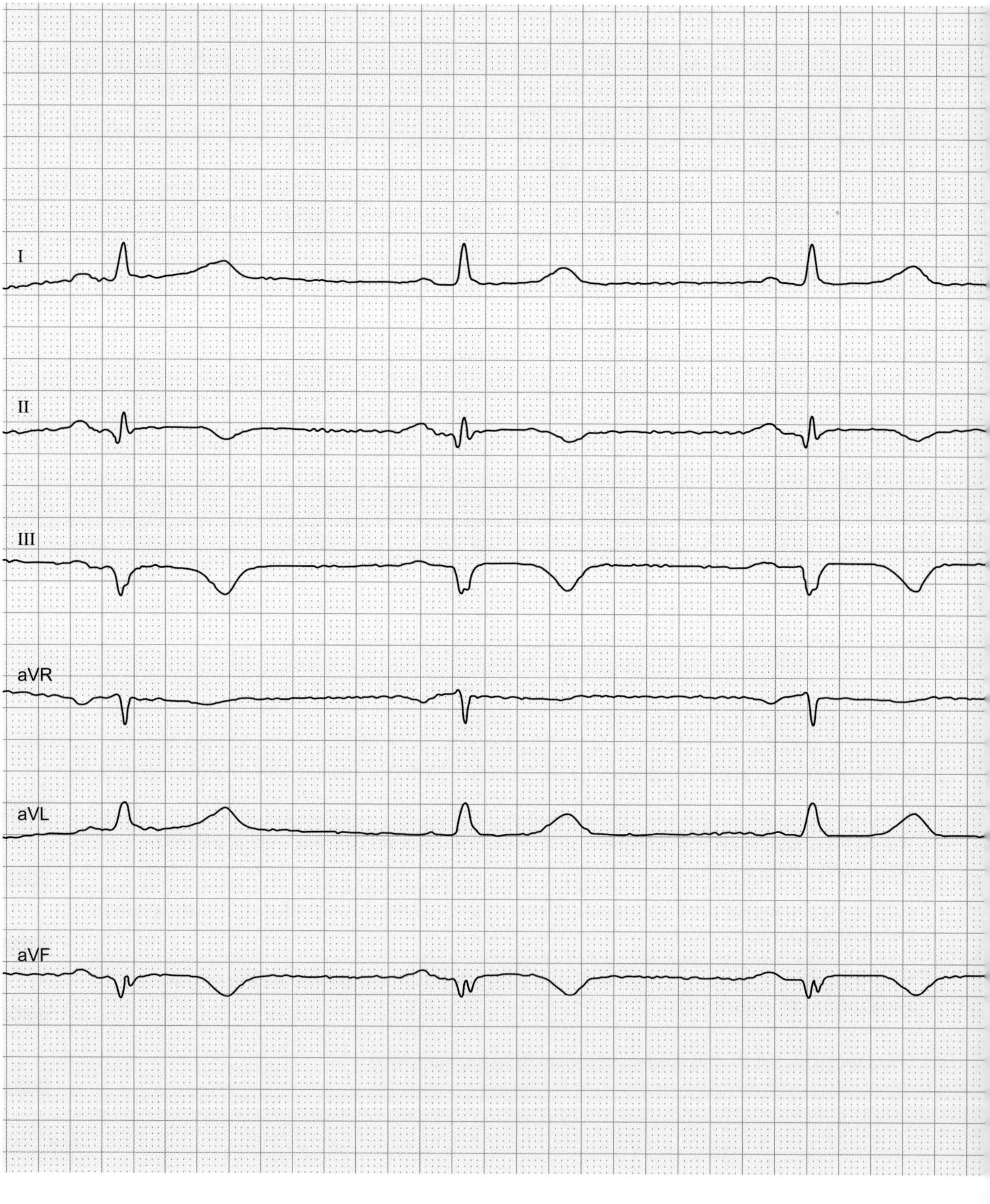
I
II
III
aVR
aVL
aVF

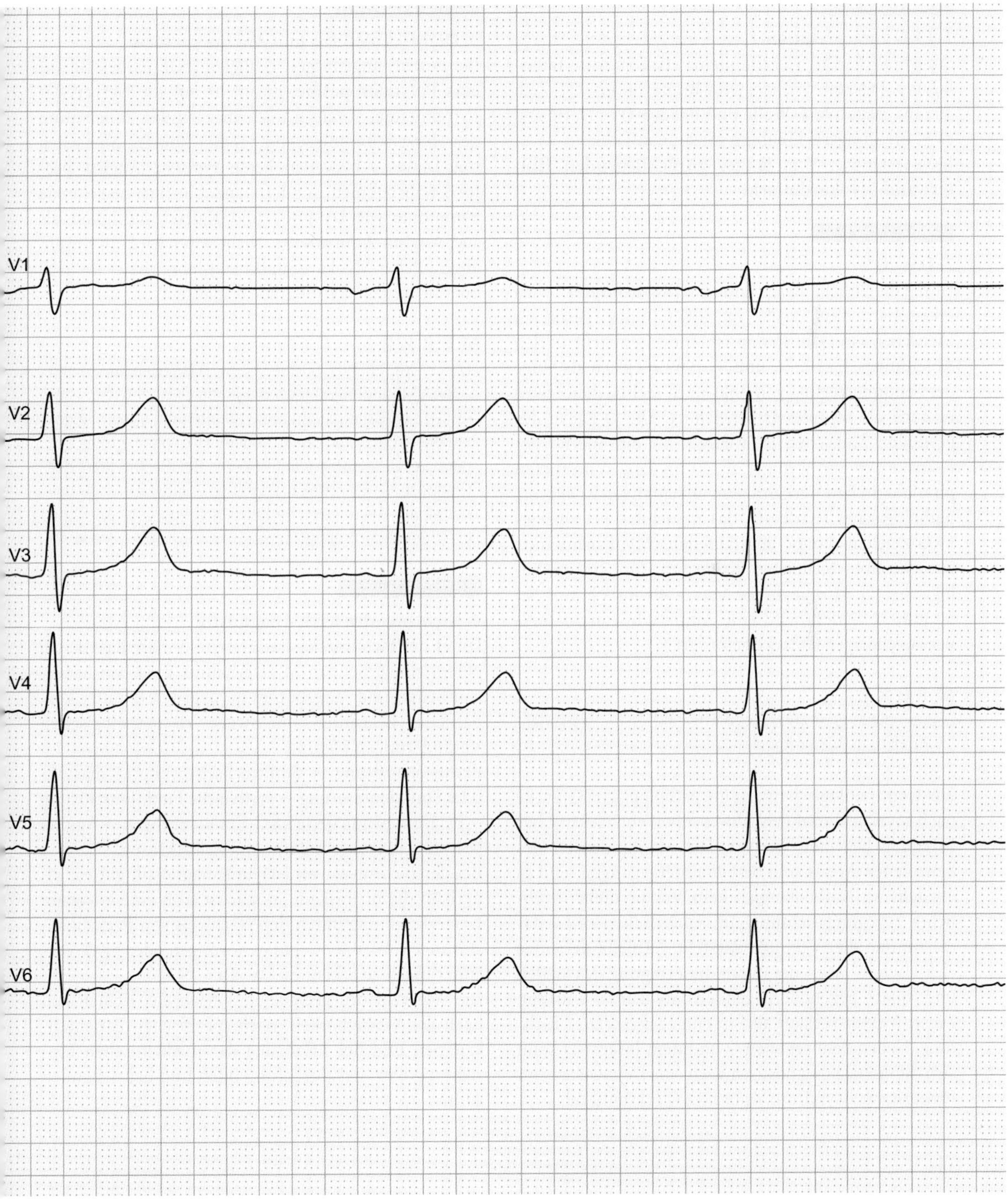
V1
V2
V3
V4
V5
V6

1. EKG-Interpretation
Sinusbradykardie, Herzfrequenz: etwa 50/min, Linkslagetyp, PQ-Zeit: 170 ms, QRS-Breite: 80 ms, QT-Zeit: 400 ms, **negative T-Welle** und **Pardee-Q** in II, III und aVF, Erregungsrückbildung sonst unauffällig.
EKG-Diagnose: **V. a. länger zurückliegenden Hinterwand-Myokardinfarkt**

2. Das „Q"
Durch die übliche Bezeichnung **„QRS-Komplex"** wird erkennbar, dass auch im EKG eines gesunden Menschen ein Q zu finden ist. Dieses entsteht in den Ableitungen I, aVL, V_5 und V_6 physiologisch als Folge der Septumerregung von links nach rechts; daher wird es auch als **septales Q** bezeichnet. Die Q-Zacke des gesunden Menschen ist weniger als ein Viertel der R-Zacke tief und weniger als 40 ms lang. Von diesen physiologischen Verhältnissen abzugrenzen ist ein sog. pathologisches **Pardee-Q,** das manchmal als einziges EKG-Zeichen eines abgelaufenen Myokardinfarkts zurückbleibt. Sicherstes Kriterium für ein pathologisches Q ist eine Breite von > 40 ms (2 mm bei 50 mm/s). Zudem wird eine Amplitude von 30–50 % der zugehörigen R-Zacke gefordert.

MERKE
Ein normales Q ist kürzer als 40 ms und kleiner als ¼ der R-Amplitude (Vierer-Regel).

Elektrophysiologisch muss eine pathologische Q-Zacke nach Myokardinfarkt als Abwesenheit von elektrischer Erregung begriffen werden: Die Myokardzellen des betroffenen Areals sind bereits untergegangen, und es entsteht im Narbenbereich kein Vektor mehr in üblicher Erregungsrichtung. Im Oberflächen-EKG, das die Summe aller Vektoren darstellt, verbleibt derjenige elektrische Vektor, der durch die Erregung des vitalen und quasi gegenüberliegenden Myokards entsteht. Dieser Vektor verläuft also in entgegengesetzter Richtung. Neben dem septalen Q und dem Infarkt-Q kann sich differenzialdiagnostisch auch eine Deltawelle beim Präexzitationssyndrom als breites Q präsentieren.

3. Diabetes mellitus und Angina pectoris
Bei einem langjährigen Diabetes mellitus besteht oft eine **Polyneuropathie,** die nicht nur die Nerven der Extremitäten, sondern auch die sensible Innervation des Herzens beeinträchtigt. Daher können Menschen mit Diabetes bisweilen keine typische Angina pectoris wahrnehmen, sondern ausschließlich begleitende Symptome wie **Dyspnoe** und **Kaltschweißigkeit** als sog. **Angina-Äquivalente.** Nicht selten wird ein stumm abgelaufener Myokardinfarkt erst Jahre später im EKG oder in der Echokardiografie festgestellt.

MERKE
Durch sorgfältiges Suchen nach Hinweisen auf einen alten Myokardinfarkt (pathologische Qs oder R-Verluste) lassen sich Patientinnen und Patienten mit stumm abgelaufenen Herzinfarkten in jedem EKG ohne große apparative Diagnostik identifizieren. Bei Bestätigung der Diagnose (z. B. echokardiografisch) ergeben sich unmittelbare therapeutische Konsequenzen, z. B. im Sinne einer Sekundärprophylaxe zur Prognoseverbesserung.

4. Nichtinvasive KHK-Diagnostik
Unter der **Ischämiekaskade** versteht man, dass es bei einem zunehmenden Missverhältnis zwischen Sauerstoffbedarf und -angebot im Myokard, z. B. unter körperlicher Belastung, stufenweise zu pathologischen Veränderungen kommt:
Perfusionsstörung → Stoffwechselstörung → diastolische Funktionsstörung → systolische Funktionsstörung → belastungsinduzierte EKG-Veränderungen → Angina pectoris → Myokardinfarkt und Zellnekrosen.
Bei der nichtinvasiven Ischämiediagnostik gilt es, innerhalb dieser Kaskade möglichst früh eine koronare Herzerkrankung durch den Nachweis von Perfusionsstörungen, Wandbewegungsstörungen oder EKG-Veränderungen zu erkennen (➤ Tab. 19.1).
Die Auswahl des geeigneten Verfahrens richtet sich nach der Verfügbarkeit, nach spezifischen Patientenkriterien und der Erfahrung der medizinischen Einrichtung bzw. des durchführenden und beurteilenden Arztes.

Tab. 19.1 KHK-Diagnostik (Übersicht)

Methode	Vorteile	Nachteile
Belastungs-EKG	• Hohe Verfügbarkeit • Physiologische Belastung • Beurteilung von klinischer Symptomatik und Blutdruckverhalten	• Schlechte Sensitivität (spätes Auftreten in der Ischämiekaskade) • Hohe Anzahl falsch positiver Ergebnisse • Ungünstig bei Schrittmacher, Schenkelblock, Präexzitation
Stressecho (dynamisch oder medikamentös)	• Keine Strahlung • Auch bei herabgesetzter Nierenfunktion möglich	• Abhängig von Schallqualität und Untersucher • Dobutamin-Stressecho aufwendig und für die Patientinnen und Patienten unangenehm
Koronar-CT	• Guter negativer Prädiktor • Darstellung der Koronaranatomie	• Strahlung • Schlechte Aussagekraft bei starker Verkalkung
Stress-MRT	• Keine Strahlung • Differenzierte Perfusionsdiagnostik	• Niedrige Verfügbarkeit • Nicht geeignet bei Platzangst oder Herzschrittmacher
Myokardszintigrafie (SPECT oder PET)	• Für Patientinnen und Patienten geeignet, die sich nicht belasten können	• Strahlung

5. Sekundärprophylaxe nach Myokardinfarkt

Als medikamentöse Sekundärprophylaxe nach einem Myokardinfarkt stehen vor allem **Thrombozytenaggregationshemmer** und **Cholesterinsenker** mit einem LDL-Zielwert von < 55 mg/dl im Vordergrund. Bei eingeschränkter Pumpfunktion werden auch Betablocker und RAAS-Hemmer eingesetzt. Weiterhin können allgemeine Maßnahmen die Progression einer KHK drosseln und das Risiko eines erneuten Infarkts reduzieren. Dazu gehören **Stressabbau, Ernährungsumstellung** auf fettarme bzw. mediterrane Diät, **Bewegungstraining,** konsequente **Blutdruck-** und **Blutzuckereinstellung, Gewichtsreduktion** und **Nikotinkarenz.** Darüber hinaus schützt eine Grippeschutzimpfung vor Rezidivinfarkten und sollte schon während des Aufenthalts angeboten werden.

6. Verdacht auf stummen Infarkt

Zunächst sollte per Echokardiografie geprüft werden, ob sich passend zum vermuteten Hinterwandinfarkt eine entsprechende Myokardnarbe nachweisen lässt. In diesem Fall sollten sämtliche medikamentösen und nichtmedikamentösen Maßnahmen einer Sekundärprophylaxe eingeleitet werden. Vom Ausmaß der ischämischen Kardiomyopathie, d. h. der echokardiografisch gemessenen Ejektionsfraktion (LVEF), hängt es dann auch ab, inwiefern eine Herzinsuffizienzmedikation oder gar ein ICD-Schrittmacher zur Prophylaxe des plötzlichen Herztods notwendig ist. Nicht zuletzt sollte (meist per invasiver Diagnostik) geprüft werden, ob weitere behandlungswürdige Koronarstenosen vorliegen.

WAS WÄRE, WENN …

- … das EKG von einem 90-jährigen beschwerdefreien Menschen stammen würde?

Dann stünde bei der weiteren Behandlung die symptomatische Therapie im Vordergrund: Sowohl eine diagnostisch differenzierte Aufarbeitung als auch eine medikamentöse Sekundärprophylaxe wären eher im Hintergrund. Denn die Konsequenzen einer EKG-Diagnose müssen immer in der individuellen Betrachtung der Patientensituation abgewogen werden.

20

Unregelmäßiger Herzschlag

Anamnese

Eine 76 Jahre alte Patientin wird von ihrer Hausärztin in die Klinikambulanz eingewiesen. Die Kollegin bittet um die Versorgung mit einem Herzschrittmacher. Die Patientin selbst zeigt sich über dieses Vorhaben entrüstet: *„Ich bin beschwerdefrei und brauche keinen Kabelsalat im Herzen!"* Im Anamnesegespräch unterstreicht sie, keinen Schwindel zu kennen, geschweige denn jemals einen Kollaps oder Zustände von Bewusstlosigkeit erlitten zu haben. Abgesehen von einer chronischen Polyarthritis und einer Neigung zu supraventrikulären Extrasystolen sind keine Erkrankungen bekannt. Medikation: Bisoprolol 5 mg einmal täglich und Ibuprofen 400 mg bei Bedarf.

Untersuchungsbefund

Schlanke Patientin in gutem Allgemeinzustand. Herz: Herzaktion unregelmäßig. Lunge und Abdomen unauffällig, keine Ödeme.

1. **Erheben Sie den EKG-Befund (gezeigt sind nur die Extremitätenableitungen in 25 mm/s Schreibgeschwindigkeit).**
2. **Nennen Sie die allgemeine Einteilung des Hauptbefunds. Welche Kriterien zur Unterscheidung gelten?**
3. **Bei welchen Typen eines AV-Blocks sollte die Implantation eines Herzschrittmachers erwogen werden?**
4. **Was versteht man unter einer Synkope? Nennen Sie verschiedene ätiologische Varianten.**
5. **Wie würden Sie bei dieser Patientin vorgehen?**

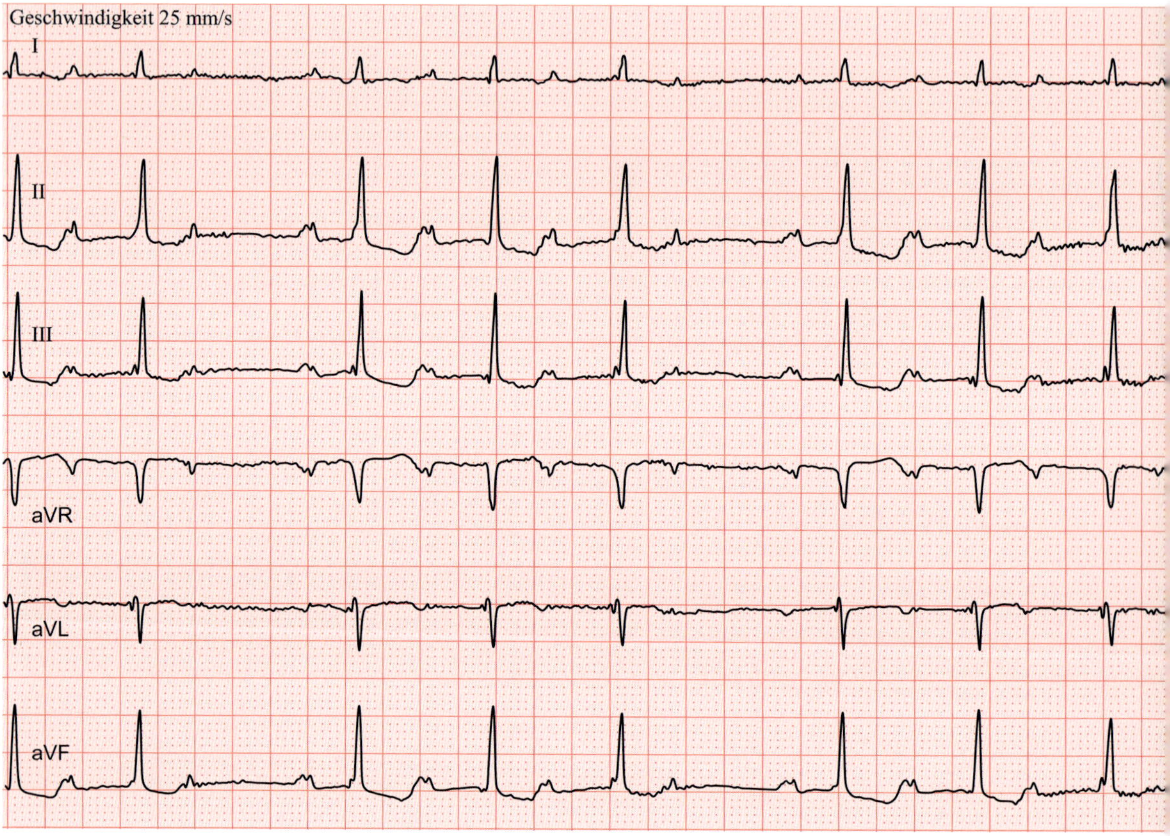
Geschwindigkeit 25 mm/s
I
II
III
aVR
aVL
aVF

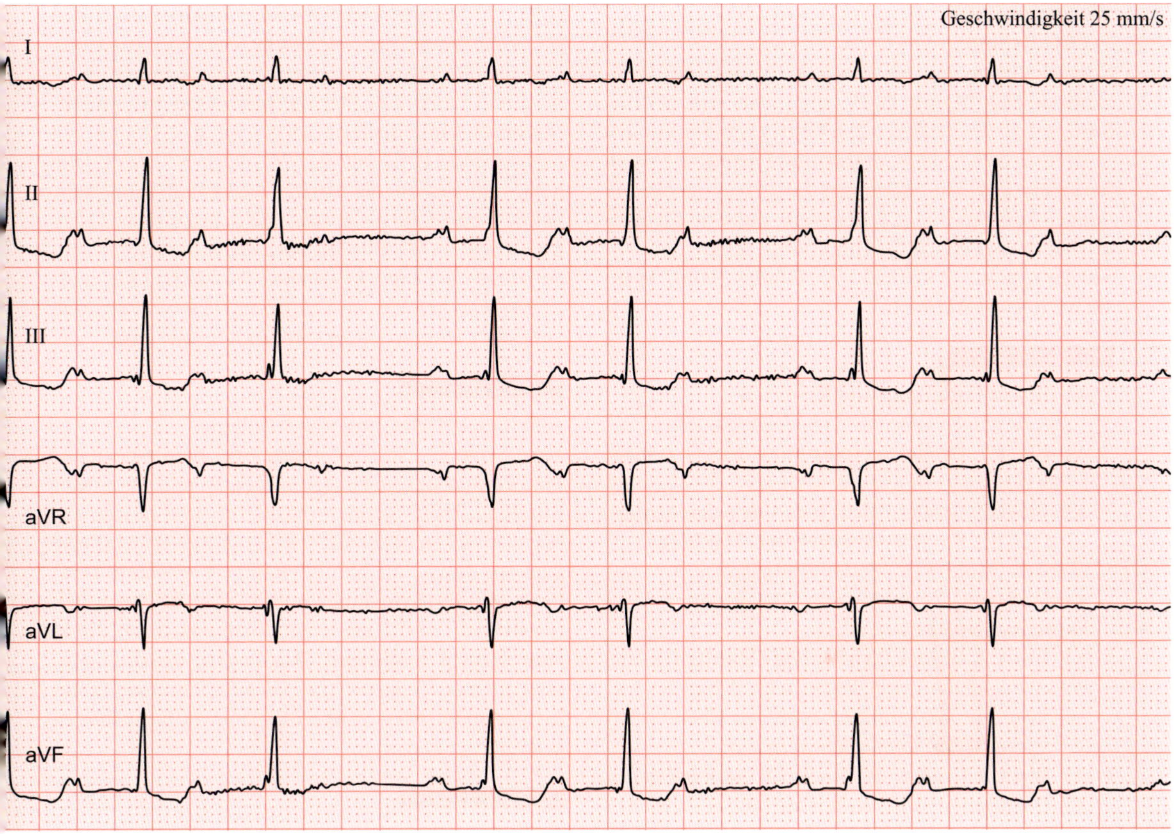
Geschwindigkeit 25 mm/s
I
II
III
aVR
aVL
aVF

1. EKG-Befund

Sinusrhythmus mit AV-Block 2. Grades vom Wenckebach-Typ (Mobitz I), Herzfrequenz: etwa 65/min, Steillagetyp, deszendierende **ST-Strecken-Senkungen** in II, III und aVF, die in **präterminal negative T-Wellen** übergehen. Die Störungen der Erregungsrückbildungen könnten hier z. B. Hinweise auf eine Myokardischämie im Bereich der Hinterwand sein.

EKG-Diagnose: **AV-Block 2. Grades vom Wenckebach-Typ (Mobitz I)**

2. AV-Block: Einteilung und Kriterien

AV-Blockierungen lassen sich wie folgt gliedern:

- **AV-Block 1. Grades:** Verlängerung der PQ-Zeit auf > 200 ms.
- **AV-Block 2. Grades: Nicht jede Vorhoferregung wird auf die Kammer übergeleitet, Typ Wenckebach (Mobitz I)** – Periodik von länger werdenden PQ-Zeiten bis zum Ausfall eines Kammerkomplexes.
- **AV-Block 2. Grades, Typ Mobitz (Mobitz II):** Die PQ-Zeit bleibt immer gleich, es zeigt sich meist ein 2:1- oder 3:1-Überleitungsmuster. Das Überleitungsverhältnis kann auch wechseln.
- **AV-Block 3. Grades:** Es kommt zur vollständigen AV-Dissoziation, d. h., Vorhoferregung (P-Wellen) und Kammererregung (QRS-Komplexe) treten völlig unabhängig voneinander auf. Meist gut zu erkennen ist beim AV-Block 3. Grades das Phänomen der wie losgelöst durch das EKG wandernden P-Wellen. Häufig springt dabei ein Kammerersatzrhythmus mit niedriger Ventrikelfrequenz ein.

MERKE

Kennzeichen des Wenckebach-Blocks: Die PQ-Zeit ist nach dem Ausfall eines Kammerkomplexes immer kürzer als die vorherige.

3. Schrittmacherindikation beim AV-Block

Zu unterscheiden sind **symptomatische** und **prognostische Indikationen:** Bei Patientinnen und Patienten mit Leistungsknick, Müdigkeit, Schwindel und wiederholtem Kollaps sollte nach Ausschluss anderer Ursachen bei jeder Form des AV-Blocks eine Schrittmacherimplantation erwogen werden. Eine ungünstige Prognose und damit eine **strenge Indikation zur Schrittmachertherapie** besitzen der AV-Block 2. Grades Typ Mobitz (Mobitz II) und der AV-Block 3. Grades. Dies hängt mit der anatomischen Lokalisation zusammen: Solche Formen des AV-Blocks sind in den meisten Fällen im Bereich des His-Bündels oder weiter distal lokalisiert. So können bei einer AV-Knoten-Blockierung nur noch tertiäre Ersatzzentren im Ventrikelmyokard einspringen. Die Gefahr einer Asystolie wird damit relativ groß.

4. Synkope: Definition und Ätiologie

Eine Synkope ist eine kurzzeitige Bewusstlosigkeit mit Verlust des muskulären Tonus und spontaner Erholung. Dabei können die Betroffenen in sich zusammensacken oder auch stürzen. Ausgelöst wird eine Synkope durch eine **hämodynamisch relevante zerebrale Minderperfusion,** entweder neuronal vermittelt (**vasovagal**), kreislaufbedingt (**orthostatisch**), direkt vom Herzen ausgehend (**kardiogen, rhythmogen**) oder aufgrund mangelhafter Hirndurchblutung (**zerebrovaskulär**). Nicht zuletzt existieren auch **psychogen** bedingte Synkopen.

5. Vorgehen bei asymptomatischem AV-Block 2. Grades Typ Wenckebach

Bei dieser Patientin mit asymptomatischem AV-Block 2. Grades Typ Wenckebach (Mobitz I) ist eine Schrittmacherimplantation nicht zwingend erforderlich. Zur Sicherheit sollte der **Betablocker pausiert** und regelmäßig ein **Langzeit-EKG zum Ausschluss von Bradykardien** durchgeführt werden, da vielfach eine sog. **binodale Erkrankung** besteht, bei der neben dem AV-Knoten auch der Sinusknoten betroffen ist.

WAS WÄRE, WENN ...

- ... die Patientin doch gelegentlich Symptome hätte und z. B. über Schwindel klagen würde?

Dann müsste eine Schrittmacherimplantation erwogen werden, vor allem, wenn Symptome und entsprechende Episoden im Langzeit-EKG chronologisch zusammenfallen.

21

Aussetzer des Herzschlags

Anamnese

Ein älterer Versicherungskaufmann kommt zur regelmäßigen Vorsorgeuntersuchung. Er weist einen Body-Mass-Index von 32 auf. Es ist ein jahrzehntelanger Nikotinkonsum bekannt. Beim letzten Kontakt hatten Sie eine gestörte Glukosetoleranz festgestellt. Der Patient erzählt Ihnen, aktuell beim Spazierengehen mit seinem Hund immer wieder Aussetzer des Herzschlags zu bemerken.

Untersuchungsbefund

Aufgrund des Risikoprofils entscheiden Sie sich zur Durchführung einer Fahrradergometrie. Sie lassen die Untersuchung bei 50 Watt starten. Schon bei 100 Watt beginnt der Patient zu schnaufen und stark zu schwitzen. Sie brechen die Untersuchung ab, als Sie Auffälligkeiten im EKG des Ergometermonitors sehen.

1. **Welche Auffälligkeit entdecken Sie auf dem EKG des Ergometers?**

2. **Erklären Sie die Begriffe Couplet, Triplet, Salve und Trigeminus.**

3. **Nennen Sie prinzipiell mögliche Ursachen für den EKG-Hauptbefund.**

4. **Aus welcher Region des Herzens stammen die Extrasystolen?**

5. **Welche Ursache vermuten Sie hier? Welche Untersuchungen raten Sie daher dem Patienten? Nennen Sie allgemeine Therapieoptionen bei diesen Rhythmusstörungen.**

6. **Was versteht man unter einem Pulsdefizit?**

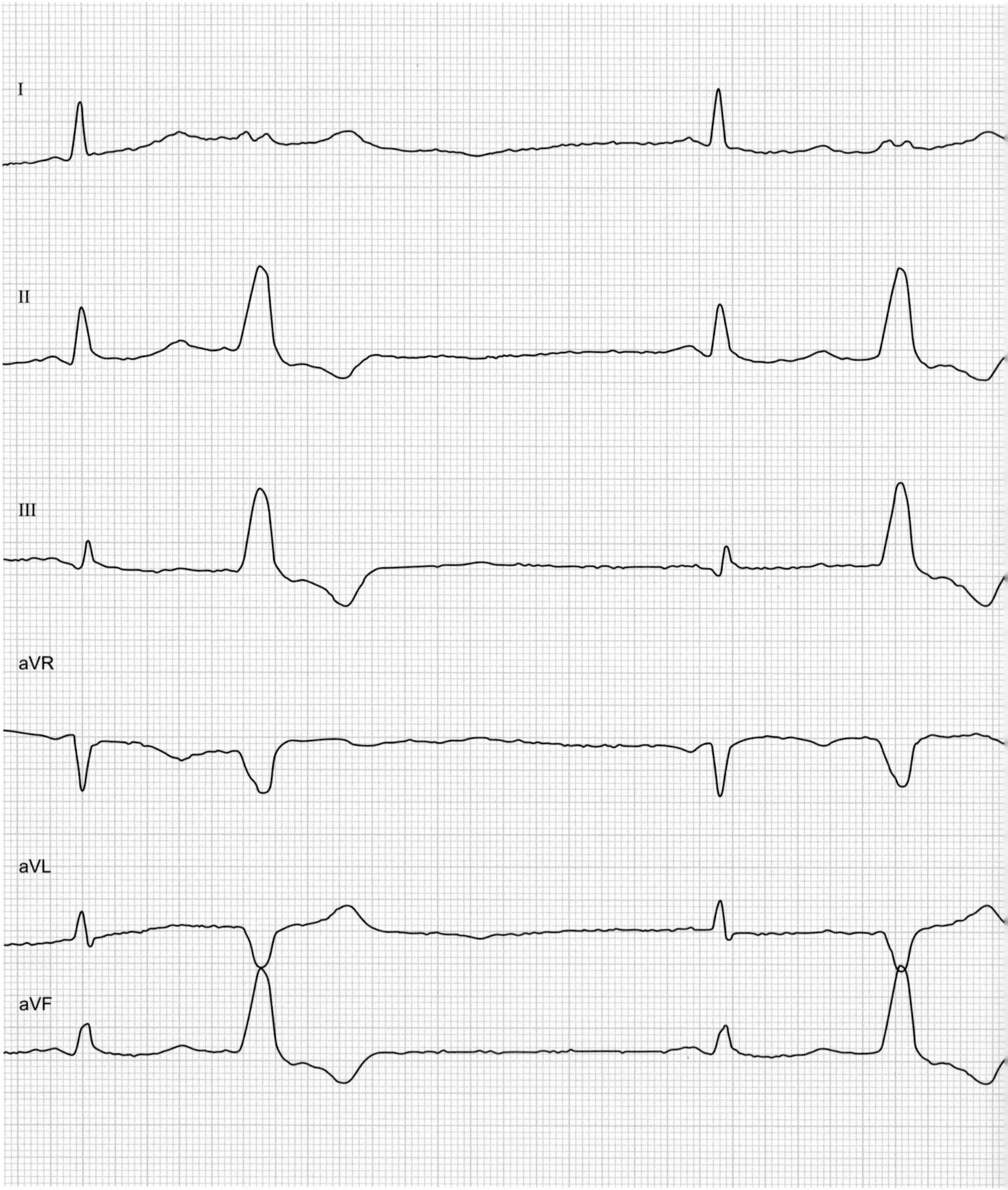
I
II
III
aVR
aVL
aVF

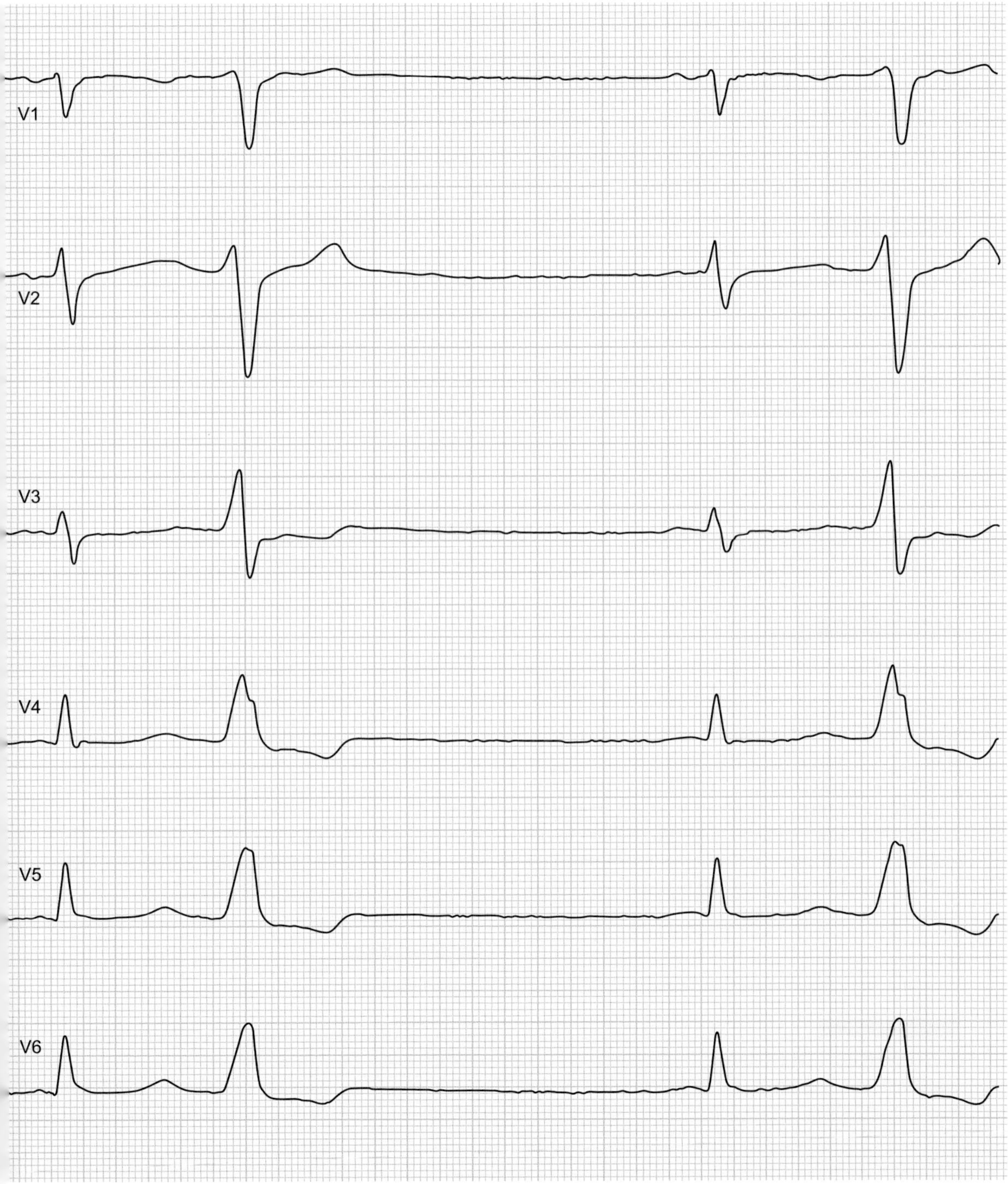
V1
V2
V3
V4
V5
V6

1. EKG-Befund

Sinusrhythmus, Linkslagetyp, Herzfrequenz: 58/min, PQ-Zeit: 140 ms, QRS-Breite: 90 ms, QT-Zeit: 420 ms, häufige **ventrikuläre Extrasystolen.** Es handelt sich hier um einen **ventrikulären Bigeminus:** Durchgehend folgt auf jeden Normalschlag eine ventrikuläre Extrasystole.
EKG-Diagnose: **ventrikulärer Bigeminus**

2. Nomenklatur von VES

- **Couplet:** zwei Extrasystolen nacheinander.
- **Triplet:** drei Extrasystolen nacheinander.
- **Salve:** mehr als drei Extrasystolen nacheinander.
- **Trigeminus:** Durchgehend folgen auf jeden Normalschlag zwei Extrasystolen (in der angloamerikanischen Nomenklatur folgt auf zwei Normalschläge eine Extrasystole).
- Beim seltenen **Quadrigeminus** folgen auf eine normale Erregung drei Extrasystolen. Je nach kardiovaskulärer Verfassung der Patientinnen und Patienten (man berücksichtige Ejektionsfraktion, Koronarstatus, Volumenstatus, Klappenvitien etc.) können bereits Couplets hämodynamische Bedeutung haben.

3. Ätiologie von VES

Ventrikuläre Extrasystolen können auf pathologische Korrelate hinweisen, vor allem, wenn VES häufig sind, neu auftreten oder eher unter Belastung entstehen anstatt zu verschwinden: **KHK, Myokarditis, hypertensive Herzerkrankung, Herzklappenvitien** oder auch **Medikamente** wie Digitalis. Weitere extrakardiale Ursachen sind endogene oder therapeutisch eingesetzte Katecholamine (z. B. Dobutamin), Genussgifte (Koffein, Alkohol, Kokain), Hyperkapnie, Hypoxie, Magnesium- oder Kaliummangel.
Im Allgemeinen entwickelt jeder Mensch mit zunehmendem Alter häufigere Extrasystolen. Meistens bleibt dies ohne spezifischen Krankheitswert.

4. Herkunft der Extrasystolen

Die breit konfigurierten Extrasystolen mit kleiner R-Zacke und tiefer S-Zacke in V_1 sowie die M-Konfiguration in V_3–V_6 erinnern stark an einen Linksschenkelblock (LSB). Wie beim LSB wird hier das rechte Herz vor dem linken Herz erregt; die Extrasystolen stammen also eher aus dem rechten Herz. Weiterhin fällt auf, dass die QRS-Komplexe in den inferioren Ableitungen II, III und aVF positiv sind; die Erregung verläuft von basal nach apikal, folgen also einer **inferioren Achse.** Summa summarum könnte die Erregung aus dem rechtsventrikulären Ausflusstrakt (RVOT) stammen.

MERKE

Ventrikuläre Extrasystolen aus dem RVOT sind sehr häufig idiopathischer Natur und besitzen eine sehr gute Prognose. Extrasystolen aus dem linken Ventrikel (z. B. aus einer Narbenregion) hingegen weisen eher auf ein pathologisches Korrelat hin und sind daher kritischer zu bewerten. Es ist durchaus von klinischer und prognostischer Bedeutung, die Morphologie von Extrasystolen zu analysieren.

5. Ätiologie und Therapie

Echokardiografie und MRT können strukturelle oder entzündliche Herzerkrankungen nachweisen. Bei belastungsabhängiger Extrasystolie sollte eine nichtinvasive (Koronar-CT, Myokardszintigrafie etc.) oder bei hoher Vortestwahrscheinlichkeit gleich eine Koronarangiografie erwogen werden, um eine Ischämie als Ursache auszuschließen. Therapeutisch kommen beim Bigeminus medikamentöse (Betablocker etc.) und invasive (Hochfrequenzablation) Therapieansätze infrage. Gelegentlich ist auch ein Herzschrittmacher notwendig. Bei niedriger Symptomlast und unauffälliger Echokardiografie können die Betroffenen meist beruhigt werden. Eine ventrikuläre Extrasystolie sistiert nicht selten von selbst.

6. Pulsdefizit

In vielen Fällen setzen Extrasystolen früh ein, sodass sich das Herz vor der Kontraktion nicht vollständig diastolisch füllen kann. Der Auswurf dieser Herzaktion bleibt gering, und auch in einer Blutdruckkurve kommt es zu einem kleineren messbaren Ausschlag. Im vor-

liegenden Fall ist möglicherweise nur ein Puls von 30/min palpabel. Ein Pulsdefizit beschreibt die Situation, bei der weniger Herzaktionen bei der Pulsmessung als QRS-Komplexe im EKG zu verzeichnen sind. Neben ventrikulären Extrasystolen kann dies auch bei schlecht regularisiertem Vorhofflimmern der Fall sein, wenn kurz aufeinanderfolgende Herzschläge zu ineffektiven Auswurfmengen führen.
Das Pulsdefizit kann so, auch wenn im EKG keine echte Bradykardie vorliegt, für die Patientin bzw. den Patienten unangenehm sein und zu Leistungsminderung führen.

MERKE

Die „elektrische" Herzfrequenz im EKG kann sich manchmal deutlich von der „effektiven" Herzfrequenz des tastbaren Pulses unterscheiden. Wenn z. B. beim Vorhofflimmern die Effektivität einer medikamentösen Frequenzkontrolle überprüft werden soll, verlässt man sich besser auf das EKG als auf die Pulsanzeige des Blutdruckmessgeräts.

WAS WÄRE, WENN ...

- ... die umfangreiche Diagnostik keine Ursache zutage fördern würde, der Patient aber symptomatisch wäre?

Ein anhaltender, idiopathischer und symptomatischer Bigeminus stellt eine therapeutische Herausforderung dar. Prinzipiell können Betablocker oder Antiarrhythmika weiterhelfen. Bisweilen sind weitere Therapieoptionen wie eine elektrophysiologische Ablation oder die Implantation eines Herzschrittmachers notwendig. Manchmal zeigt erst eine Kombination der genannten Behandlungsmöglichkeiten den gewünschten Erfolg.

22

Beschwerden nach Bypassoperation

Anamnese

In einem ländlichen Krankenhaus werden Sie im Nachtdienst aus dem Schlaf gerissen. Eine Pflegefachkraft bittet Sie, sofort auf die Station zu kommen. Vor wenigen Tagen hatte ein etwa 70 Jahre alter Patient wegen einer peripheren arteriellen Verschlusskrankheit (pAVK) eine Bypassoperation am rechten Bein erhalten. Aber ausgerechnet jetzt klagt der Patient über ein heftiges Druckgefühl hinter dem Brustbein und über starke Übelkeit. Auf Ihre Frage nach dem Charakter der Schmerzen formt der Patient mit der Hand eine Faust. Medikation: Acetylsalicylsäure 100 mg einmal täglich und ein Cholesterinsenker. Sie zeichnen umgehend ein EKG auf.

Untersuchungsbefund

Schmerzgeplagter Patient, blass, kaltschweißig. Keine Dyspnoe, keine Ödeme. Herz und Lungen auskultatorisch ohne pathologische Befunde.

1. **Beurteilen Sie das EKG.**
2. **Erläutern Sie die anatomische Zuordnung der EKG-Ableitungen zu den jeweiligen Koronargefäßen.**
3. **An welcher anatomischen Stelle vermuten Sie den Taktgeber in der aktuellen Situation?**
4. **Mit welchen weiteren rhythmogenen Komplikationen müssen Sie kurzfristig rechnen?**
5. **Welcher Zusammenhang besteht zwischen der pAVK und der aktuellen Diagnose? Welches weitere Gefäßsystem sollten Sie unter die Lupe nehmen?**
6. **Können Sie die Rhythmusstörung mit der anatomischen Lokalisation der kardialen Veränderung in Einklang bringen?**

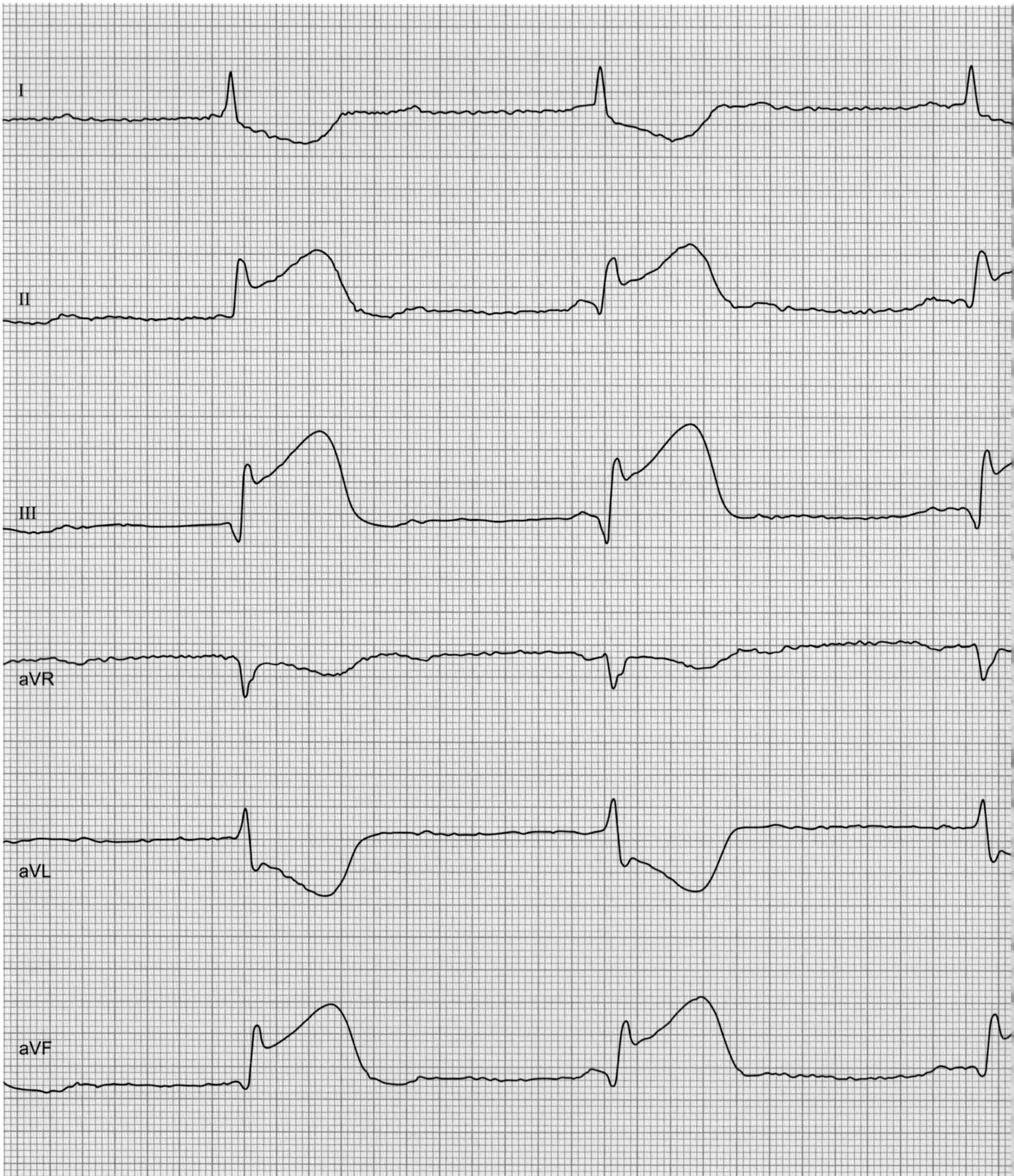
I
II
III
aVR
aVL
aVF

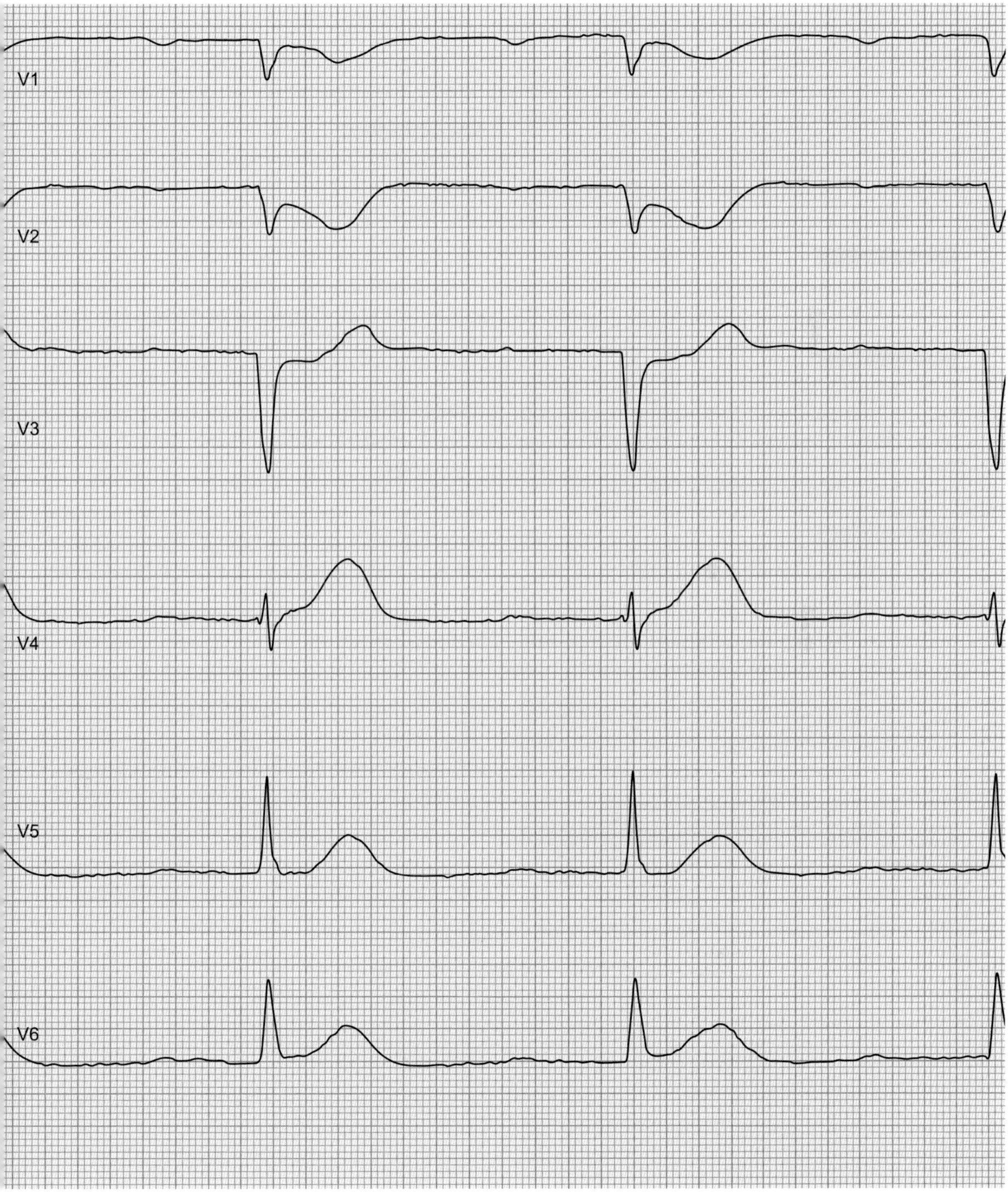
V1
V2
V3
V4
V5
V6

1. EKG-Befund

Sinusrhythmus mit AV-Dissoziation, Herzfrequenz: 54/min. Steillagetyp, QRS-Breite: 70 ms, QT-Zeit: 420 ms, pathologisches Q und **ST-Strecken-Hebungen** in II, III, aVF, **ST-Strecken-Senkungen** in I, aVL, V_1, V_2, präterminal negatives T in I, aVL, V_1, V_2.

Diagnose: **Hinterwand-STEMI mit AV-Block 3. Grades**

2. EKG und Gefäßversorgung

➢ Tab. 22.1.

3. Ersatzrhythmus

Die Kammerkomplexe sind schmal, die Herzfrequenz nur grenzwertig bradykard. Damit handelt es sich um einen relativ basisnah sitzenden Ersatztaktgeber, am wahrscheinlichsten in der Nähe des His-Bündels.

4. Rhythmogene Komplikationen nach Myokardinfarkt

Kammerflimmern ist die häufigste Ursache des plötzlichen Herztods nach Myokardinfarkt. Nekrose- bzw. Ischämiebereiche können zu kreisenden Erregungen führen, die keinen relevanten Auswurf ermöglichen. Auch **ventrikuläre Tachykardien** sind möglich. Neben tachykarden können auch lebensgefährliche **bradykarde Herzrhythmusstörungen** auftreten, wie etwa ein kompletter **Sinusknotenarrest** (totaler Ausfall des Sinusknotens) oder auch höhergradige **AV-Blockierungen,** wie in diesem Fall.

Tab. 22.1 Koronargefäßzuordnung (Übersicht)

Region	Ableitung	Gefäß
Vorderwand	V_1–V_4	RIVA (LAD)
Seitenwand	V_4–V_6	RIVA (LAD) und LCx
Hinterwand	II, III, aVF	RCA, beim Linksversorgungstyp LCx

5. Schlaganfallgefahr bei Gefäßsklerose

Dieser Patient mit KHK und pAVK in der Anamnese leidet offensichtlich an einer **generalisierten Gefäßsklerose.** Bei einem kardiovaskulären Risikoprofil kann die Atherosklerose alle arteriellen Gefäßsysteme betreffen: Neben den Koronarien und den Beingefäßen können gleichermaßen die **hirnversorgenden Arterien** kompromittiert sein. Der Patient trägt also auch ein erhöhtes Risiko für zerebrale Insulte.

6. Myokardinfarkt und bradykarde Rhythmusstörungen

Die rechte Koronararterie (RCA) versorgt nicht nur die Myokardhinterwand, sondern häufig auch den Sinusknoten und fast immer den AV-Knoten. Deshalb treten bei Hinterwandinfarkten oft ausgeprägte Sinusbradykardien und höhergradige AV-Blockierungen auf – diese remittieren in den meisten Fällen nach unverzüglicher Reperfusion.

Der Bereich des Erregungsleitungssystems, der unmittelbar unterhalb des AV-Knotens liegt, wird hingegen öfter von der linken Koronararterie versorgt. Bei Vorderwandinfarkten tritt daher häufiger ein „infrahisärer" AV-Block 2. Grades vom Mobitz-Typ auf.

Insgesamt ist ein AV-Block im Rahmen einer Infarktsituation mit einer ungünstigen Prognose verbunden: Es muss damit gerechnet werden, dass die Rhythmusstörung vorwiegend Ausdruck einer eher ausgedehnten Infarktzone ist. Dies gilt besonders für Vorderwandinfarkte, bei denen AV-Blockierungen die Mortalität deutlich erhöhen.

23

Herzrasen und Herzstolpern

Anamnese

Ein Psychotherapeut (55 J.) wird von seinem Lebensgefährten in die Notaufnahme gefahren. Er klagt über Palpitationen und Dyspnoe: „*Mein Herz schlägt seit 10 Stunden sehr schnell und unregelmäßig! Es ist ein ziemlich beunruhigendes Gefühl. Übrigens werde ich beim Joggen inzwischen viel kurzatmiger als früher. In den letzten 3 Jahren habe ich so ein Herzrasen ungefähr fünfmal gehabt, es verschwand aber nach 1–2 Stunden immer wieder von selbst. Heute musste ich auch extrem oft Wasser lassen. Befreien Sie mich bitte von diesen Beschwerden!*“

Untersuchungsbefund

Magerer Patient (BMI 22 kg/m^2), RR 160/85 mmHg, Puls arrhythmisch, 110/min. Keine Ruhedyspnoe. Lunge auskultatorisch unauffällig. Herz: lautes Systolikum über der Herzspitze mit Fortleitung in die linke Axilla.

1. An welche Art von Herzrhythmusstörung denken Sie bei diesen Beschwerden?

2. Wie lautet der EKG-Befund?

3. Welche Einteilung zu den Verlaufsformen der vorliegenden Herzrhythmusstörung gibt es?

4. Beschreiben Sie die typischen Symptome dieser Rhythmusstörung. Kennen Sie die EHRA-Klassifikation?

5. Wie beurteilen Sie den kardialen Auskultationsbefund? Besteht ein Zusammenhang mit dem Herzrasen? Wie würden Sie diagnostisch weiter vorgehen?

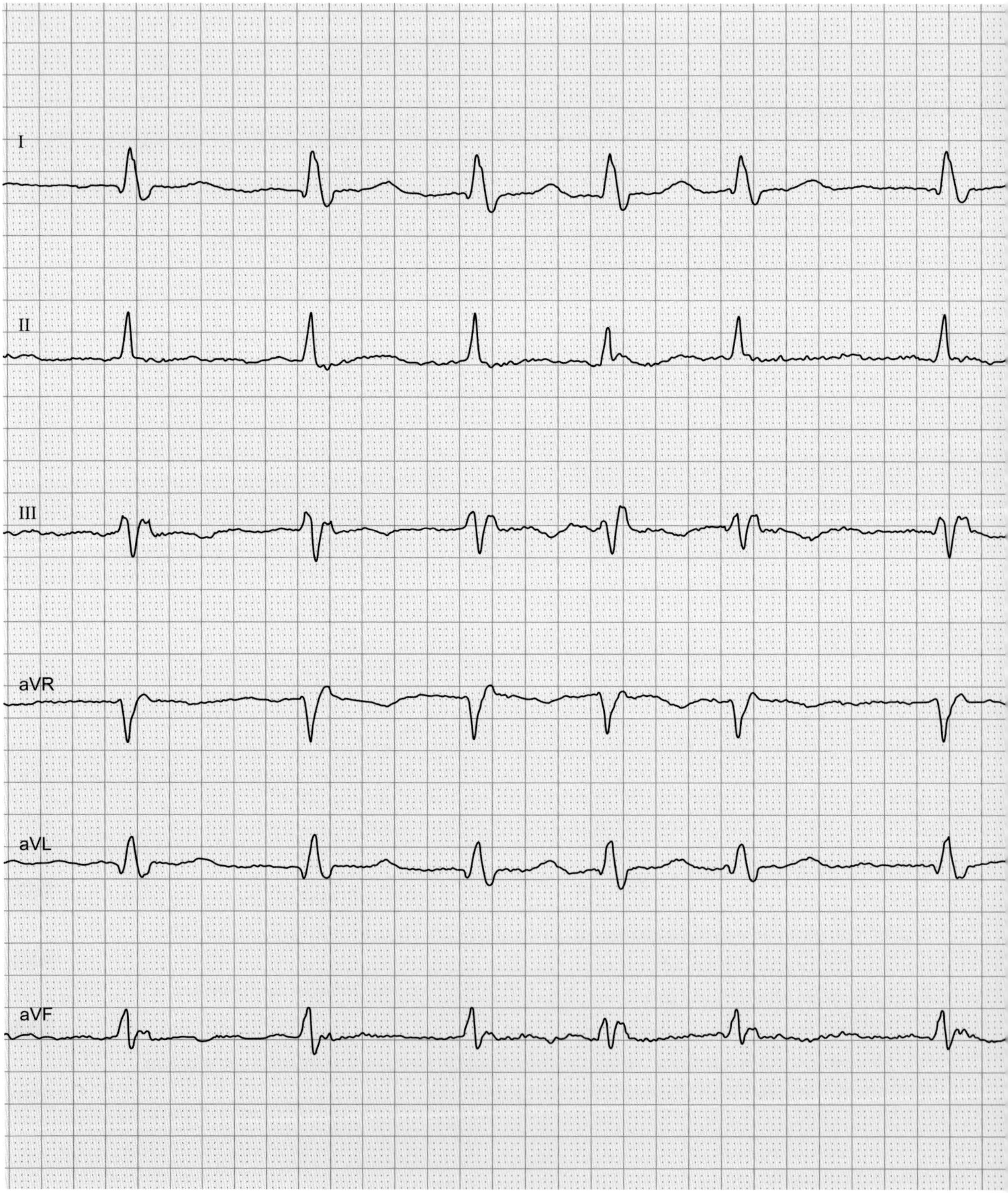
I
II
III
aVR
aVL
aVF

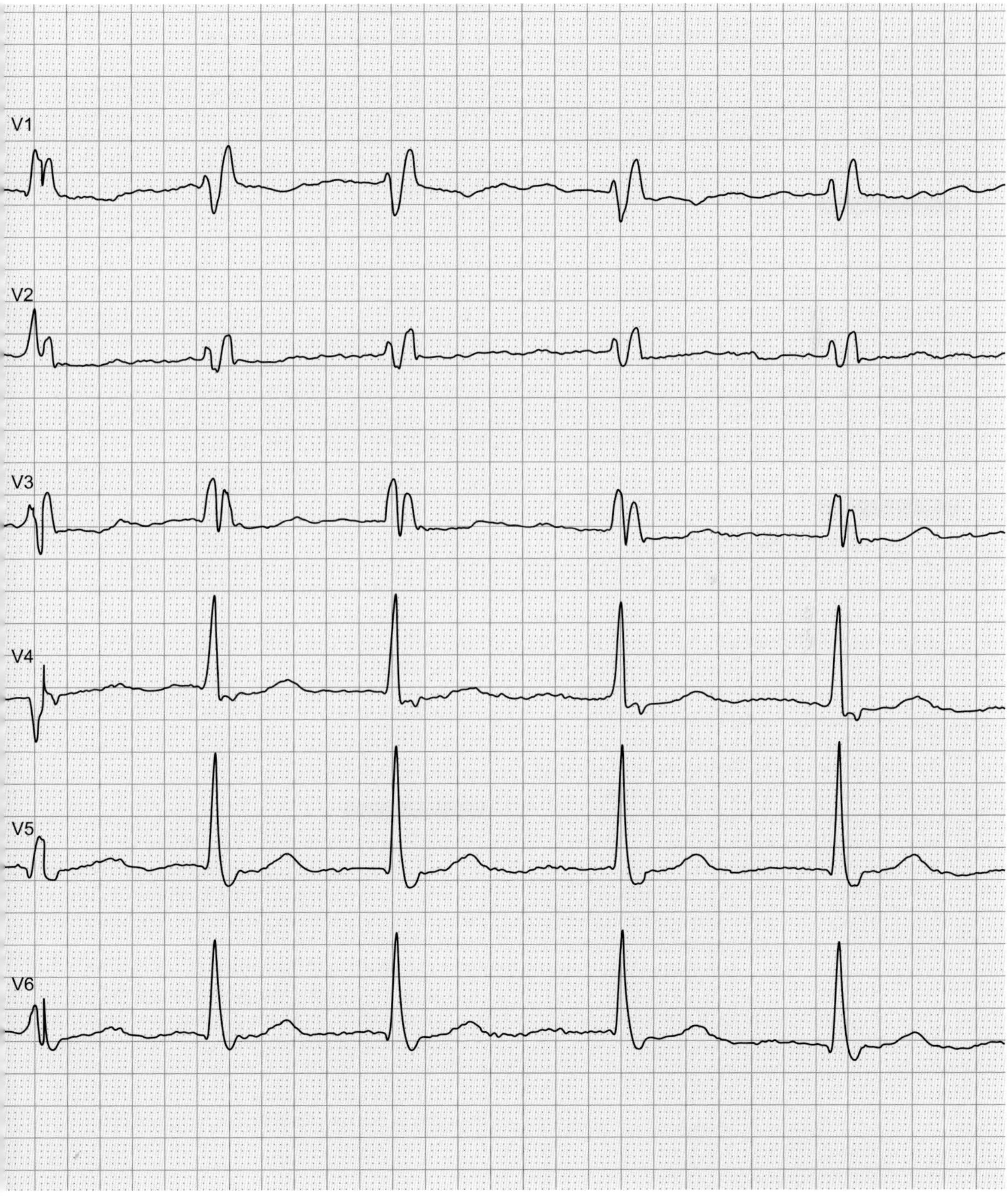
V1
V2
V3
V4
V5
V6

1. Vorhofflimmern als Verdachtsdiagnose
Es handelt sich allgemein um eine **paroxysmale Tachykardie.** Die vom Patienten empfundene Unregelmäßigkeit der Schlagabfolge lässt auf eine **absolute Arrhythmie** (bei **paroxysmalem Vorhofflimmern**) schließen.

2. EKG-Befund
Vorhofflimmern, Indifferenzlagetyp, Herzfrequenz: 111/min, **QRS-Breite: 110 ms (inkompletter Rechtsschenkelblock, QT-Zeit: 320 ms),** präterminal negatives T in V_1.
EKG-Diagnose: **tachykard übergeleitetes Vorhofflimmern.** Den inkompletten Rechtsschenkelblock erkennt man an der grenzwertig verlängerten QRS-Breite (100–120 ms) und der typischen rsR'-Konfiguration in V_1: Auf das rs folgt ein zweites, höheres R'.

3. Einteilung nach Verlaufsform
Man teilt Vorhofflimmern üblicherweise nach der Verlaufsform ein.

- **Paroxysmales Vorhofflimmern:** selbstlimitierend, definitionsgemäß innerhalb von 7 Tagen. Darunter fallen auch Patientinnen und Patienten, bei denen innerhalb dieses Zeitintervalls elektrisch oder medikamentös das Vorhofflimmern in den Sinusrhythmus überführt werden kann.
- **Persistierendes Vorhofflimmern:** keine spontane Limitierung innerhalb von 1 Woche; durch therapeutische Intervention jedoch Konversion in den Sinusrhythmus möglich.
- **Permanentes Vorhofflimmern:** Vorhofflimmern, das durch keine Maßnahme nachhaltig in den Sinusrhythmus zu konvertieren ist oder als Dauerzustand ohne weitere Therapieversuche akzeptiert wird. Sollte nach 1 Jahr bestehendem Vorhofflimmern wieder ein Sinusrhythmus angestrebt werden (meist durch Katheterablation), nennt man dieses Vorhofflimmern „long-standing persistent".

4. Vorhofflimmern: Symptomatik
Besonders bei der paroxysmalen Form kommt es zu folgenden typischen Symptomen: **Palpitationen** (unscharfer Sammelbegriff für das subjektive Gefühl von Herzklopfen, Herzrasen oder Herzstolpern), bei kritisch sinkendem Herzzeitvolumen infolge von Tachy- oder Bradyarrhythmia absoluta, **Dyspnoe** (vor allem unter Belastung), **Schwindel** und eventuell **präkollaptische und kollaptische Zustände,** selten auch **Synkopen.** Außerdem **Angst, Nervosität, Polyurie** (durch ANP-Ausschüttung unter muskulärem Stress, der auf die Vorhofwände wirkt). Für Therapieentscheidungen ist zu berücksichtigen, dass auch rezidivierendes Vorhofflimmern vielfach nicht wahrgenommen wird. Manche Episoden von Vorhofflimmern werden von den Patientinnen und Patienten deutlich bemerkt, andere wiederum überhaupt nicht. Viele Menschen sind unter Vorhofflimmern sogar dauerhaft beschwerdefrei, vor allem ältere Menschen mit permanentem Vorhofflimmern.
Zur besseren Klassifikation der Beschwerden des Vorhofflimmerns eignet sich die Stadieneinteilung der European Heart Rhythm Association (EHRA):

1. Keine Beschwerden, normale tägliche Aktivität nicht eingeschränkt
2. Milde Beschwerden, normale tägliche Aktivität nicht eingeschränkt
3. Schwere Beschwerden, normale tägliche Aktivität eingeschränkt
4. Massiv behindernde Beschwerden, normale tägliche Aktivität unmöglich

5. Mitralklappenvitium und Vorhofflimmern
Der Auskultationsbefund des Herzens legt den Verdacht auf eine symptomatische **Mitralklappeninsuffizienz** nahe. Mitralklappenvitien gehören zu den **häufigsten Risikofaktoren** für die Entwicklung von Vorhofflimmern bei jüngeren Patientinnen und Patienten: Die chronische Volumenbelastung bewirkt eine Dilatation des linken Vorhofs und einen Umbau von Muskel- zu Bindegewebe. Dadurch entsteht ein Substrat für Reentry-Erregungen. So bleibt auch nach einer Behandlung der Mitralklappeninsuffizienz das Risiko für Vorhofflimmern in den meisten Fällen dauerhaft erhöht.

24

Übelkeit, Erbrechen und Schwäche

Anamnese

Eine Freundin (37 J.), die mit ihrem drei Jahre alten Kind allein lebt, bittet Sie um einen Hausbesuch. Seit vier Tagen leide sie unter Fieber, Übelkeit und Erbrechen. Sie beschwert sich: *„Sobald die Kleinen in den Kindergarten gehen, fängt man sich wirklich alles ein!"* Bis zu fünfmal am Tag müsse sie sich übergeben. Jetzt fühle sie sich schon so schlapp, dass sie nicht einmal mehr die wenigen Meter bis zur hausärztlichen Praxis bewältigen könne.

Untersuchungsbefund

Die orientierenden körperlichen Untersuchungsbefunde sind bis auf trockene Schleimhäute und eine leichte Hypotonie unauffällig (geschätzter systolischer Blutdruck per gekonnter Radialispalpation: 100 mmHg). Sie nehmen Mutter und Kind mit in die Notaufnahme, in der Sie selbst in Teilzeit arbeiten. Das EKG stammt von dort.

1. Wie lautet der EKG-Befund?

2. Welche Elektrolytstörung vermuten Sie mit Blick auf die Symptomatik und das EKG, noch bevor die Laborwerte vorliegen?

3. Welche Ursache vermuten Sie bei der Patientin? Nennen Sie weitere ätiologische Faktoren dieser Elektrolytstörung.

4. Worin liegt die Gefahr dieser Elektrolytentgleisung?

5. Warum ist bei Patienten mit dieser Elektrolytstörung, die mit Digitalis behandelt werden, besondere Vorsicht geboten?

6. Kennen Sie das Phänomen der sog. frühen und späten Nachpotenziale?

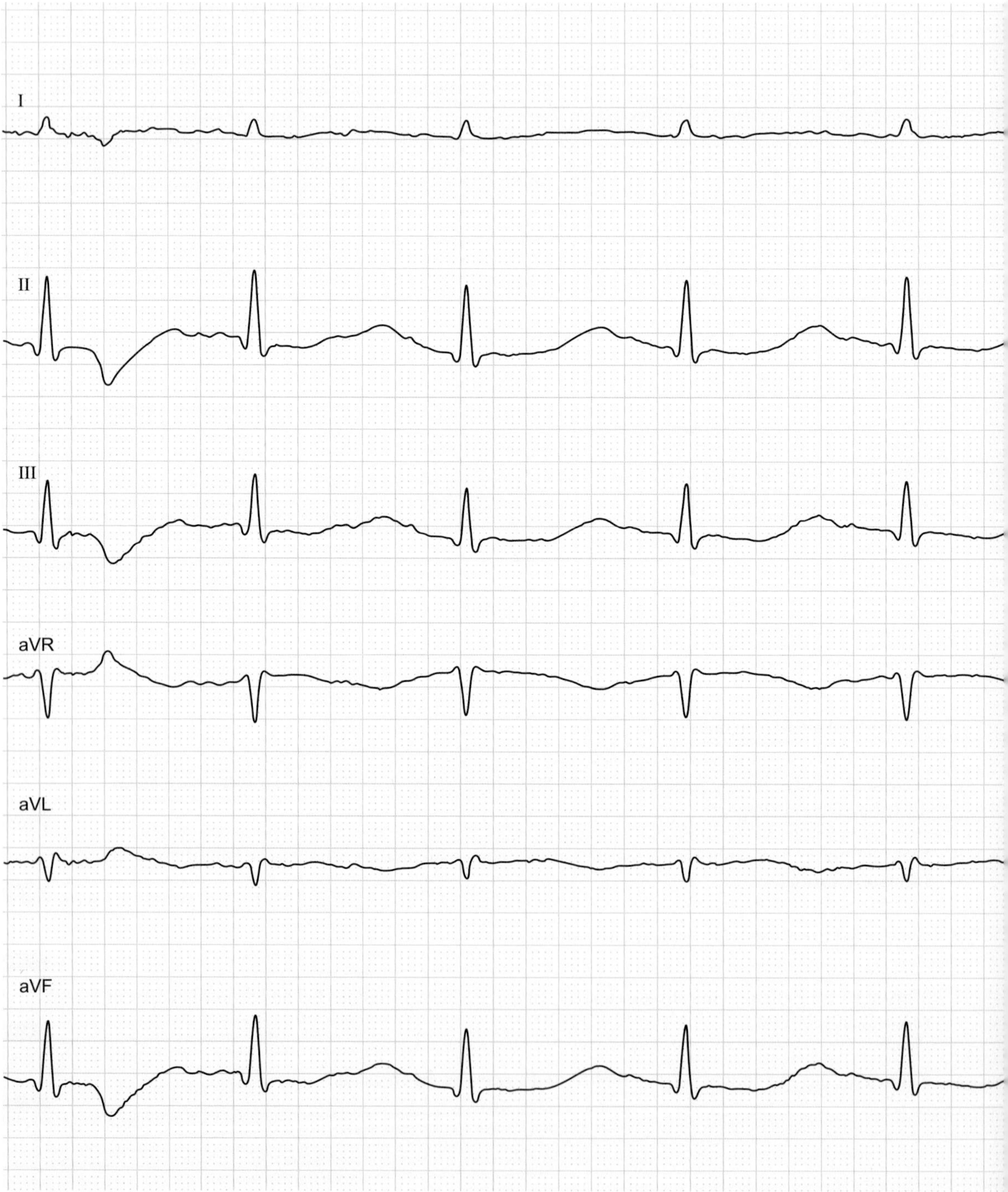
I
II
III
aVR
aVL
aVF

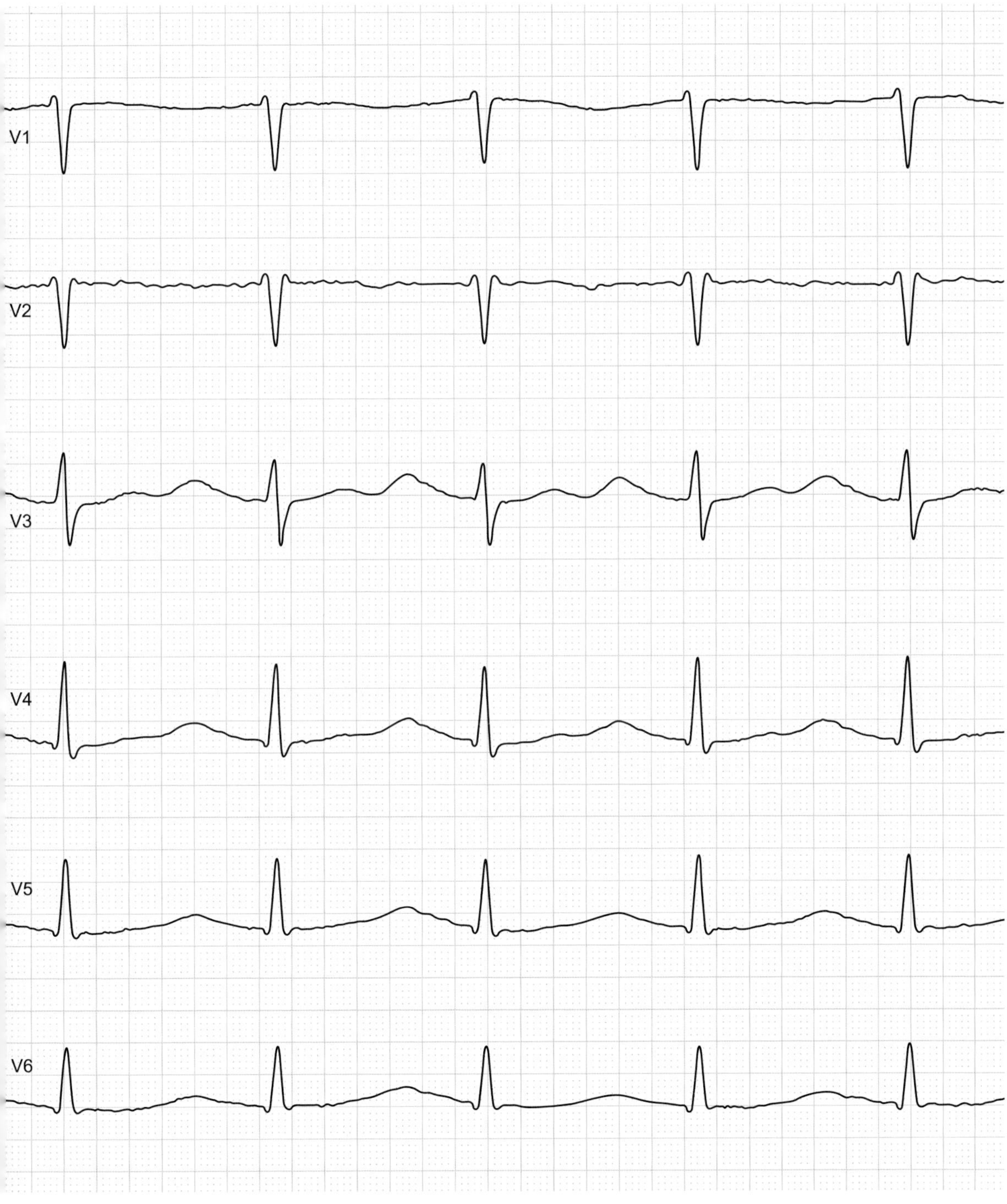
V1
V2
V3
V4
V5
V6

1. EKG-Befund

Sinusrhythmus, Herzfrequenz: 90/min, **Indifferenzlagetyp, AV-Block 1. Grades, flache bzw. fehlende T-Wellen** mit deutlichen **U-Wellen** (gut sichtbar in V_3). Die P-Wellen hängen am Ende der U-Wellen. Artefakt in den Extremitätenableitungen.
EKG-Diagnose: **V. a. Hypokaliämie**

2. Verdachtsdiagnose: Hypokaliämie

Flache T-Wellen und das Phänomen der U-Wellen sind Zeichen einer **Hypokaliämie.** Bei abfallenden Kaliumkonzentrationen kommt es zuerst zu einer flachen T-Welle, dann zu einer überhöhten U-Welle und bei sehr niedrigen Kaliumkonzentrationen zu einer T-U-Verschmelzungswelle. Nicht selten liegt das EKG vor den Laborergebnissen auf dem Tisch – daher ist es von Nutzen, entscheidende Hinweise auf eine Elektrolytstörung im EKG erkennen zu können.

MERKE

Flache T-Wellen besitzen keine spezifische Aussagekraft und können bei einer Vielzahl unterschiedlicher Bedingungen auftreten: Digitalistherapie, Myokarditis, Amyloidose, Tachykardie etc.

3. Hypokaliämie: Ursachen

Allgemeine Ursachen einer Hypokaliämie sind neben einer **verminderten Kaliumaufnahme** und **Verteilungsstörungen** in den Kompartimenten ein renaler oder gastrointestinaler **Kaliumverlust.** So führen häufiges Erbrechen (wie in unserem Fall), protrahierte Durchfallepisoden oder Laxanzienabusus zu enteralem Kaliumverlust. Eine vermehrte renale Exkretion von Kalium ist besonders bei älteren Menschen oft die Folge einer aggressiven Therapie mit Schleifendiuretika. Seltener sind für eine Hypokaliämie verantwortlich: Nephritiden, Hyperaldosteronismus, Hyperkortisolismus oder auch die polyurische Phase im akuten Nierenversagen.

4. Hypokaliämie: Gefahren

Die Gefahr einer Hypokaliämie besteht in der Neigung zu Herzrhythmusstörungen: Neben harmlosen **Extrasystolen** können sich **ventrikuläre Tachykardien** (u. a. Torsade-de-pointes-Tachykardien) und auch deutlich leichter ein **Vorhofflimmern** entwickeln. Generell sollten bei jeder Herzrhythmusstörung die Elektrolytwerte geprüft werden.

5. Digitalis und Elektrolyte

Besondere Vorsicht ist bei einer Digitalistherapie geboten, weil das Risiko für Herzrhythmusstörungen unter einer Hypokaliämie beträchtlich ansteigt. Daher müssen solche Patientinnen und Patienten besonders genau überwacht werden. Bei digitalisierten Patientinnen und Patienten sollte ein hochnormaler Kaliumwert angestrebt werden.

6. Frühe und späte Nachpotenziale

Nachpotenziale sind nur mittels signalgemittelter EKG-Ableitungen zu detektieren. Sie sind u. a. Folge von Antiarrhythmika oder einer Reperfusion nach Eröffnung eines Koronargefäßes beim Infarkt. **Frühe Nachpotenziale** entsprechen einer verzögerten Repolarisation, **späte Nachpotenziale** einer spontanen, vorzeitigen Depolarisation. Beide Varianten können zu höhergradigen Herzrhythmusstörungen führen, bis hin zur Kammertachykardie.

25

Schwindel unter Belastung

Anamnese

Nachdem Sie sich im Urlaub als Arzt geoutet haben, klagt die Wirtin einer familiären Pension in Südspanien über starken Schwindel. Besonders heftig werde der Schwindel bei der Küchenarbeit. Die Beschwerden sollen in den letzten Tagen noch deutlich zugenommen haben. Schon bei der kleinsten Anstrengung könne sie sich kaum noch auf den Beinen halten. Die Wirtin macht einen eher beratungsresistenten Eindruck und will weiter ihre Gäste versorgen. Nach viel Überzeugungsarbeit fahren Sie mit ihr in eine nahe gelegene Klinik. Ruhig im Bett liegend fühlt sie sich dort beschwerdefrei. Die spanische Kollegin legt Ihnen das frisch abgeleitete EKG vor.

Untersuchungsbefund

Bei der orientierenden Untersuchung noch in der Ferienunterkunft erheben Sie bei der 85-jährigen, rüstigen Patientin folgende Befunde: Herzaktion bradykard und regelmäßig. Lunge frei. Abdomen weich. Keine Ödeme.

1. **Welchen EKG-Befund erheben Sie?**
2. **Wodurch unterscheiden sich die beiden Varianten des vorliegenden Befunds im EKG? Ist dies von klinischer Relevanz?**
3. **Welche Variante des Blocks liegt hier vor?**
4. **Mit welchen Maßnahmen ließe sich eine Differenzierung zwischen den Varianten vornehmen?**
5. **Was versteht man unter einem Adam-Stokes-Anfall?**
6. **Wie würden Sie bei dieser Patientin weiter vorgehen? Vor welchen Komplikationen warnen Sie die weiterbetreuenden Kollegen?**

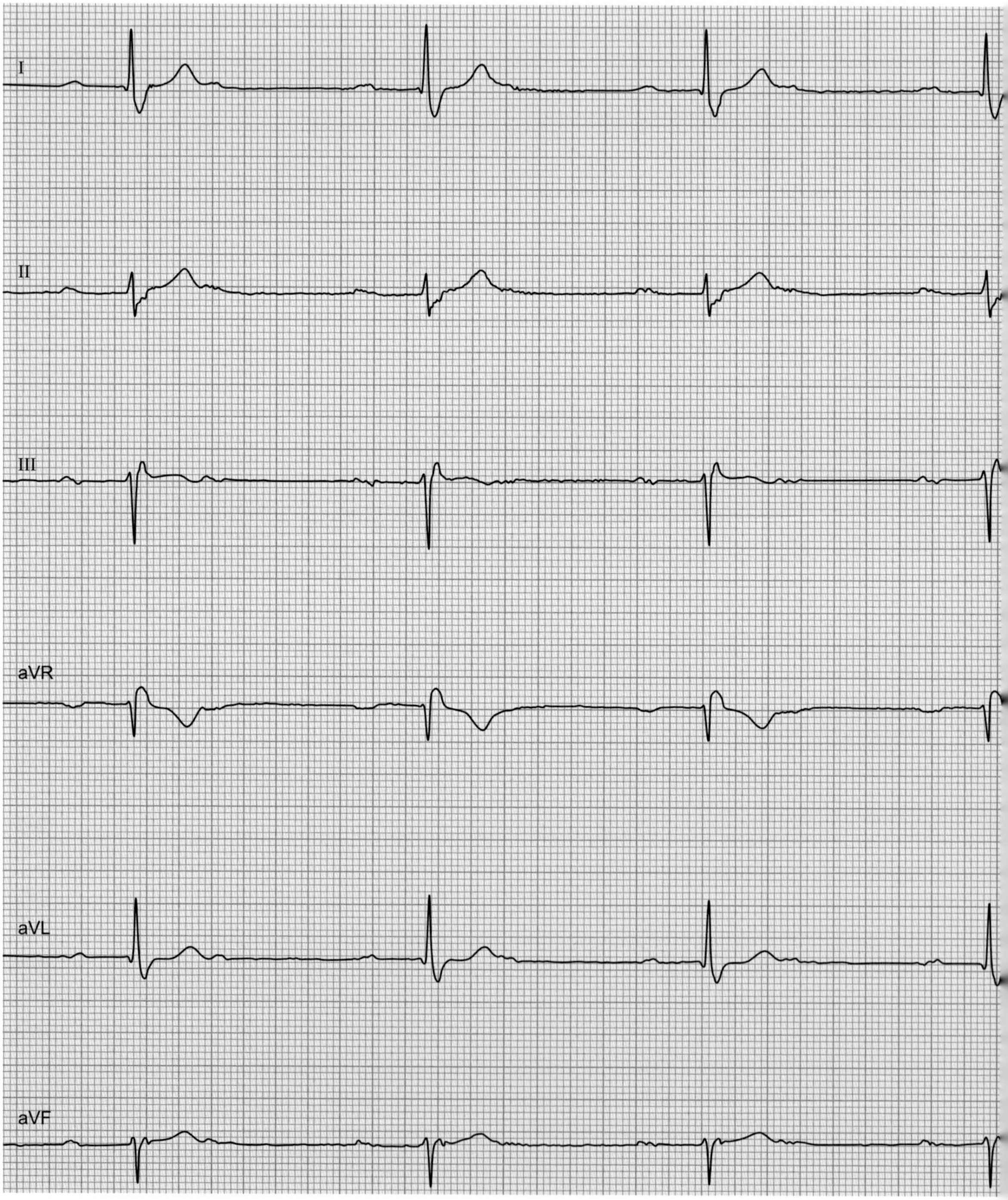
I
II
III
aVR
aVL
aVF

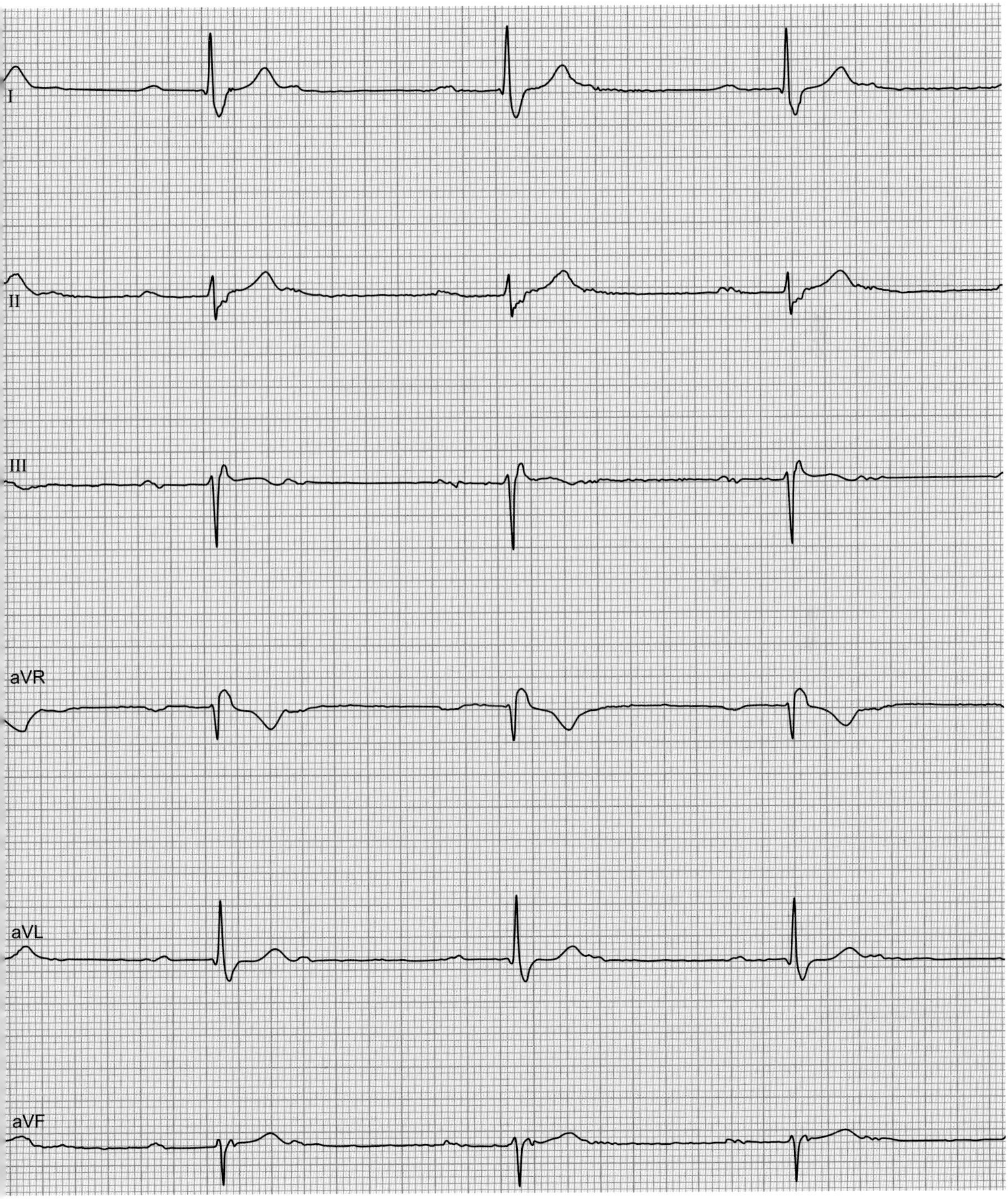
I
II
III
aVR
aVL
aVF

1. EKG-Befund
Überdrehter Linkslagetyp, Herzfrequenz: 67/min, **AV-Block 2. Grades** mit 2:1-Überleitung. Hier wurde ein langer Streifen mit ausschließlich Extremitätenableitungen angefertigt. Nach jeder T-Welle erkennt man eine P-Welle, auf die kein QRS-Komplex folgt. Erst die nächste Vorhofaktion leitet wieder über.
EKG-Diagnose: **AV-Block 2. Grades mit 2:1-Überleitung**

2. AV-Block 2. Grades: Formen, Kriterien, klinische Relevanz
Beim AV-Block 2. Grades sind im EKG mehr P-Wellen als QRS-Komplexe zu sehen, d. h., nicht jede Vorhofaktion führt zu einer Kammererregung. Die beiden Varianten tragen die Bezeichnungen Wenckebach (bzw. Mobitz I) und Mobitz (bzw. Mobitz II):

- Beim **Wenckebach-Block** finden sich immer länger werdende PQ-Zeiten, bis ein QRS-Komplex ausfällt. Darauf folgt eine eher kurze Überleitungszeit. Der Wenckebach-Block gilt als benigne und geht nur in Ausnahmefällen mit Schwindel und Synkopen einher. Nicht selten zeigt ein Langzeit-EKG bei jüngeren Menschen nächtliche Phasen einer Wenckebach-Systematik, die keinen Krankheitswert besitzen.
- Der **Mobitz-Block** folgt dem Alles-oder-nichts-Prinzip: Bei konstant bleibender PQ-Zeit wird das Vorhofsignal übergeleitet oder nicht. Kommt es nach einer Phase mit 1:1-Überleitung zu einer 2:1-Überleitung ohne Änderung der PQ-Zeiten, sind die Kriterien für einen Mobitz-Block erfüllt. Diese Variante besitzt eine deutlich ungünstigere Prognose, da sie leicht in einen **totalen AV-Block** degenerieren kann. Deshalb stellt der AV-Block Mobitz (Mobitz II) eine prognostische Schrittmacherindikation dar.

3. AV-Block 2. Grades mit 2:1-Überleitung
Ein AV-Block 2. Grades mit 2:1-Überleitung sollte man zunächst nur als 2:1-Blockbild bezeichnen, analog spricht man auch vom 3:1- oder 4:1-Block, angloamerikanisch auch „high-grade block" genannt. Ob ein Wenckebach- oder Mobitz-Typ vorliegt, lässt sich in einem einzelnen Ruhe-EKG ohne weitere Diagnostik nicht zweifelsfrei differenzieren. Möglich sind beide Varianten: eine Wenckebach-Periodik, bei der schon jede zweite Aktion nicht mehr übergeleitet wird (das Bild einer verlängerten PQ-Zeit wird quasi übersprungen), oder ein Mobitz-Block mit einer 2:1-Überleitung.

MERKE
Der Wenckebach-Block (Mobitz I) ist anatomisch meist oberhalb des His-Bündels, der Mobitz-Block (Mobitz II) oft unterhalb des His-Bündels lokalisiert.

4. Wenckebach und Mobitz: Differenzierung und klinische Relevanz
Da allein durch ein EKG die klinische Signifikanz des AV-Blocks nicht weiter bestimmt werden kann, werden Maßnahmen nötig, um die klinische Bedeutung des AV-Blocks genauer zu ergründen:

- **Körperliche Belastung des Patienten:** Durch die Vagolyse mit Sympathikusaktivierung unter Belastung nimmt die Blockierungsaktivität beim Wenckebach-Typ ab. Dagegen kann bei Patientinnen und Patienten mit einem Mobitz-Block die belastungsinduziert zunehmende Herzfrequenz noch schlechter übergeleitet werden, wodurch eine 3:1- oder 4:1-Überleitung entstehen kann. Die Ventrikelfrequenz wird dem physiologischen Bedarf nicht mehr gerecht, und der AV-Block wird symptomatisch.
- Die **Gabe von Atropin** wirkt parasympatholytisch: Ähnlich wie unter körperlicher Belastung verbessert sich die Überleitung am AV-Knoten: Der Wenckebach-Block nimmt ab (die Herzfrequenz steigt). Der Mobitz-Block dagegen kann unter steigender Sinusknotenfrequenz von einem 2:1- in einen 3:1-Block übergehen, wodurch die Herzfrequenz sinkt. Atropin kann bei einem Mobitz-Block also kontraproduktiv wirken.
- Eine **Karotissinusmassage** erzeugt das Gegenteil: Der Vagus wird stimuliert und bremst die

Überleitung im AV-Knoten. Bei einem Wenckebach-Block kommt es zu einer Verlangsamung der Kammerfrequenz, da der AV-Knoten unter dem Einfluss des Vagus geringer überleitet. Der Mobitz-Block kann jedoch aufgrund des vagal verlangsamten Sinusknotenrhythmus in eine 1:1-Überleitung übergehen, wodurch die Kammerfrequenz unter abnehmender Blockierung zunimmt.

- Eine sichere Zuordnung gelingt manchmal nur durch eine **elektrophysiologische Untersuchung (EPU):** Dabei kann u. a. eine Leitungsverzögerung zwischen His-Bündel und Ventrikel ermittelt werden, die sog. HV-Zeit. Eine verlängerte HV-Zeit (> 100 ms) ist ein ungünstiges Zeichen und kann die Indikation für eine Herzschrittmacherimplantation darstellen.

Aufgrund der markanten Symptomatik mit eindeutiger Verschlechterung unter Belastung muss im vorliegenden Fall ein „infrahisärer" AV-Block 2. Grades angenommen werden.

5. Adam-Stokes-Anfall: Definition und Ätiologie

Ein Adam-Stokes-Anfall ist eine kardiogene Synkope im Sinne **einer plötzlich eintretenden kurzen Bewusstlosigkeit, die infolge einer Asystolie entsteht.** Gründe können AV-Blockierungen, SA-Blockierungen oder Pausen beim Sick-Sinus-Syndrom sein. Typischerweise setzt die Bewusstlosigkeit fulminant ohne Prodromi ein, wodurch es oft zu gefährlichen Stürzen mit Verletzungen am Kopf kommt.

6. Prozedere bei symptomatischem AV-Block 2. Grades

Offensichtlich liegt in diesem Fall eine eher stabile Situation vor, dennoch sollte die Patientin eine stationäre Monitorüberwachung erhalten. Dies ist sinnvoll, da bei Patientinnen und Patienten mit einem anhaltenden AV-Block eine Reihe von Komplikationen auftreten können:

- Die Bradykardie kann symptomatisch werden: Die Betroffenen spüren dann Luftnot unter Belastung und Schwindel oder haben das Gefühl, ohnmächtig zu werden.
- Es können höhergradige Blockierungen (AV-Block 3. Grades) entstehen, die zu zunehmender Bradykardie oder sogar zu einer kurzen Asystolie führen können, wenn der Ersatzrhythmus nicht rechtzeitig genug einspringt.
- Die Bradykardie kann besonders bei vorgeschädigten Herzen zu einer akuten Herzinsuffizienz mit Belastungsdyspnoe bis zum Lungenödem führen.
- Bei anhaltender Asystolie aufgrund des AV-Blocks kommt es zum Erliegen der Blutzirkulation, und es muss eine umgehende kardiopulmonale Reanimation erfolgen.

Unter Monitorüberwachung können Katecholamine wie Adrenalin gegeben oder eine provisorische **Schrittmacherelektrode** über einen venösen Zugang gelegt werden, bevor eine endgültige Versorgung mit einem Zwei-Kammer-Schrittmacher erfolgt.

WAS WÄRE, WENN ...

- ... die Patientin von einem Zeckenbiss berichten würde, der sich vor 3 Wochen ereignet hat?

Dann muss an eine akute Lyme-Karditis durch Infektion mit Borrelien gedacht werden. Bei Nachweis einer akuten Infektion könnte eine Antibiotikatherapie die Indikation zur Schrittmacherimplantation in den Hintergrund rücken.

- ... die Patientin dauerhaft Digitalis einnehmen würde?

Dann wäre die Messung des Digitalisspiegels sinnvoll, und bei Verdacht auf eine Überdosierung (sofern die Patientin klinisch stabil ist) wäre die Schrittmacherimplantation vorerst zurückzustellen.

26

Luftnot unter Schrittmachertherapie

Anamnese

Ein älterer Mann betritt die Notaufnahme. Schon nach wenigen Schritten muss er sich hinsetzen und nach Luft schnappen. Bevor Sie die Anamnese erheben können, schimpft er (soweit es seine Atemnot zulässt): *„Mein Kardiologe hat mich zu diesem blöden Herzschrittmacher überredet. Und jetzt geht es mir schlechter als vorher!"* Später gelingt es Ihnen, ein Anamnesegespräch zu führen. Vor 10 Tagen wurde ein Schrittmachersystem implantiert, nachdem sich – so geht es aus dem Arztbrief hervor – im Langzeit-EKG mehrere Pausen von über 10 Sekunden präsentiert hatten. Die Implantation wurde ambulant in einer großen Praxis durchgeführt. Der Befund einer Echokardiografie, den der Patient aus seiner Tasche hervorkramt, beschreibt eine intakte Herzfunktion ohne relevante Herzklappenvitien. Als einzige bekannte Vorerkrankung ist eine Psoriasis erwähnt.

Untersuchungsbefund

Bei der körperlichen Untersuchung fallen Ihnen sofort eine Tachykardie und eine Tachypnoe auf. Der Patient ist blass und hat kalten Schweiß auf der Stirn. Herz: Herztöne sehr leise, regelmäßig, Frequenz etwa 120/min. Lunge: mittelblasige Rasselgeräusche beidseits basal. Extremitäten: Knöchelödeme beidseits. Röntgen Thorax im Liegen: stark vergrößerte Herzsilhouette mit Verdacht auf auslaufende Pleuraergüsse beidseits.

1. **Erheben Sie einen EKG-Befund. Warum sind trotz des Herzschrittmachers keine Spikes zu sehen?**
2. **Nennen Sie Differenzialdiagnosen bei dieser EKG-Auffälligkeit und stellen Sie eine Verdachtsdiagnose.**
3. **Welche Möglichkeiten stehen zur Verfügung, um diese Diagnose zu bestätigen?**
4. **Nennen Sie drei weitere mögliche Ursachen für Ihre vermutete Diagnose.**
5. **Wie nennt man die Maximalvariante dieser pathologischen Situation? Wie sieht dabei die Therapie aus?**
6. **Kennen Sie den Begriff „elektrisches Alternans"?**

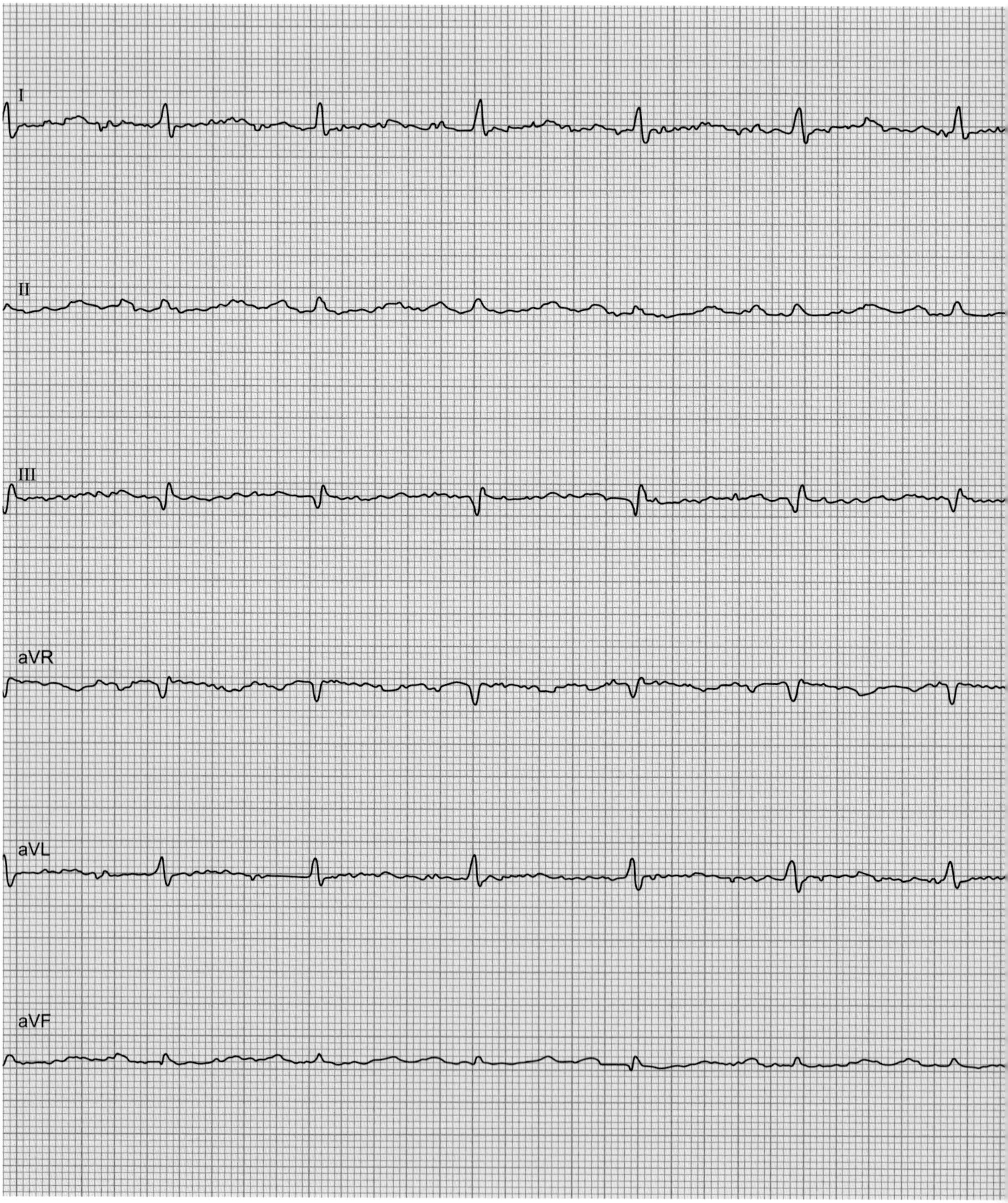
I
II
III
aVR
aVL
aVF

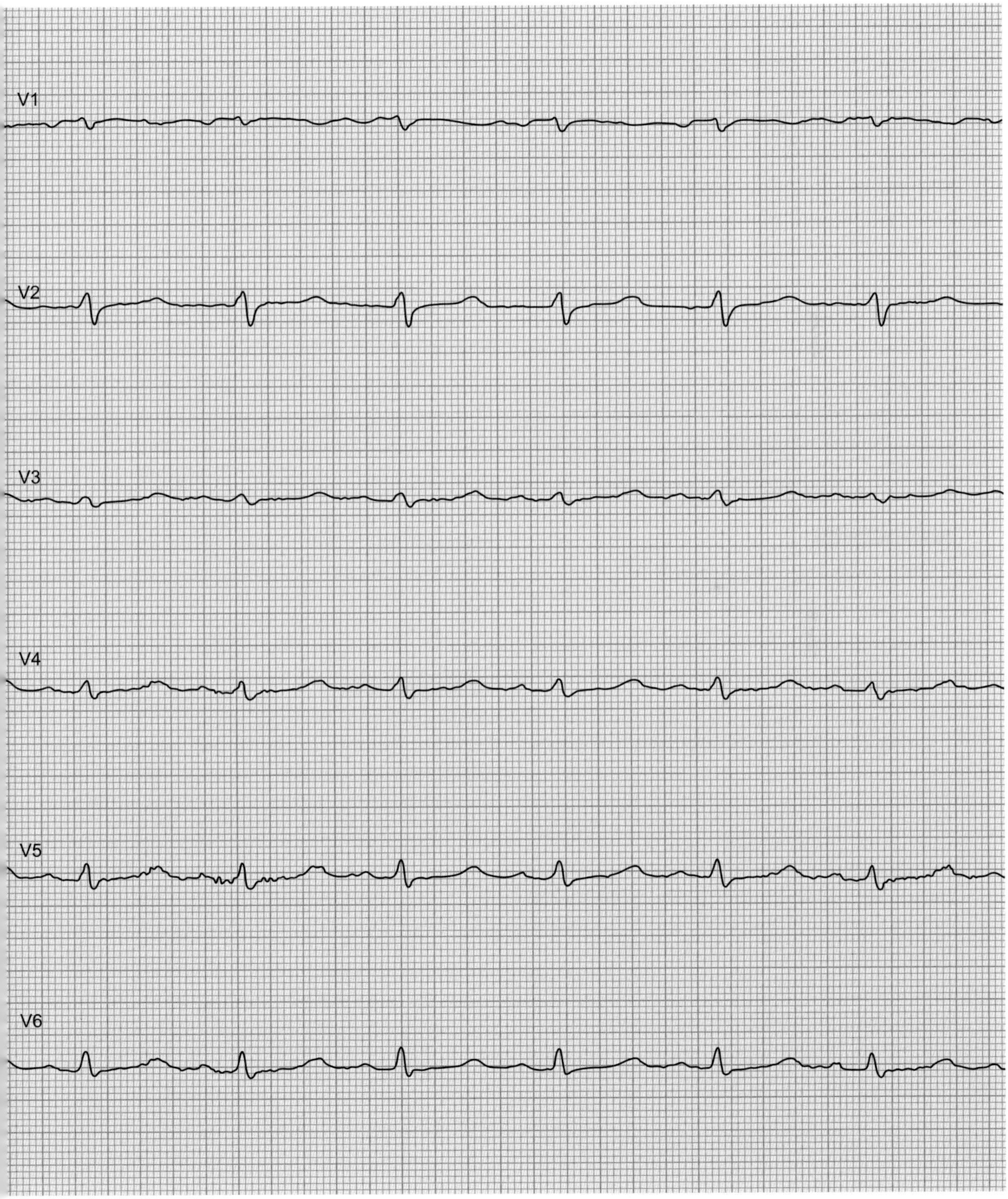
V1
V2
V3
V4
V5
V6

1. EKG-Befund

Sinusrhythmus, Linkslagetyp, Herzfrequenz: 122/min, PQ-Zeit: 140 ms, QRS-Breite: 70 ms, QT-Zeit: 290 ms, kleines Q in III, Niedervoltage in den Extremitäten- und Brustwandableitungen, Erregungsrückbildung unauffällig.

EKG-Diagnose: **Sinustachykardie und Niedervoltage**

Das Fehlen der Schrittmacherzacken liegt daran, dass die eigene Herzfrequenz über der programmierten unteren Grenzfrequenz liegt. Auch scheint kein AV-Block vorzuliegen (es besteht eine kurze Überleitungszeit). Die Herzschrittmacherfunktion wird also im Augenblick nicht benötigt.

MERKE

Von **Niedervoltage** spricht man bei Amplituden in den Extremitätenableitungen von jeweils ≤ 0,5 mV oder in der Summe von < 1,5 mV. Für die Brustwandableitungen gilt eine Grenze von 0,7 mV.

2. Differenzial- und Verdachtsdiagnose

Für eine Niedervoltage kann es verschiedene Ursachen geben:

- **Myokardial:** toxische Myokardveränderungen, Hypothyreose, Speichererkrankungen wie z. B. Amyloidose
- **Perikardial:** Perikarderguss
- **Extrakardial:** Ödeme, Pneumothorax, Emphysemthorax, Adipositas

Die Zusammenschau von Anamnese, akuter Dyspnoe, Tachykardie sowie EKG-Befund lenkt den Verdacht auf einen akuten **Perikarderguss.** Vermutlich ist dieser als perioperative Komplikation der Herzschrittmacherimplantation entstanden, indem eine der beiden Elektroden das Myokard perforiert hat (in den allermeisten Fällen geschieht dies durch die Vorhofelektrode aufgrund der Dünnwandigkeit des Vorhofmyokards). Schon ab wenigen hundert Millilitern behindert ein Perikarderguss die Arbeit des Herzens deutlich und wird dadurch hämodynamisch relevant.

3. Diagnostik beim Perikarderguss

Bei einem großen Perikarderguss kann in manchen Fällen ein „Pulsus paradoxus“ palpiert werden. Dabei schwankt der Blutdruck gegensinnig zur Atmung: Bei Einatmung nimmt der Blutdruck um mindestens 10 mmHg ab, bei Ausatmung um mindestens 10 mmHg zu. Dies ist Ausdruck der „Fesselung“ des Herzens durch einen Perikarderguss.

Eine **Röntgenaufnahme des Thorax** ist bei Dyspnoe ohnehin meist indiziert, liefert aber nur unspezifische Hinweise: Ein großer Perikarderguss bildet sich als breite Herzsilhouette auf dem Röntgenbild ab. Manchmal sind auch direkte kardiale Stauungszeichen zu sehen. Beide Auffälligkeiten finden sich aber auch bei einer dilatativen Kardiomyopathie. Die Methode der Wahl ist die **Echokardiografie,** anhand derer die Ergussgröße semiquantitativ und eine hämodynamische Relevanz objektiviert werden können. Sieht man in der Echokardiografie die Kompression des rechten Ventrikels durch den Erguss oder sogar das Phänomen des **Swinging Heart,** bei dem das Herz bei jedem Herzschlag im Perikarderguss hin- und herpendelt, sollte ohne größeren Zeitverlust Abhilfe geschaffen werden. Auch andere bildgebende Verfahren kommen zum Einsatz, z. B. eine Computertomografie.

4. Ursachen eines Perikardergusses

Perikardergüsse sind sehr oft idiopathischer Natur. Daneben treten folgende Ursachen am häufigsten auf:

- **Perikarditis:** Bei einer Polyserositis im Rahmen einer rheumatischen Erkrankung (z. B. beim systemischen Lupus erythematodes) können sich neben einem Perikarderguss auch Pleuraergüsse und Aszites bilden. Das *Dressler-Syndrom* bezeichnet eine Perikardentzündung nach Myokardinfarkt oder Herzoperation. Weiterhin gibt es Perikardergüsse beim rheumatischen Fieber (parainfektiös) infolge einer viralen Perimyokarditis und bei Urämie (sog. Zottenherz). Im Rahmen von neoplastischen Erkrankungen können sich maligne Perikardergüsse entwickeln.

- **Trauma:** Das Perikard kann durch eine traumatische Rippen- oder Sternumfraktur verletzt werden und sich mit Flüssigkeit füllen. Auch bei Messerstichverletzungen kann es leicht zu Perikardergüssen kommen.

Iatrogen: Durch Gefäßruptur bei einer Ballondilatation, Perforation mit einem koronaren Interventionsdraht oder einer Schrittmachersonde kann es zu einem hämorrhagischen Perikarderguss kommen. Nach einer Herzoperation kann sich ebenfalls Exsudat oder Blut im Herzbeutel sammeln. Auch im Rahmen einer **Aortendissektion** kann ein Perikarderguss entstehen. Dieser fällt in der Ultraschalluntersuchung manchmal eher ins Auge als die Dissektionsmembran selbst.

5. Perikardtamponade

Die Maximalvariante des Perikardergusses ist die lebensgefährliche **Herzbeuteltamponade.** Zunächst dekompensiert die Funktion des rechten Herzens, sodass es zum Rückstau von Blut in die Hohlvenen kommt. Unbehandelt entsteht dabei ein konsekutives Linksherzversagen mit Blutdruckabfall und kardiogenem Schock. Die klinische Relevanz eines Perikardergusses hängt auch maßgeblich vom Zeitverlauf seines Entstehens ab: Eine Blutung von nur 200 ml kann schon zur Herzbeuteltamponade führen, während ein maligner Erguss von 1.000 ml, der über Monate entstanden ist, dem Perikard dadurch genügend Zeit zur Adaptation gibt und daher möglicherweise wenig symptomatisch ist.

Die Therapie erfolgt durch notfallmäßige **Punktion und Drainage des Ergusses.** Dabei wird eine Hohlnadel unterhalb des Xyphoids nach retrosternal vorgeschoben. Diese relativ risikobehaftete Prozedur erfolgt normalerweise unter echokardiografischer oder radiologischer Kontrolle. Alternativ kann die Entlastung operativ erfolgen.

6. Elektrisches Alternans

Der Begriff „elektrisches Alternans" bedeutet, dass **QRS-Komplexe abwechselnd ihre Amplitude ändern.** Kleinerer und größerer Ausschlag wechseln sich regelmäßig ab. Beim Perikarderguss ist diese Erscheinung Ausdruck des „Swinging Heart".

WAS WÄRE, WENN ...

- ... es sich um ein wiederholtes Rezidiv eines Perikardergusses handeln würde?

Dann bestünde die Option einer operativen Perikardfensterung, die einen Abfluss in die Pleurahöhle ermöglicht.

- ... es sich um einen ausgesprochen adipösen Patienten handeln würde?

Dann wäre die Aussagekraft der Niedervoltage geringer. Je nach Symptomatik muss ein lebensbedrohlicher Perikarderguss immer sonografisch ausgeschlossen werden.

27

Engegefühl trotz Nitroglyzerin

Anamnese

Als Urlaubsvertretung sind Sie in einer ländlichen Praxis tätig. Mit sorgenvoller Miene erscheint der pensionierte ehemalige Dorfpfarrer: Vor 10 Jahren habe er einen Herzinfarkt erlitten, und nun bestünden seit längerer Zeit wieder ähnliche Beschwerden wie damals. Schon bei leichtester Anstrengung wie etwa beim Ankleiden spüre er ein Engegefühl im Brustkorb. Bei Gebrauch seines Nitrosprays trete sofortige Besserung ein. Seit Jahren ist ein Vorhofflimmern bekannt. Medikation: Carvedilol 12,5 mg, Enalapril 10 mg, Isosorbiddinitrat 60 mg, Molsidomin 8 mg retard, Phenprocoumon nach INR-Wert.

Untersuchungsbefund

Gepflegter, zurückhaltender Patient in gutem Allgemein- und Ernährungszustand. Herzaktion rhythmisch, Herztöne rein, Frequenz etwa 70/min. Lunge auskultatorisch frei. RR 145/75 mmHg.

1. **Beurteilen Sie das EKG.**
2. **In welchem Bereich des Myokards hat der Infarkt wahrscheinlich stattgefunden? Welches Gefäß war vermutlich hauptsächlich betroffen?**
3. **Erklären Sie den Begriff „R-Progression".**
4. **Warum kann das Ruhe-EKG zur Beurteilung der bekannten koronaren Herzerkrankung hier nicht weiterhelfen?**
5. **Schildern Sie Vor- und Nachteile sowohl interventioneller als auch operativer Methoden koronarer Revaskularisationstherapien.**
6. **Wie würden Sie bei diesem Patienten diagnostisch und therapeutisch weiter vorgehen?**

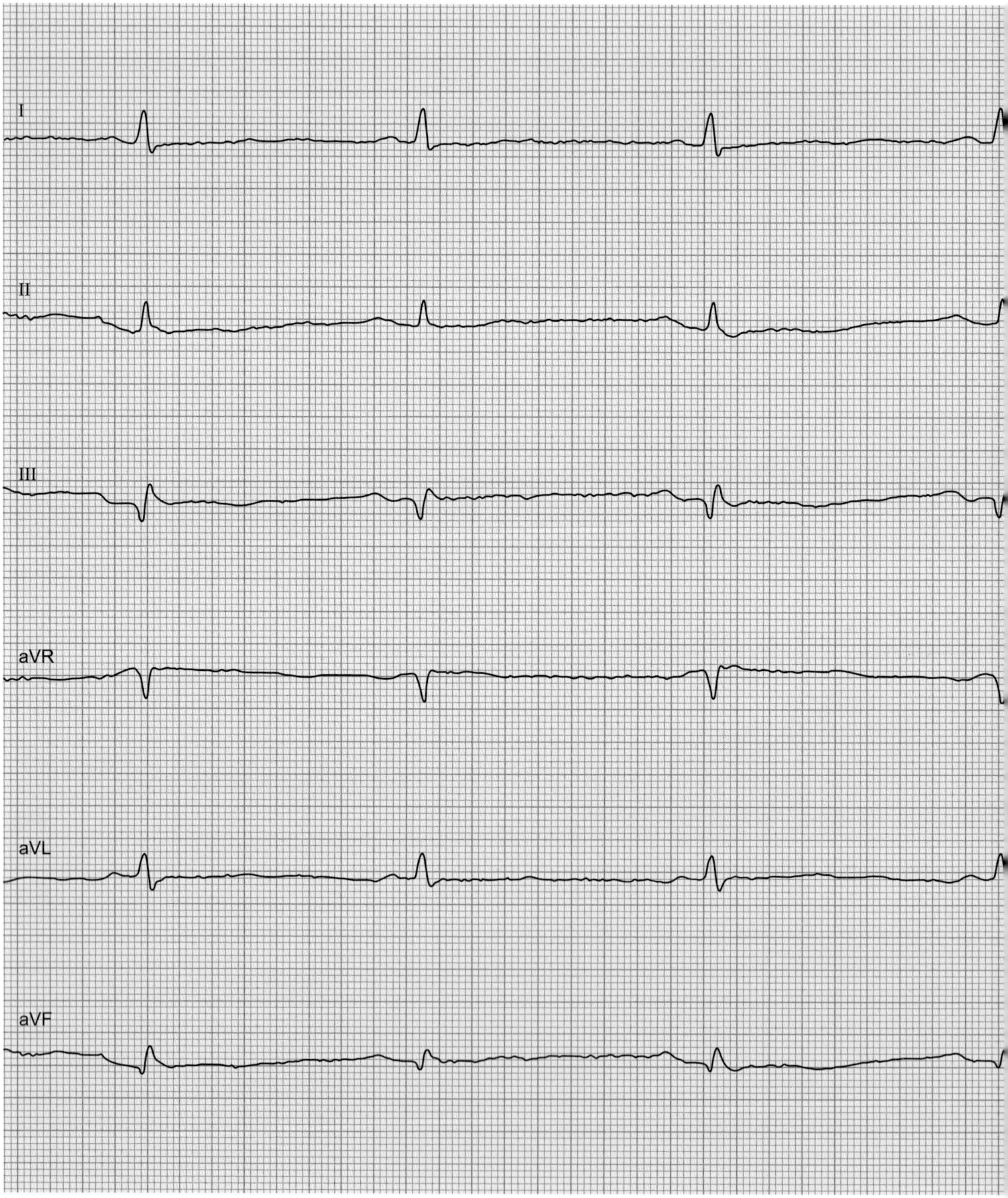
I
II
III
aVR
aVL
aVF

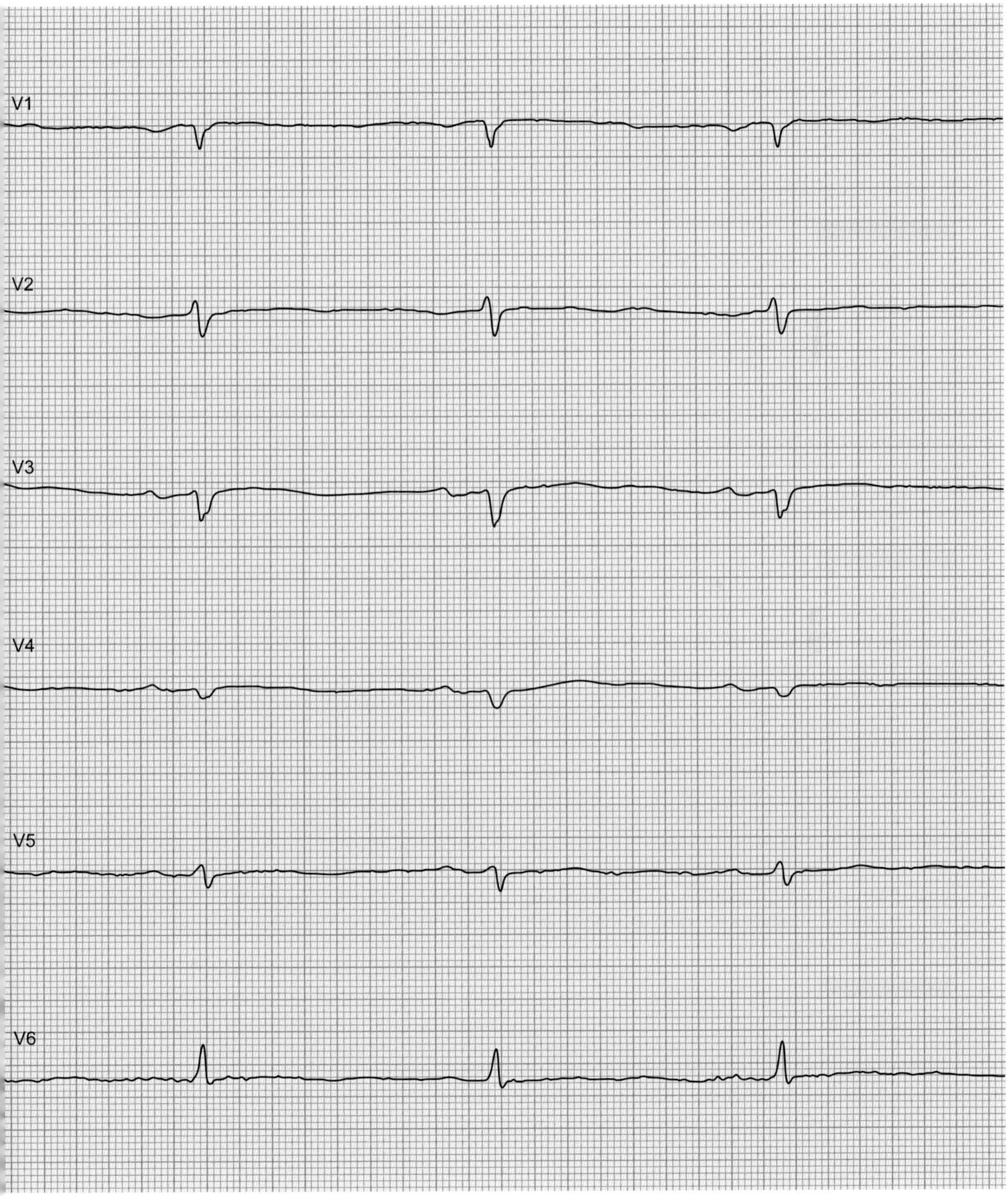
V1
V2
V3
V4
V5
V6

1. EKG-Befund

Sinusrhythmus, Herzfrequenz: 68/min, Linkslagetyp, PQ-Zeit: 150 ms, QRS-Breite: 60 ms, QT-Zeit: 390 ms, Q in III, aVF. Fehlende R-Progression bzw. **R-Verlust** in V_3 und V_4 bei ubiquitär flachen Endstrecken.

EKG-Diagnose: **V.a. länger zurückliegenden Vorderwand-Myokardinfarkt**

2. Lokalisation des alten Infarkts per EKG

Der R-Verlust in V_3 und V_4 entspricht dem Bereich der **Vorderwand.** Es muss sich daher um einen früher stattgehabten Vorderwandinfarkt handeln. Bei den meisten Menschen gehören große Teile der Vorderwand zum Stromgebiet des Ramus intraventricularis anterior (**RIVA**), unter Klinikern meist mit der englischen Bezeichnung **LAD** („left anterior descending artery") bezeichnet. Weiterhin weist das Q in III und aVF auf eine inferiore Infarktlokalisation im Versorgungsgebiet der rechten Koronararterie (**RCA**) hin.

3. R-Progression

Normalerweise verschiebt sich von V_1–V_6 das Amplitudenverhältnis zwischen R- und S-Zacke zugunsten der R-Zacke: R-Progression genannt. Spätestens bei V_4 sollte die R-Zacke schon größer als die S-Zacke sein. Wenn dies nicht der Fall ist, spricht man von einem **verspäteten R-S-Umschlag** bzw. bei fehlendem R von einem **R-Verlust.** Um keine abgelaufenen Vorderwandinfarkte zu übersehen, sollte die R-Progression bei jeder EKG-Beurteilung überprüft werden. Differenzialdiagnostisch kann eine fehlende R-Progression auch auf der Grundlage einer Lungenüberblähung (Emphysemthorax), einer Adipositas, einer ausgeprägten Myokardhypertrophie oder eines linksanterioren Hemiblocks entstehen.

4. Ruhe-EKG bei KHK

Bei diesem Patienten besteht eine **stabile Angina pectoris bzw. ein chronisches Koronarsyndrom (CCS).** In Ruhe reicht die Myokardperfusion noch aus, aber unter Belastung genügt das Sauerstoffangebot aufgrund von Koronarstenosen nicht mehr. Daher können die Endstrecken im Ruhe-EKG völlig unauffällig aussehen, solange sich noch keine Ischämie manifestiert. Zum Nachweis bedarf es demnach einer Form von **Stresstest,** der z.B. per Belastungs-EKG, Stressechokardiografie oder Stress-MRT erfolgen kann. Beim akuten Koronarsyndrom (ACS), wenn höhergradige Stenosen oder sogar Gefäßverschlüsse vorliegen, treten häufig schon in Ruhe Störungen der Erregungsrückbildung wie ST-Strecken-Senkungen oder negative T-Wellen auf.

5. Therapieformen zur Revaskularisation von Koronararterien

Perkutane Koronarintervention (PCI)

Über einen peripheren Zugang (bevorzugt A. radialis) werden Katheter zu den Mündungen der Koronararterien vorgeschoben, über die ein jodhaltiges Kontrastmittel injiziert wird. So lassen sich mittels Röntgendurchleuchtung die Herzkranzgefäße darstellen. Relevante Stenosen können ad hoc mit einem Ballon und Stent behandelt werden. Zur Vermeidung einer Intimahyperplasie, die erneut zu einer Stenose führen würde, sind moderne Stents mit einem Zytostatikum beschichtet. Diese werden als Drug-eluting Stents (DES) bezeichnet.

Die Patientinnen und Patienten sind während der Prozedur wach und dürfen wenige Stunden danach aufstehen. **Komplikationen** sind je nach Punktionsort im Bereich der Einstichstelle größere Nachblutungen (meist der Leistenarterie) oder Gefäßverschlüsse (meist der Radialisarterie). Die Kontrastmittelgabe kann besonders bei vorbestehender Niereninsuffizienz die renale Funktion verschlechtern. Das jodhaltige Kontrastmittel kann eine Hyperthyreose auslösen bzw. akut aggravieren. Auch allergische Reaktionen werden manchmal beobachtet. Gelegentlich führen Stents zu **In-Stent-Stenosen** oder **In-Stent-Thrombosen.** Die PCI ist bei komplexen und langstreckigen Stenosen oder bei Kompromittierung des linken Hauptstamms oder aller drei Herzkranzgefäße mit einem höheren Risiko behaftet, daher empfiehlt sich in solchen Fällen die operative Revaskularisierung.

Aortokoronare Bypass-Operation

Mit Venen (typischerweise V. saphena) oder Arterien (A. mammaria interna oder A. radialis) können Koronararterienstenosen im Rahmen einer Herzoperation am offenen Thorax überbrückt werden. Liegen gleichzeitig relevante Herzklappenvitien vor, können diese in derselben Operation versorgt werden. Eine konventionelle Herzoperation erfordert eine Sternotomie. Zu den postoperativen **Komplikationen** zählen Infektionen, Wundheilungsstörungen und diffuse Nachblutungen in Thorax und Perikard. Durch den Kontakt des Blutes mit Fremdmaterial beim extrakorporalen Kreislauf der Herz-Lungen-Maschine kommt eine komplexe inflammatorische Kaskade in Gang, die zum **Capillary-Leak-Syndrom** führt, einer Schrankenstörung mit ausgeprägter interstitieller Überwässerung. Besonders bei älteren Menschen kann die zerebrale Funktion durch Einsatz der Herz-Lungen-Maschine beeinträchtigt werden. Heute werden sehr viele Bypässe in schonender Weise am schlagenden Herzen appliziert; man spricht vom **Off-Pump-Coronary-Artery-Bypass-Verfahren (OPCAB)**

6. Verfahren bei bekannter KHK und Angina pectoris

Zur Diagnostik wird zunächst eine Echokardiografie durchgeführt und dabei nach einer Narbe an der Vorderwand gesucht. In vorliegendem Fall liegt eine Angina pectoris vor, die auf eine antianginöse Therapie gut anspricht. Aufgrund der hohen Vortestwahrscheinlichkeit für das Vorliegen einer behandlungsbedürftigen Koronarstenose wäre in diesem Fall auch ohne vorangehenden Ischämienachweis eine **invasive Diagnostik** (Koronarangiografie) indiziert. Die Medikation sollte um ein **Statin zur Sekundärprophylaxe** ergänzt werden.

28

Desorientiertheit bei Hitze

Anamnese

Seit Tagen herrschen 30 °C im Schatten. Ihre Freunde sitzen im Biergarten. Sie aber leisten einen dieser nie enden wollenden Wochenenddienste. Eine Patientin wird in Ihre Klinik gebracht. Sie wirkt desorientiert und kann keine Auskunft darüber geben, warum sie jetzt im Krankenhaus ist. Der Bericht aus dem Pflegeheim ist schwer zu entziffern: „*Patientin normalerweise gut orientiert, in den letzten Tagen wenig getrunken, wenig ausgeschieden, seit gestern Erbrechen.*" Es werden keine Diagnosen genannt. Im Medikationsplan stehen folgende Pharmaka: Bisoprolol, Digoxin, Phenprocoumon, Allopurinol.

Untersuchungsbefund

Ausgezehrte, 87 Jahre alte Patientin. Schleimhäute sehr trocken, Herzaktion unregelmäßig, Abdomen druckdolent im Epigastrium. Laborwerte: Kreatinin 2,3 mg/dl, Hkt 56 %, CRP 34 mg/l, Leukozyten 13.000/µl. Urinstatus positiv auf Leukozyten, Nitrit und Eiweiß.

1. **Wie lautet der EKG-Befund?**

2. **Welche Differenzialdiagnosen müssen bei dieser Endstreckenveränderung grundsätzlich bedacht werden? Wie lautet Ihre Verdachtsdiagnose?**

3. **Welche rhythmologischen Komplikationen kann die vermutete Ursache nach sich ziehen?**

4. **Wie gehen Sie weiter vor? Welche diagnostischen und therapeutischen Maßnahmen ergreifen Sie?**

5. **Wie könnte die Patientin in diese Lage gekommen sein? Bilden Sie hierzu eine internistische Kausalkette.**

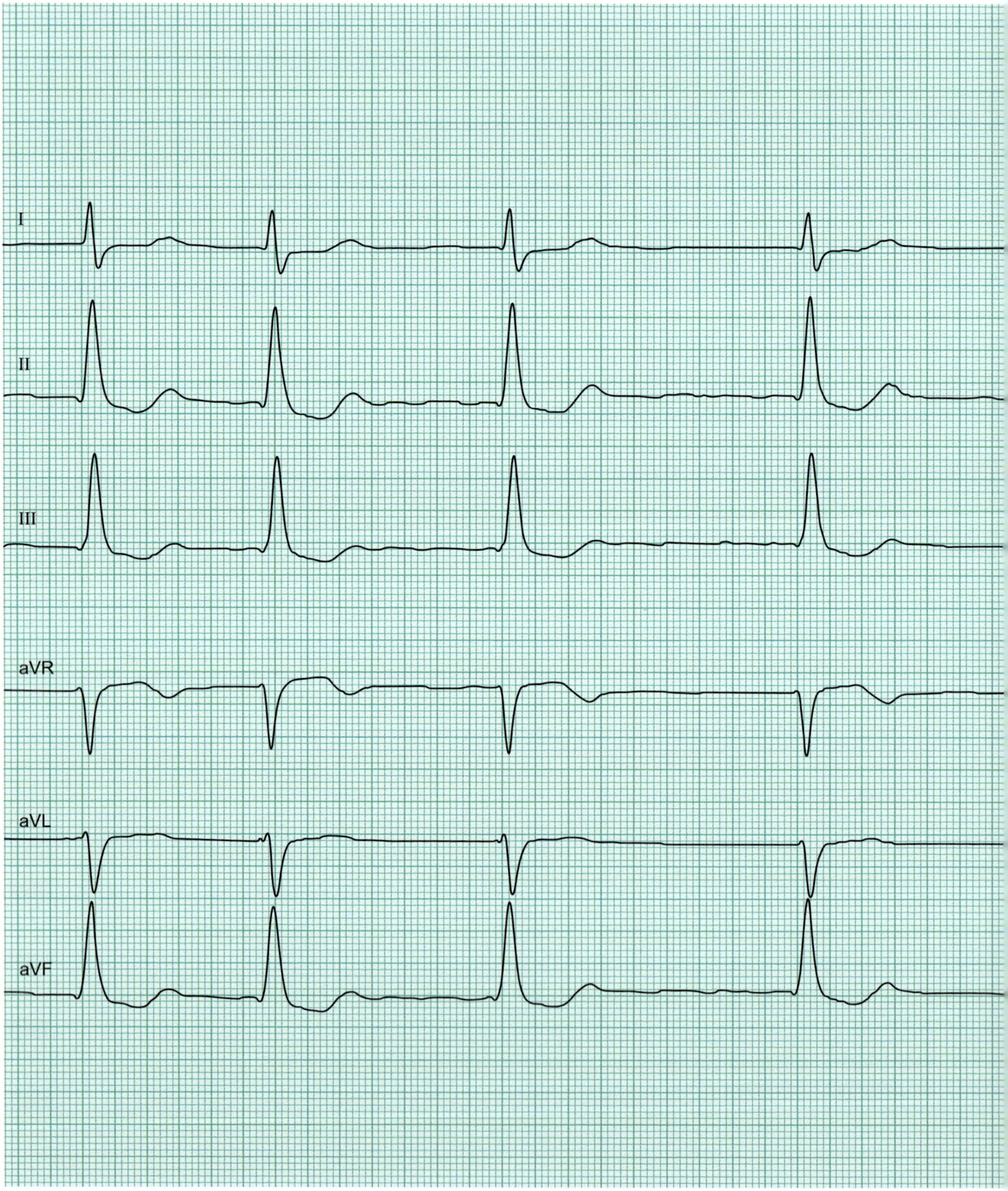
I
II
III
aVR
aVL
aVF

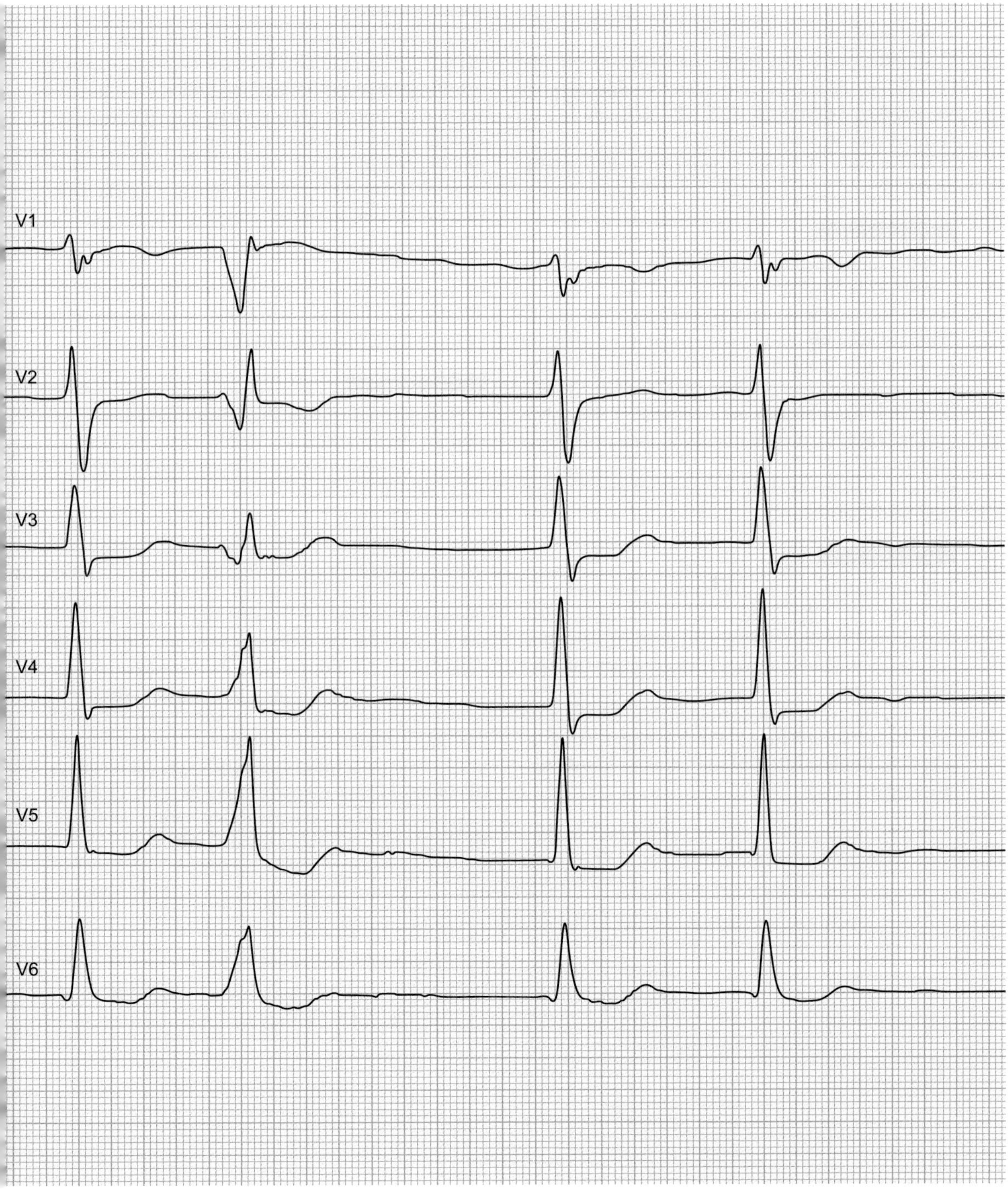
V1
V2
V3
V4
V5
V6

1. EKG-Befund

Vorhofflimmern, Steillagetyp, Herzfrequenz: 78/min, QRS-Breite: 100 ms, QT-Zeit: 340 ms, **muldenförmige ST-Strecken-Senkungen** in II, III, aVF und V_3–V_6, eine ventrikuläre Extrasystole.

EKG-Diagnose: ST-Strecken-Senkungen als **Digitaliseffekt**

2. Differenzialdiagnose der ST-Strecken-Senkung und Verdachtsdiagnose

Bei ST-Strecken-Senkungen ist in erster Linie an eine **Myokardischämie** zu denken. Dann wäre aber die Zuordnung zu einem bestimmten koronaren Versorgungsareal möglich, was hier nicht der Fall ist. ST-Strecken-Senkungen können auch bei einer **Perikarditis** und bei **Tachykardien** auftreten. In diesem Fall liegt die Ursache wahrscheinlich in der **Digitalistherapie,** die zu charakteristischen muldenförmigen ST-Strecken-Senkungen führt.

3. Komplikationen einer Digitalisintoxikation

Während die allgemeinen Nebenwirkungen einer Digitalismedikation (Übelkeit, Appetitlosigkeit, Desorientiertheit, Kopfschmerzen, Sehstörungen) als eher harmlos einzustufen sind, können durch Digitalis verursachte **Herzrhythmusstörungen** lebensbedrohlich sein: Es sind **komplette AV-Blockierungen mit konsekutiver Bradykardie** und **ventrikuläre Rhythmusstörungen** möglich.

4. Prozedere bei einer Digitalisintoxikation

Bei dieser Patientin sollte man zur Diagnosesicherung den **Digoxinspiegel** im Blut überprüfen. Da unter den vermuteten Umständen eine verlängerte Halbwertszeit vorliegt, muss die Patientin **stationär aufgenommen und überwacht** werden. Die Exsikkose wird durch parenterale Flüssigkeitsgaben behandelt, mögliche Elektrolytentgleisungen werden ausgeglichen. Für den Kaliumspiegel ist ein hochnormaler Wert anzustreben, da eine Hypokaliämie die Toxizität von Herzglykosiden erhöht. Meistens führt das Pausieren der Digitalismedikation zur klinischen Besserung, in schweren Fällen kann auch ein **Digitalisantitoxin** gegeben werden.

5. Pathophysiologie der Digitalisintoxikation

Obwohl Herzglykoside als Medikamente zur Behandlung einer Herzinsuffizienz in den Hintergrund gerückt sind, spielen sie nach wie vor eine Rolle für die Frequenzkontrolle bei Vorhofflimmern. Digitalispräparate bremsen die Überleitung im AV-Knoten und können dadurch die Frequenz einer Tachyarrhythmia absoluta senken. Problematisch ist jedoch die **geringe therapeutische Breite:** Denkbar ist hier, dass es durch die Sommerhitze zur **Exsikkose** kam und die Patientin daraufhin in ein **prärenales Nierenversagen** geraten ist. Weil das Medikament Digoxin **renal eliminiert** wird, kam es zur Kumulation im Körper und schließlich zur Intoxikation. Gastrointestinale Nebenwirkungen und Verwirrtheit, wie in diesem Fall, sind dafür typisch. Allerdings können solche Symptome auch direkt als Folge der Exsikkose auftreten. Der Harnwegsinfekt ist als erschwerender Nebenbefund zu sehen.

29

Herzrasen

Anamnese

Ein Angestellter eines Möbelhauses wird in die Notaufnahme gebracht. Die Rettungsfachkräfte erzählen begeistert: *„Der Patient hatte Herzrasen, 180 Schläge pro Minute, dann kam der Notarzt, hat kurz seinen Hals massiert – und auf einmal war das Herzrasen weg*!" Der Patient berichtet von Tachykardien, die seit 10 Jahren etwa ein- bis zweimal jährlich aufträten. Normalerweise halte er dann die Luft kurz an; doch diesmal habe dieser Trick versagt. Brustschmerzen oder Luftnot kenne er nicht. Das Herzrasen bereite ihm immer ziemliche Angst. Keine Medikation, Z. n. Appendektomie, Z. n. Radiusfraktur rechts.

Untersuchungsbefund

34-jähriger Patient, psychisch und neurologisch unauffällig. Herz: keine pathologischen Geräusche, regelmäßige Herzaktion mit 80/min. Lunge: unauffällig. RR 115/60 mmHg.

1. Welche Diagnose vermuten Sie anhand des EKG-Befunds?

2. Erklären Sie den EKG-Hauptbefund mit Blick auf seine elektrophysiologischen Vorgänge. Kennen Sie Varianten dieses Syndroms?

3. Welche weitere Herzrhythmusstörung kann für diesen Patienten vital bedrohlich werden?

4. Weshalb sistiert das Herzrasen durch die „Halsmassage"? Was können Sie noch zu Therapie und Prognose sagen?

5. Warum kann ein wenige Tage später aufgezeichnetes Ruhe-EKG wieder vollkommen normal aussehen?

6. Aus welchen Gründen ist ein Belastungs-EKG bei diesem Patienten ungeeignet für eine Ischämiediagnostik?

Fall 29 Herzrasen

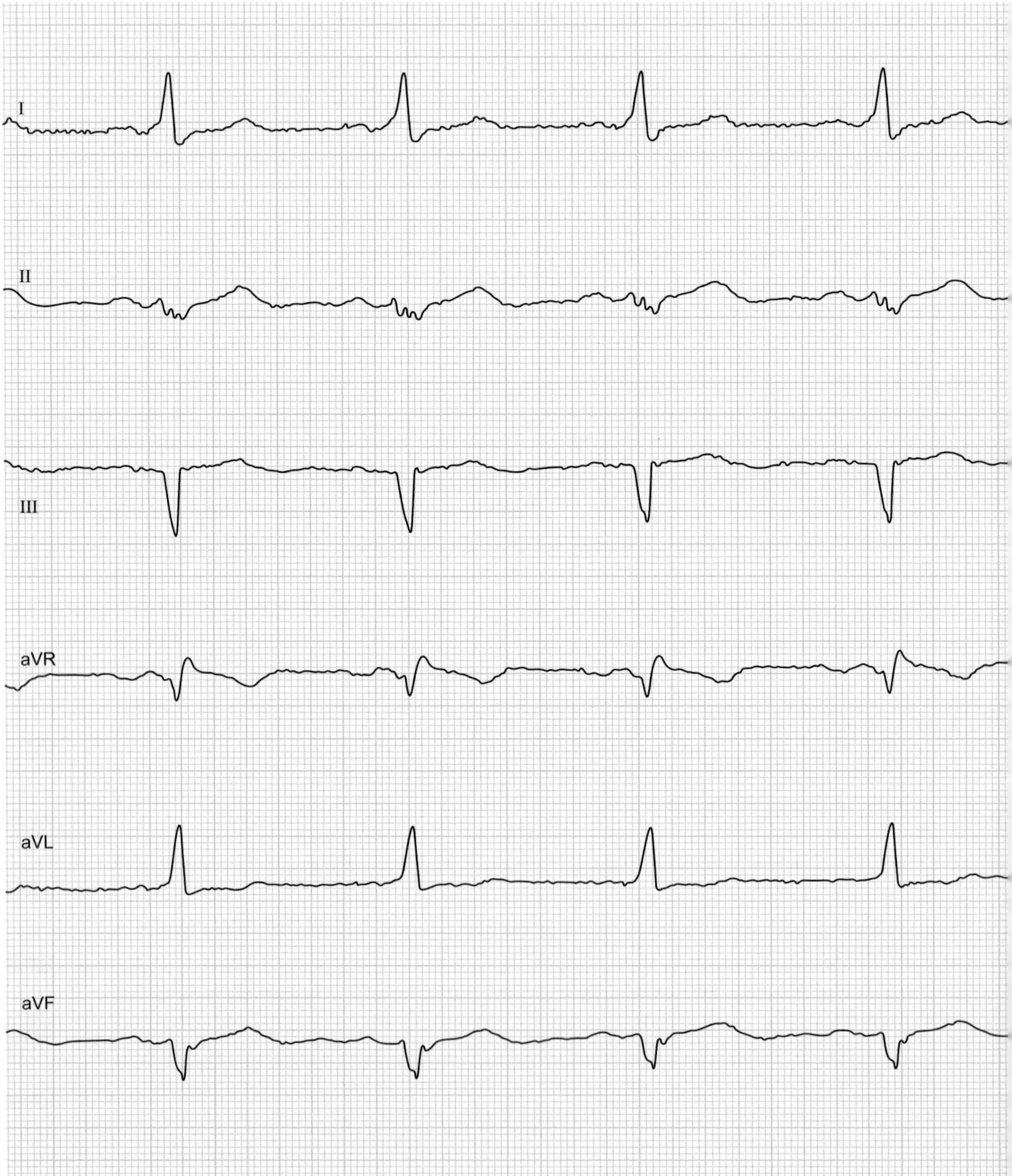

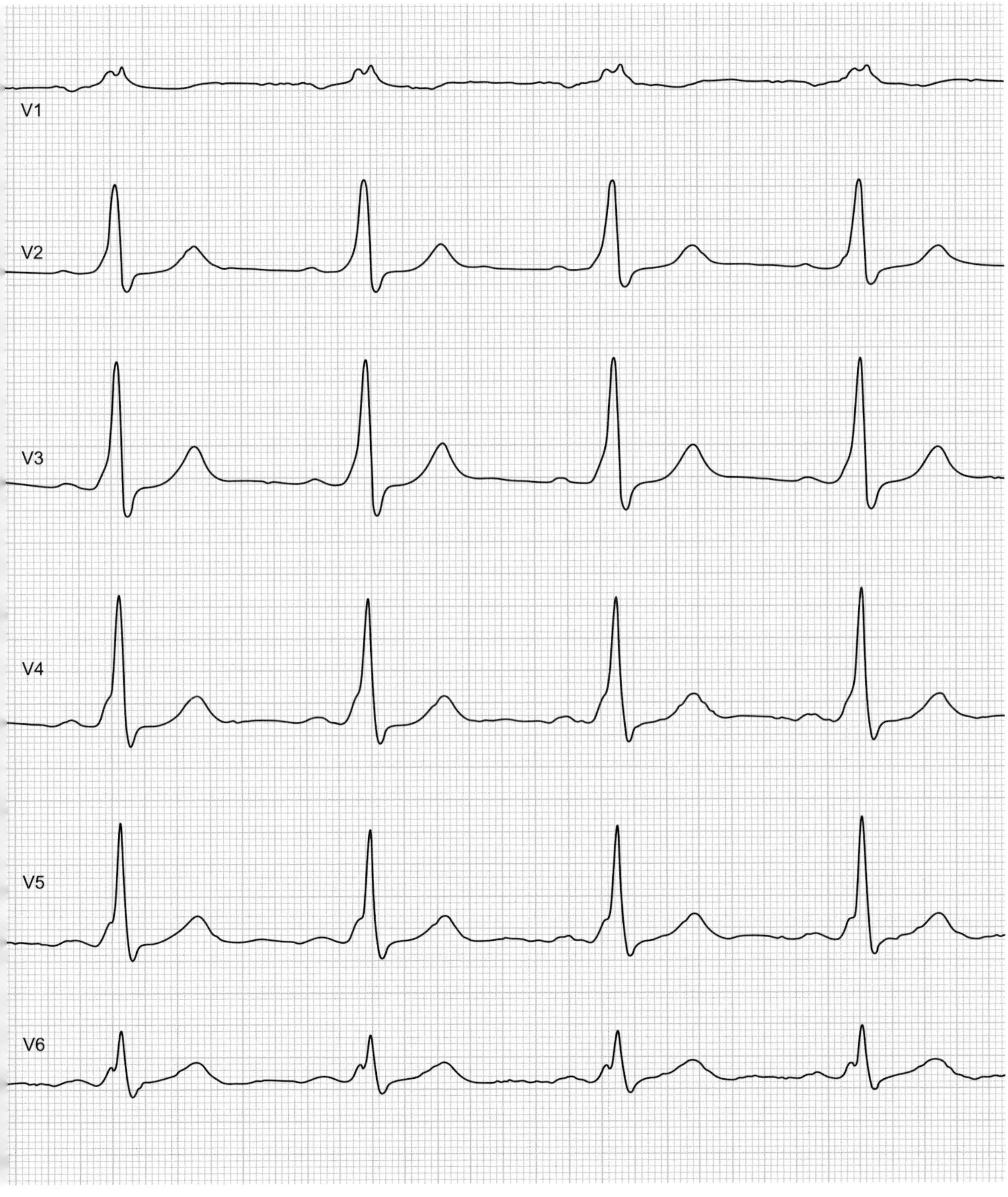
V1
V2
V3
V4
V5
V6

1. EKG-Befund und Diagnose

Sinusrhythmus, Linkslagetyp, Herzfrequenz: 81/min, PQ-Zeit: 120 ms, **QRS-Verbreiterung** auf 140 ms mit **Deltawelle. PQ-Verkürzung** und QRS-Verbreiterung durch die in Ableitungen I und V_2–V_6 erkennbaren dreieckigen Deltawellen sind typisch für eine **Präexzitation durch eine akzessorische Leitungsbahn.**

EKG-Diagnose: **V. a. Präexzitation bei WPW-Syndrom**

2. Elektrophysiologie

Die Deltawelle im EKG dieses Patienten ist das elektrophysiologische Korrelat einer akzessorischen Bahn, die meist in Form eines **Kent-Bündels** besteht. Es handelt sich dabei um Myokardfasern, die eine zusätzliche elektrische Verbindung zwischen Vorhöfen und Ventrikeln bilden. Das elektrische Signal wird dadurch über zwei Wege auf den Ventrikel übergeleitet: auf dem üblichen Weg des AV-Knotens und zusätzlich über die akzessorische Bahn. Während der AV-Knoten die Leitung physiologisch drosselt, werden Teile des Ventrikels über die akzessorische Bahn verfrüht erregt – daher der Begriff **Präexzitation.** So erklären sich die verkürzte PQ-Zeit und der verfrühte Anstieg des QRS-Komplexes in der Deltawelle. Die Präexzitation wird bald von der physiologischen Erregung über His-Bündel und Tawara-Schenkel eingeholt: Nach der trägen **Deltawelle** ist wieder der physiologische, steilere R-Anstieg zu sehen. Der Kammerkomplex entspricht demnach einer Fusionssystole: Er besteht zu einem frühen Teil aus Präexzitation und zu einem späten Teil aus regulärer Erregung über das physiologische spezifische Reizleitungssystem.

Das Vollbild des WPW-Syndroms liegt allerdings erst dann vor, wenn es durch die akzessorische Leitungsbahn zu einer kreisförmigen Erregung kommt, einer **AV-Reentry-Tachykardie (AVRT).** Diese existiert in zwei Varianten:

1. **Orthodrome AVRT:** Ausgelöst durch eine Extrasystole trifft die Erregung in der Kammer auf ein nicht mehr refraktäres Kent-Bündel, das die Erregung wieder über die Vorhöfe zum AV-Knoten führt. Die Kammerkomplexe sind schmal, die Herzfrequenz liegt bei etwa 180/min. Es sind keine Deltawellen zu sehen, da die Erregung retrograd über das akzessorische Bündel läuft.
2. **Antidrome AVRT:** Hierbei führt der Reentry-Kreislauf vom Vorhof über die akzessorische Leitungsbahn in den Ventrikel und trifft auf einen nicht refraktären und retrograd leitfähigen AV-Knoten, der das elektrische Signal zurück in die Vorhöfe leitet. Die Kammerkomplexe sind breit, da die komplette Kammererregung ohne das spezifische Leitungssystem erfolgt (man spricht auch von „maximaler Präexzitation"). Diese Form ist weitaus seltener, weil nur bei etwa 50 % der Menschen der AV-Knoten überhaupt retrograd leitfähig ist.

Folgende anatomische Varianten werden beschrieben:

1. **Verborgene Leitungsbahn:** Die akzessorische Bahn leitet die Erregung nur vom Ventrikel in den Vorhof und nicht umgekehrt. Die charakteristische Deltawelle fehlt. Eine orthodrome Reentry-Tachykardie ist dennoch möglich.
2. **Permanente junktionale Reentry-Tachykardie (PJRT):** Hier entspricht die akzessorische Leitungsbahn in ihren Eigenschaften etwa einem umgekehrten AV-Knoten. Die entstehenden kreisförmigen Erregungen treten vor allem bei Kindern auf, sind ausgesprochen stabil und führen auf Dauer zu einer Tachymyopathie.
3. **Mahaim-Fasern:** Hier besitzen die Betroffenen ein zweites, rechtskardiales Reizleitungssystem. Die Präexzitation ist durch die Verzögerung wie beim AV-Knoten minimal, es können aber ebenfalls Reentry-Tachykardien auftreten.

MERKE

Eine antidrome AVRT ist eine wichtige Differenzialdiagnose zur ventrikulären Tachykardie.

3. Vorhofflimmern und Präexzitation

Patientinnen und Patienten mit Präexzitationssyndrom sind beim zusätzlichen Auftreten von Vorhofflimmern vital bedroht. Da das Kent-Bündel mit seiner kürzeren Refraktärzeit nicht die Filterfunktion des

AV-Knotens erfüllt, kann es bei Vorhofflimmern zu schnellen und hämodynamisch instabilen Tachykardien kommen. Im EKG würde man dann eine **schnelle Tachyarrhythmie mit breiten und unregelmäßigen QRS-Komplexen** sehen.

Weil Vorhofflimmern bei Patientinnen und Patienten mit WPW-Syndrom eine höhere Prävalenz besitzt als bei solchen ohne, handelt es sich um ein echtes Risiko: Kammerflimmern und plötzlicher Herztod treten prozentual häufiger auf.

MERKE

Fast – Broad/Bizarre – Irregular = FBI-Tachykardie bei Vorhofflimmern und Präexzitation.

4. WPW-Syndrom: Therapie und Prognose

Durch Massage des Karotissinus werden Barorezeptoren stimuliert, was zur Vagusreizung führt. Der parasympathisch innervierte AV-Knoten verzögert dann die AV-Überleitung, und der Reentry-Kreislauf kann unterbrochen werden. Weitere Methoden sind das **Valsalva-Manöver** und das **Trinken von Eiswasser.** Medikament der Wahl in der Akuttherapie einer orthodromen AVRT ist das i.v. Antiarrhythmikum **Adenosin.** Alternativ kommen Betablocker oder Verapamil zum Einsatz. Die Häufigkeit von Rezidiven kann durch **Betablocker, Kalziumantagonisten oder Antiarrhythmika** reduziert werden. Kurativer Therapieansatz ist die kathetertechnische Ablation des Kent-Bündels.

Solange tachykarde Phasen hämodynamisch stabil bleiben, nur selten auftreten und es keine Hinweise auf Vorhofflimmern gibt, ist die Reentry-Tachykardie bei WPW-Syndrom eine eher ungefährliche Erkrankung. Außerdem nimmt die Häufigkeit von Rezidiven im Alter meist ab. Da viele Patientinnen und Patienten jedoch einen hohen Leidensdruck spüren, sollten sie über die oben genannten Therapiemaßnahmen aufgeklärt werden.

5. EKG-Variabilität beim WPW-Syndrom

Die EKG-Veränderungen beim WPW-Syndrom sind keineswegs konstant, sondern unterliegen adrenergen und vagalen Einflüssen. Insofern kann der Anteil der ventrikulären Präexzitation variieren und die Deltawelle je nach Erregungsniveau zu- oder abnehmen. Deshalb kann das Ruhe-EKG in der Hausarztpraxis durchaus normal aussehen. Bei manchen Patientinnen und Patienten leitet die akzessorische Faser übrigens ausschließlich retrograd: Dann ist im Oberflächen-EKG nie eine Deltawelle zu sehen. Man spricht in diesem Fall von einem **verborgenen WPW-Syndrom.**

6. Belastungs-EKG bei Präexzitation

Unter Belastung, d.h. bei konsekutiver Zunahme der adrenergen Erregung des Herzens, nimmt die Geschwindigkeit der AV-Knoten-Überleitung zu. Die PQ-Zeit verkürzt sich. Die Deltawelle wird kleiner oder verschwindet ganz. Problematisch ist allerdings, dass bei diesen Personen die veränderte Erregungsausbreitung unter Belastung auch eine veränderte Rückbildung im Belastungs-EKG bedingt: Es zeigen sich ST-Strecken- und T-Wellen-Veränderungen, obwohl keine Ischämie vorliegt. Ein Belastungs-EKG ist bei Patientinnen und Patienten mit Präexzitation daher kein geeignetes Instrument zur Ischämiediagnostik.

WAS WÄRE, WENN …

- … der Patient einen Risikoberuf hätte, z.B. Berufstaucher, Pilot oder Dachdecker?

Dann können plötzlich auftretende Rhythmusstörungen, die zwar prinzipiell als benigne eingestuft werden, zu Lebensgefahr führen. Eine Ablationstherapie wäre dann deutlich großzügiger indiziert.

30

Kleinschrittiger Gang

Anamnese

Es ist ein harter Tag in der Notaufnahme der Uniklinik. Die Zimmer sind voll, Patientinnen und Patienten liegen auf den Fluren, Angehörige beschweren sich, und man hört Geschrei von Kindern und Greisen. Ein 79 Jahre alter Patient wird Ihnen von seiner Frau vorgestellt, die aufgeregt erzählt: „*Er geht in immer kleineren Schritten, außerdem kommt er morgens so schlecht aus dem Bett. Schauen Sie mal: Sein Gesicht wirkt so ausdruckslos, wie eine Maske.*“ Bevor Sie zur ausführlichen Anamnese und körperlichen Untersuchung kommen, veranlassen Sie routinemäßig eine Laborentnahme und ein 12-Kanal-EKG. Wenige Minuten später legt Ihnen ein Krankenpfleger aufgeregt das EKG vor und fragt, ob er einen Monitorplatz organisieren soll.

Untersuchungsbefund

Depressiv und nahezu stuporös wirkender Patient. Grobschlägiger Ruhetremor, Herz und Lunge auskultatorisch unauffällig. RR 110/65 mmHg, Puls regelmäßig, Frequenz 70/min.

1. **Beurteilen Sie das EKG.**

2. **Welche Diagnose vermuten Sie bei diesem Patienten?**

3. **Erläutern Sie die Elektrophysiologie des EKG-Hauptbefunds. Welche Kriterien sucht man dabei im EKG?**

4. **Wann sollte der EKG-Hauptbefund als Hinweis auf eine vitale Bedrohung gewertet werden?**

5. **Wie erkennen Sie vertauschte Elektroden?**

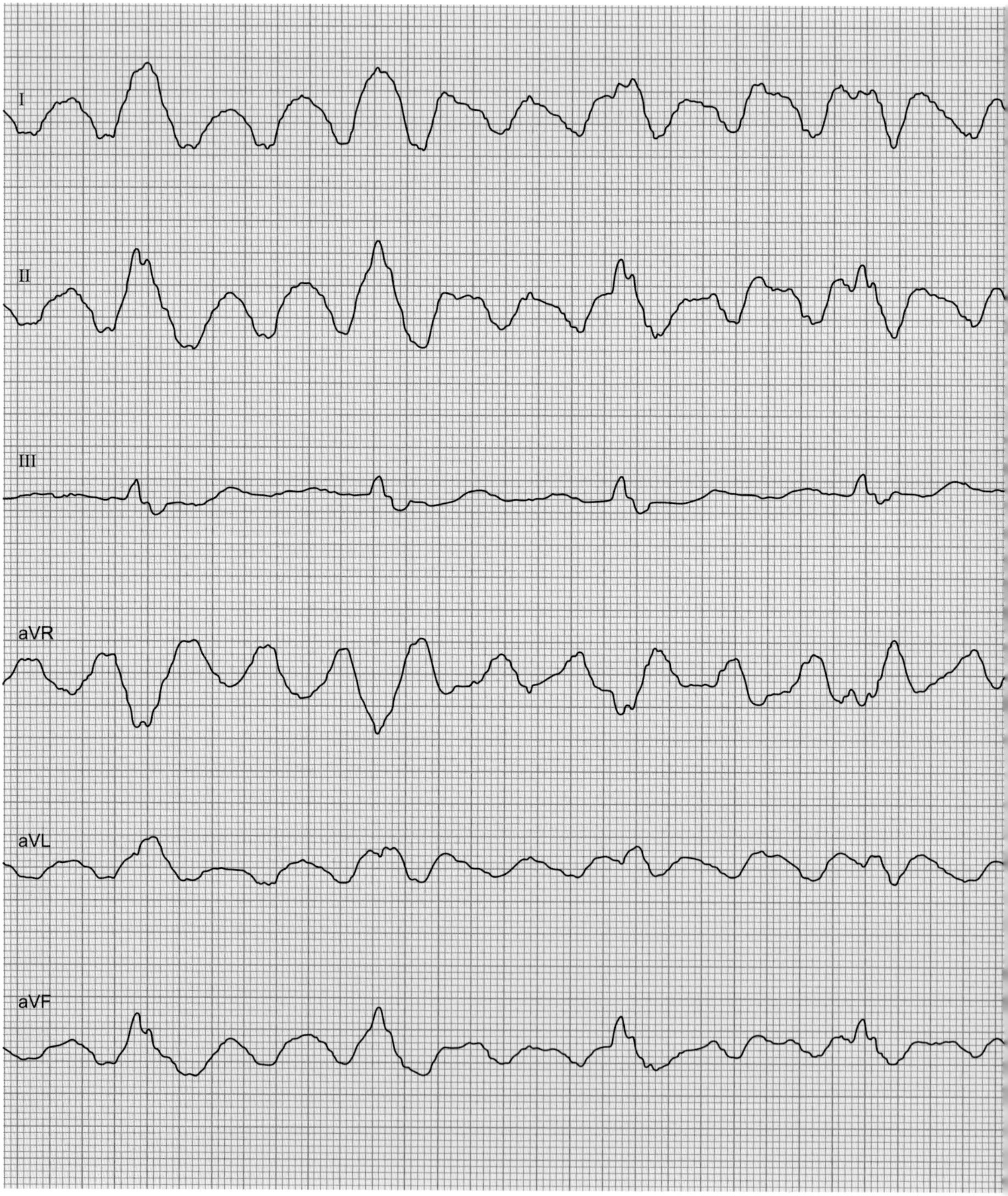
I
II
III
aVR
aVL
aVF

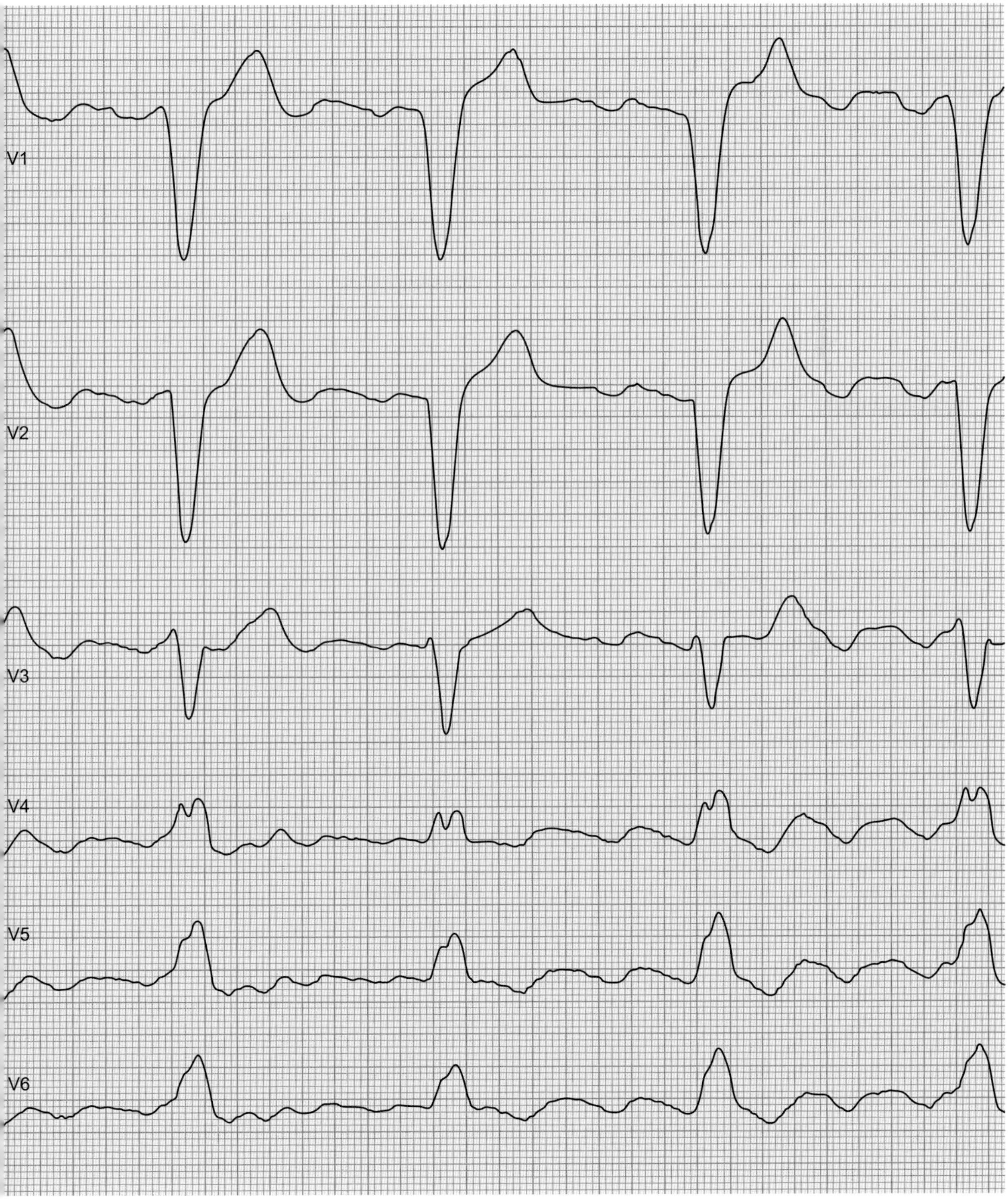
V1
V2
V3
V4
V5
V6

1. EKG-Befund

Sinusrhythmus, Linkslagetyp, Herzfrequenz: 67/min, kompletter **Linksschenkelblock.** In den Ableitungen I, II, aVR, aVL, aVF und V_5–V_6 Überlagerung durch **Bewegungsartefakte.** In einigen Ableitungen könnte man auf den allerersten Blick eine Tachykardie mit breiten Kammerkomplexen vermuten. Dies ist aber nicht mit dem Sinusrhythmus in Ableitung III zu vereinbaren. Bei genauerer Betrachtung sieht man, dass sich die groben Wellen unabhängig von den QRS-Komplexen bewegen. In Ableitung I und II sind über diesen Wellen noch die Spitzen der R-Zacken zu erkennen.

EKG-Befund: **kompletter Linksschenkelblock, massive Bewegungsartefakte**

2. EKG bei Ruhetremor

Trotz der knappen Anamnese liegen klare klinische Hinweise auf ein **Parkinson-Syndrom** vor. Ursache für die Artefakte ist ein **grobschlägiger Tremor der rechten Hand.** Im Gegensatz zu Ableitung I (rechte Hand gegen untere Extremität) und Ableitung II (rechte Hand gegen linke Hand) ist die rechte Hand in Ableitung III nicht beteiligt, daher ist der Tremor in dieser Ableitung nicht zu sehen. Normalerweise bittet man die Patientinnen und Patienten, möglichst ruhig zu liegen, während das EKG aufgezeichnet wird. Da es sich beim Parkinson-Syndrom um einen Ruhetremor handelt, könnten Sie Ihren Patienten zum Beispiel bitten, einen Kugelschreiber festzuhalten. Der Tremor sollte dann zurückgehen.

3. Linksschenkelblock: Elektrophysiologie und EKG-Morphologie

Beim **kompletten Linksschenkelblock** leiten anteriorer und posteriorer Faszikel des linken Tawara-Schenkels die Erregung verzögert oder gar nicht auf das Myokard über. Für einen Linksschenkelblock müssen zwei Kriterien erfüllt sein:

1. QRS-Verbreiterung auf mindestens 120 ms (allgemeine Regel für komplette Schenkelblöcke)
2. In Ableitung V_1 breite, tiefe S-Zacke nach sehr kleiner R-Zacke

Diese **S-Zacke** ist Ausdruck einer späten, langsameren Erregung des linken Ventrikels über das rechte Herz, weil der direkte Weg über den linken Tawara-Schenkel blockiert ist. In den linkspräkordialen Ableitungen V_5 und V_6 sieht man breite, positive, häufig M-förmige Kammerkomplexe. Der **obere Umschlagpunkt** ist als Ausdruck der Erregungsverzögerung in den linkspräkordialen Ableitungen verspätet.

4. Linksschenkelblock als akutes Warnzeichen

Ein **Linksschenkelblock** kann ein **Zeichen vitaler Bedrohung** sein, wenn er nachweislich neu auftritt und zusätzlich eine akute oder progrediente koronare Symptomatik vorliegt. In einem solchen Fall wäre er Zeichen eines **Myokardinfarkts.** ST-Strecken-Hebungen sind bei Schenkelblöcken nicht einfach zu bewerten. Für den Linksschenkelblock können die Sgarbossa-Regeln angewendet werden:

1. ST-Hebungen ≥ 1 mm in Ableitungen mit positivem (konkordantem) QRS-Komplex (5 Punkte)
2. ST-Senkungen ≥ 1 mm in Ableitungen V_1, V_2 oder V_3 (3 Punkte)
3. ST-Hebungen ≥ 5 mm in Ableitungen mit negativem QRS-Komplex (2 Punkte)

Bei mehr als 2 Punkten liegt die STEMI-Wahrscheinlichkeit bei 98 %.

Das Grundprinzip der Sgarbossa-Kriterien ist, dass Schenkelblockbilder im Normalfall mit dIs-kordanten ST-Strecken einhergehen. Ist dies nicht der Fall, könnte es sich um eine infarktbedingte ST-Strecken-Veränderung handeln.

5. Vertauschte Elektroden

Wenn ein bizarrer Lagetyp (z. B. überdrehter Rechtslagetyp) vorliegt oder nicht alle P-Wellen in I, I, III positiv sind, sind die Elektroden wahrscheinlich vertauscht.

31

Akuter Bauchschmerz

Anamnese

Sie werden für ein chirurgisches Konsil auf eine psychiatrische Station gerufen. Die Kollegin schildert Ihnen den Fall: Eine 74 Jahre alte Patientin hat offenbar heftige Bauchschmerzen. Eine direkte Erhebung der Anamnese ist unmöglich; aktuell wird die Patientin wegen eines Delirs behandelt. Die Psychiaterin legt Ihnen die aktuellen Laborwerte und ein aktuelles EKG vor. Medikation: ASS, Metamizol, Digitoxin, Metoprolol, Ramipril, Omeprazol, Metformin, Atorvastatin. In der Krankenakte stehen Diagnosen: arterielle Hypertonie, Herzrhythmusstörungen, Z. n. femoro-poplitealer Bypass-OP, Diabetes mellitus, gastroösophagealer Reflux.

Untersuchungsbefund

Die Patientin hält unter Wehklagen die Hand auf den Bauch und lässt keine körperlichen Untersuchungen zu. Laborwerte: Kreatinin 1,93 mg/dl, GPT 47 U/l, Glukose 192 mg/dl, Laktat 48 mg/dl, Hb 9,8 g/dl, CRP 89 mg/l.

1. Erheben Sie einen EKG-Befund.

2. Welche extrakardialen Komplikationen sind bei dieser Rhythmusstörung möglich? Welche könnten in diesem Fall vorliegen?

3. Wie gestaltet sich die Prophylaxe dieser Komplikationen?

4. Bestimmen Sie anhand des CHA_2DS_2-VASc-Scores das embolische Risiko für diese Patientin.

5. In welchen Situationen geht diese Rhythmusstörung mit einem regelmäßigen Puls einher?

6. Wie gehen Sie bei dieser Patientin weiter vor?

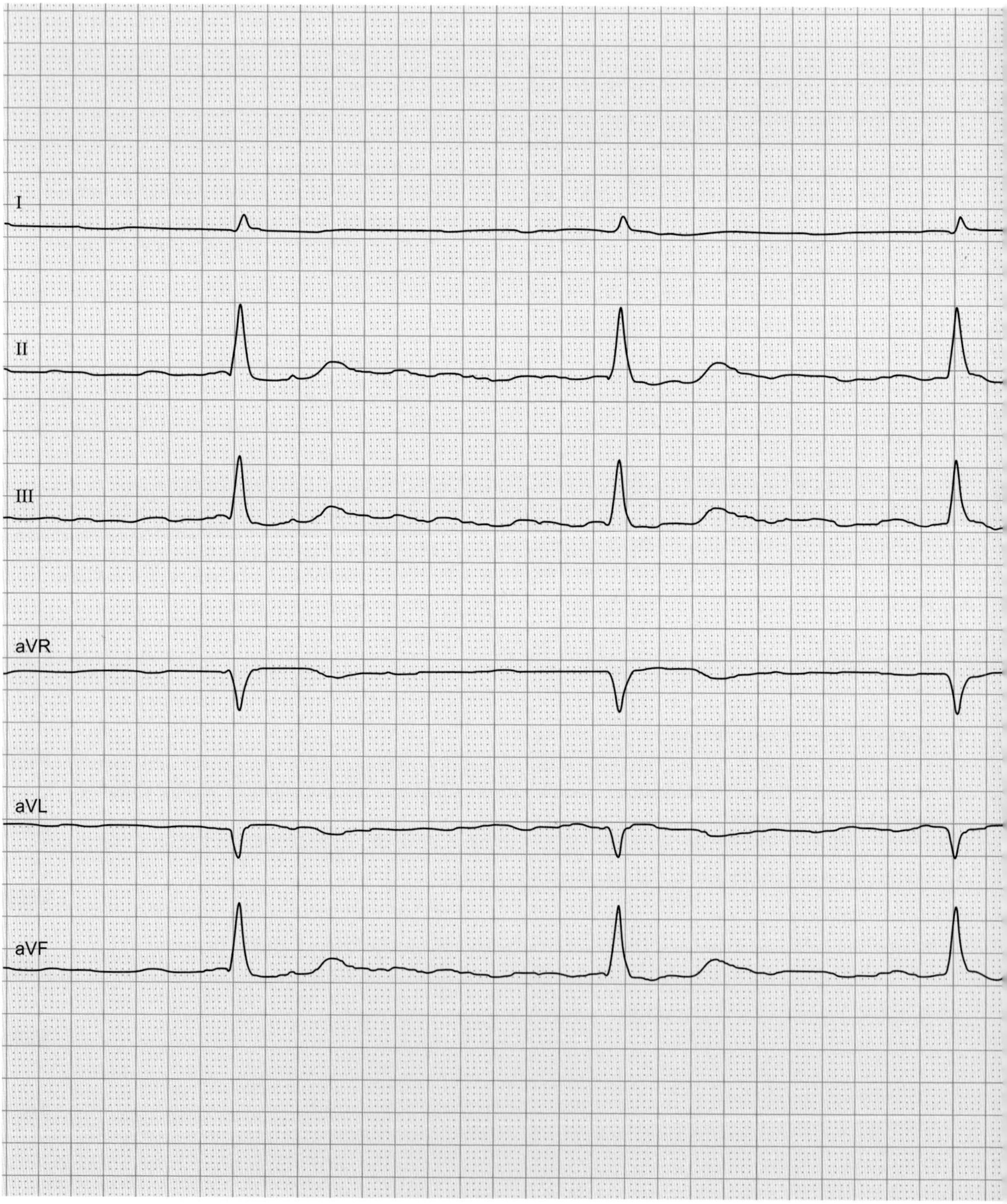
I
II
III
aVR
aVL
aVF

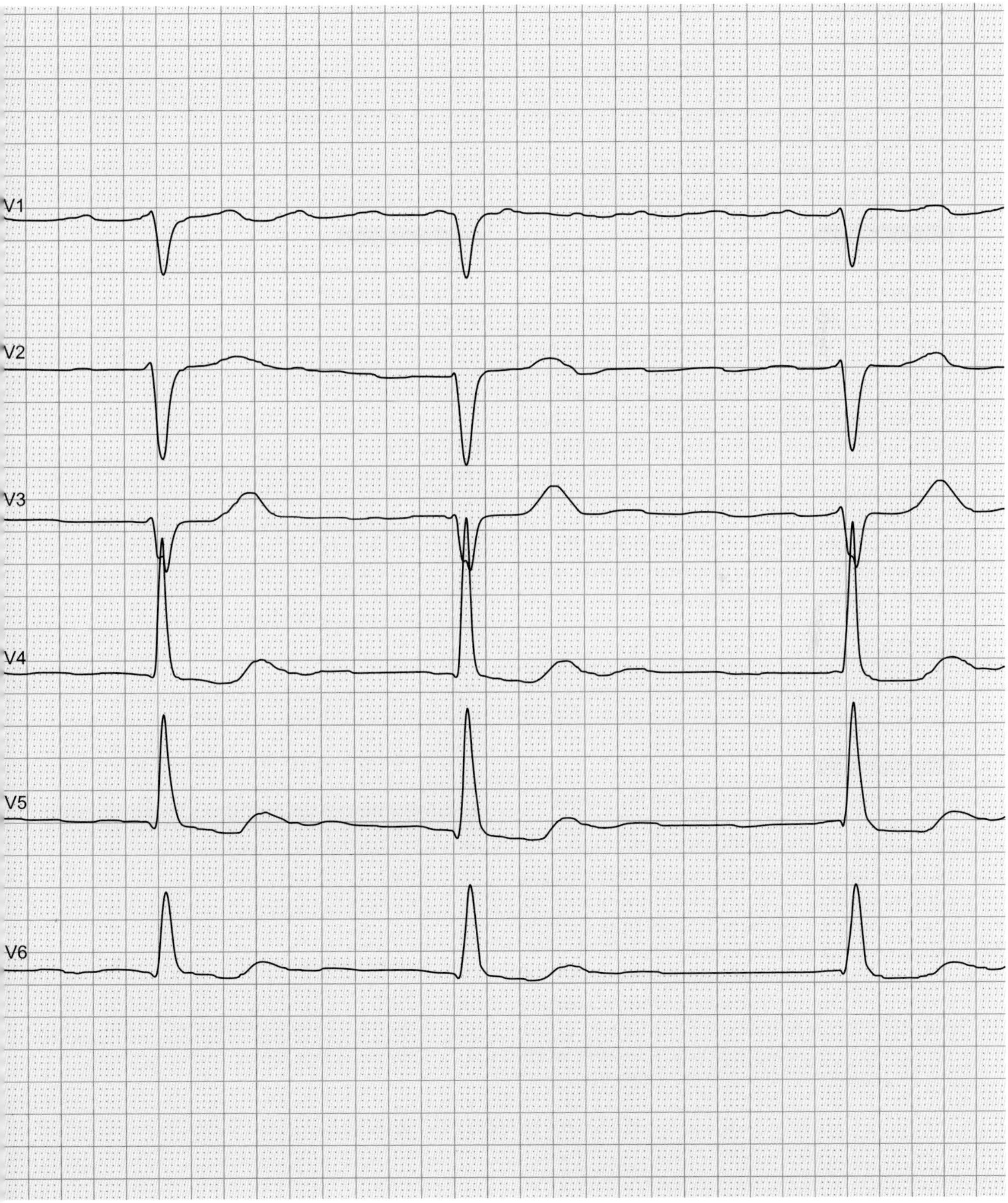
V1
V2
V3
V4
V5
V6

1. EKG-Befund

Absolute Arrhythmie bei **Vorhofflimmern,** Indifferenzlagetyp, Herzfrequenz: 60/min, QRS-Breite: 90 ms, QT-Zeit: 390 ms, muldenförmige ST-Strecken-Senkungen in II, III, aVF, V_4–V_6.

EKG-Diagnose: **normofrequent übergeleitetes Vorhofflimmern,** nebenbefundlich: Digitaliseffekt

2. Extrakardiale Komplikationen des Vorhofflimmerns

Für die Morbidität und Mortalität des Vorhofflimmerns sind vor allem **kardioembolische Komplikationen** verantwortlich: Da die Vorhöfe nicht adäquat kontrahieren, kommt es dort zu einer relativen Stase des Blutflusses. Vor allem im linken Herzohr können sich Thromben bilden, die sich lösen und in die Peripherie embolisieren können. Am häufigsten kommt es zum **zerebralen ischämischen Infarkt.** Auch andere Organsysteme können betroffen sein: z. B. **akute Verschlüsse von Arm- und Beinarterien oder Nieren-** und **Milzinfarkte.** Im vorliegenden Fall muss an einen **Mesenterialinfarkt** infolge des Vorhofflimmerns gedacht werden.

MERKE

Das Embolierisiko ist unabhängig davon, ob es sich um paroxysmales, persistierendes oder permanentes Vorhofflimmern handelt.

3. Prophylaxe von Thrombembolien bei Vorhofflimmern

Die medikamentöse Prophylaxe thrombembolischer Ereignisse erfolgt in der Regel mit einem der **direkten oralen Antikoagulanzien** (DOAK: Apixaban, Rivaroxaban, Dabigatran, Edoxaban). Alternativ (z. B. bei fortgeschrittener Niereninsuffizienz oder mechanischem Herzklappenersatz) werden orale **Vitamin-K-Antagonisten** (VKA, z. B. Cumarine) gegeben: Bevor diese nach mehreren Tagen ihre volle Wirkung erreicht haben, wird überlappend mit unfraktioniertem oder niedermolekularem **Heparin** behandelt. Die Therapie mit Cumarinen muss engmaschig durch Messungen der INR kontrolliert werden. Regelmäßige Blutentnahmen, Gerinnungsentgleisungen (durch falsche Einnahme, Kombinationen mit anderen Medikamenten und Diätfehler) und spontane Blutungen machen die VKA zu einer eher umständlichen und komplikationsreichen Therapie.

Thrombozytenaggregationshemmer spielen keine Rolle in der Schlaganfallprophylaxe bei Vorhofflimmern!

4. Risikofaktoren für embolische Ereignisse bei Vorhofflimmern

➤ Tab. 31.1.

Die Patientin erreicht einen CHA_2DS_2-VA-Score von 4 Punkten und trägt damit ein embolisches Risiko von 4 % pro Jahr.

MERKE

Nur bei Personen, die keinen oder nur einen einzigen Risikofaktor aus dem CHA_2DS_2-VA-Score haben, ist das Risiko so gering, dass auf eine orale Antikoagulation verzichtet werden kann. Die Rationale ist, dass Patientinnen und Patienten mit Vorhofflimmern prinzipiell eine Antikoagulation benötigen und nur in Ausnahmefällen darauf verzichtet werden kann.

Tab. 31.1 CHA_2DS_2-VA-Score zur Ermittlung des jährlichen Schlaganfallrisikos: 1 Punkt: 0,6 %, 2 Punkte: 2,2 %, 3 Punkte: 3,2 %, 4 Punkte: 4,8 %, 5 Punkte: 7,2 %, 6 Punkte: 9,7 %, 7 Punkte 11,2 %, 8 Punkte 10,8 %, 9 Punkte: 15,2 %

		Punkte
C	Herzinsuffizienz (engl.: **c**ongestive heart failure)	1
H	**H**ypertonus	1
A_2	**A**lter > 74	2
D	**D**iabetes mellitus	1
S_2	**S**chlaganfall oder TIA	2
V	**V**askuläre Erkrankung (KHK, pAVK)	1
A	**A**lter 65–74	1

5. Vorhofflimmern mit regelmäßigen Kammeraktionen

Trotz Vorhofflimmerns kann unter Umständen ein regelmäßiger Puls palpiert werden. Das ist bei den folgenden drei Szenarien der Fall:

- Bei einem **kompletten AV-Block** zeigen sich regelmäßige und niedrigfrequente QRS-Komplexe (möglicherweise im Kammerersatzrhythmus verbreitert). Der auffällige Befund hindurchwandernder P-Wellen fehlt hier jedoch.
- Auch eine durchgehende **VVI-Schrittmacher-Stimulation,** z. B. bei Bradyarrhythmie, führt zur regelmäßigen Schlagabfolge der Kammern.
- **Ventrikuläre Tachykardien** sind ebenfalls meist regelmäßig und entstehen auf Kammerebene, unabhängig davon, ob auch ein Vorhofflimmern besteht.

6. Vorgehen bei einer Mesenterialischämie

Die Diagnosesicherung erfolgt über eine Bildgebung, meist eine Computertomografie. Bei Bestätigung einer Mesenterialischämie sollte umgehend eine Laparotomie erfolgen, bei der die Durchblutung wiederhergestellt wird und nekrotische Darmanteile entfernt werden. Die Mortalität dieses Krankheitsbildes ist hoch. Langfristig ist nach einem embolischen Ereignis unter Vorhofflimmern eine konsequente und dauerhafte orale Antikoagulation indiziert.

WAS WÄRE, WENN ...

- ... die Patientin aufgrund von Blutungskomplikationen oder Unverträglichkeiten keine Antikoagulanzien einnehmen dürfte?

Dann käme als Therapieoption ein interventioneller Verschluss des linken Herzohrs (LAA, „left atrial appendage") infrage: Dabei wird ein Katheter über die Beinvene in den rechten Vorhof vorgeschoben, anschließend das Vorhofseptum punktiert und ein sog. LAA-Occluder im linken Herzohr platziert.

32

Wiederholte Bewusstlosigkeit

Anamnese

Als Landärztin in Ihrer neuen Heimat Schweden besuchen Sie eine 70 Jahre alte Patientin. Sie erzählt Ihnen, dass sie sich seit Wochen matt und kraftlos fühle. Zudem werde ihr immer wieder schwindlig. Heute Morgen sei sie ohnmächtig geworden. Der besorgte Ehemann schildert, wie seine Frau aus dem Lehnstuhl aufstehen wollte, dann zurücksank und nach etwa 15 Sekunden wieder auf seine Worte reagierte. Sie schreiben zunächst ein EKG, das weitgehend unauffällig aussieht. Während sich die Patientin auf dem Sofa aufsetzen möchte, verdreht sie plötzlich die Augen und verliert das Bewusstsein. Als sie nach ca. 10 Sekunden wieder zu sich kommt, schreiben Sie sofort ein zweites EKG, das hier abgebildet ist.

Untersuchungsbefund

70 Jahre alte, adipöse, müde wirkende Patientin. Haut: blass. Herztöne: rein und regelmäßig, Frequenz etwa 45/min. Lunge und Abdomen: unauffällig. RR: 100/50 mmHg.

1. **Wie lautet die EKG-Diagnose?**
2. **Was sagt die QRS-Morphologie hier über die Lokalisation des Ersatzrhythmus aus?**
3. **Nennen Sie akute und langfristige therapeutische Maßnahmen.**
4. **Wie erklären Sie die R-Progression in diesem EKG?**
5. **Was versteht man unter einer atrioventrikulären Dissoziation, und bei welcher weiteren kardialen Störung kann sie vorkommen?**
6. **Die vorliegende Überleitungsstörung kann auch bei Endokarditis auftreten. Kennen Sie den pathophysiologischen Zusammenhang?**

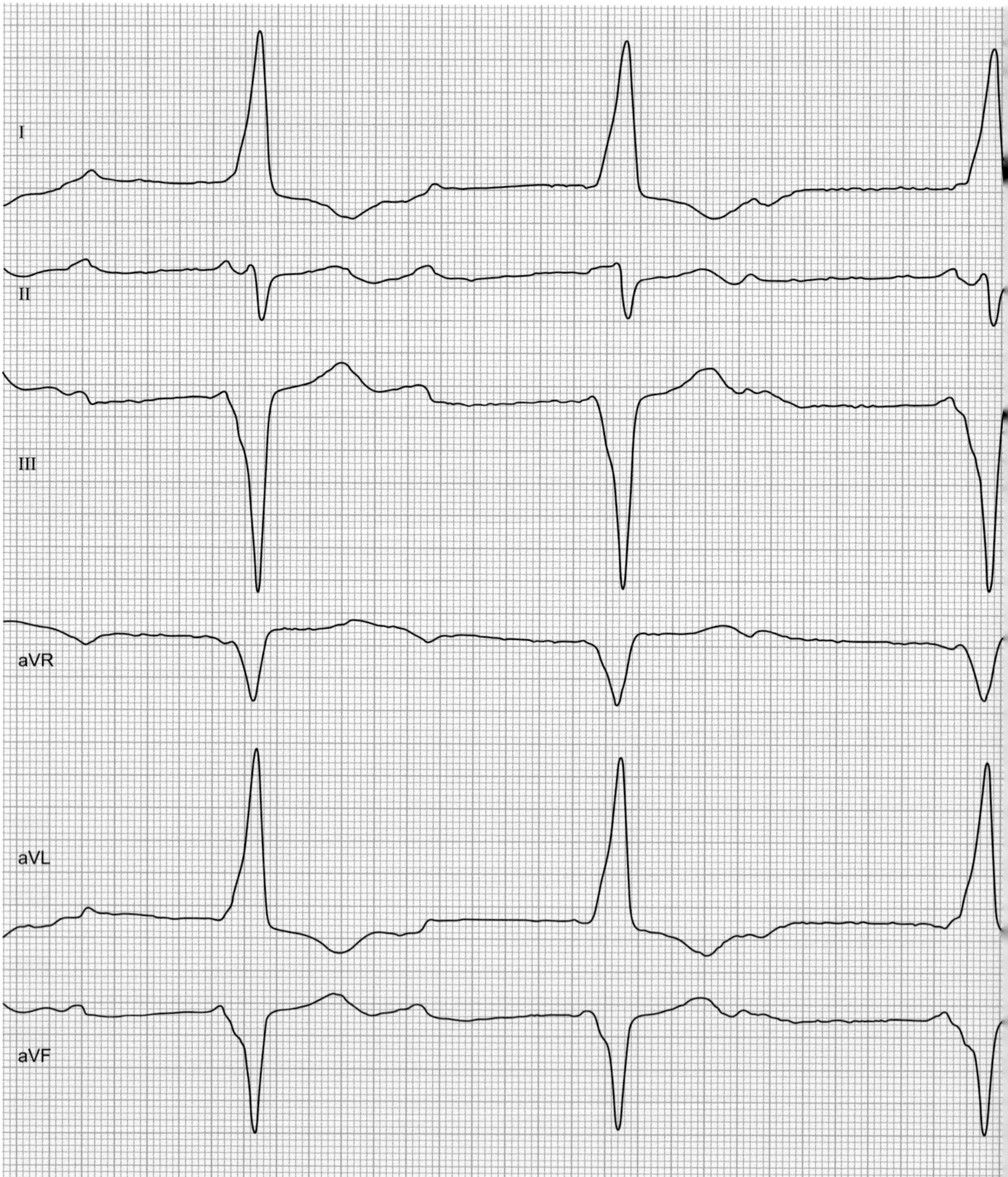
I
II
III
aVR
aVL
aVF

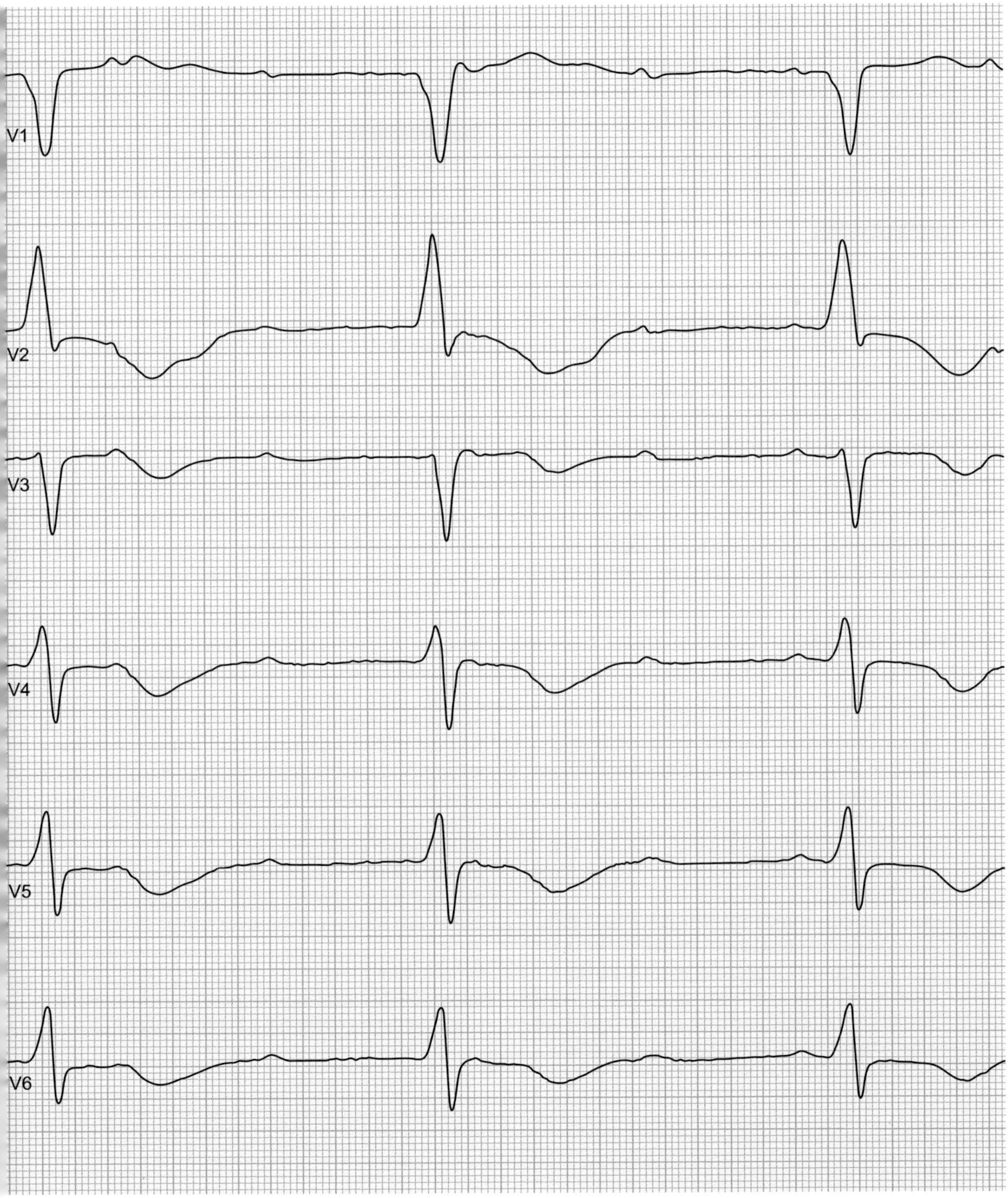
V1
V2
V3
V4
V5
V6

1. EKG-Befund

Sinusrhythmus mit AV-Dissoziation, überdrehter Linkslagetyp, Frequenz: 48/min, QRS-Breite: 140 ms, QT-Zeit: 580 ms, **terminal negatives T** in I, aVL, V_2–V_6, ungewöhnliche R-Progression.

EKG-Diagnose: **AV-Block 3. Grades mit ventrikulärem Ersatzrhythmus**

2. Ersatzrhythmen

Wenn der Sinusknoten als physiologischer Taktgeber aufgrund eines Sick-Sinus-Syndroms oder einer AV-Blockierung ausfällt, springen distal gelegene Myokardzellen ein, um einen Ersatzrhythmus zu generieren. Für die Einschätzung der Situation ist es wichtig zu erkennen, welche kardiale Struktur das autonom depolarisierende Ersatzzentrum in der individuellen Situation jeweils bildet.

Einen ersten Hinweis auf die Lokalisation gibt die Herzfrequenz: Während ein **His-Bündel-Ersatzrhythmus** noch zu Frequenzen zwischen 40 und 50/min führt, kann ein tiefer liegender **Kammerersatzrhythmus** nicht selten in einer Bradykardie von 30/min münden.

Weitere Informationen liefert die Morphologie und vor allem die Breite der QRS-Komplexe:

- Erregungen, die den normalen Weg durch das ventrikuläre Leitungssystem nehmen – also solche, die aus dem Vorhof, dem AV-Knoten oder dem His-Bündel stammen –, sind in aller Regel schmal konfiguriert (< 110 ms).
- Unterhalb des His-Bündels, d. h. bei reinen Kammerersatzzentren, sieht man schenkelblockartig verbreiterte QRS-Komplexe (> 110 ms, meist noch breiter).
- Bei Patientinnen und Patienten, deren EKG auch schon vorher das Bild eines Schenkelblocks zeigt, sind die Kammerkomplexe in jedem Fall breit konfiguriert. In diesen Fällen ist ohnehin von einem erkrankten Leitungssystem auszugehen und damit eine Behandlungsindikation strenger zu stellen.

MERKE

Je breiter die QRS-Komplexe sind und je bradykarder die Kammerfrequenz ist, umso distaler liegt der Ersatzrhythmus und umso bedrohlicher ist die Situation.

3. Therapie bei AV-Block 3. Grades

Als Notfalltherapie der ersten Wahl können zunächst Medikamente gegeben werden: **Atropin** führt zu einer Vagolyse, **Adrenalin** (auch als Dauergabe über einen Perfusor applizierbar) zu einer sympathomimetischen Reaktion. Beide Medikamente können daher die Herzfrequenz anheben. Sicherer ist die Anlage eines **passageren Herzschrittmachers** – dies erfolgt üblicherweise auf einer Intensivstation: Über eine Hals- oder Leistenvene kann eine Schrittmachersonde, meist ohne Durchleuchtung, in den rechten Ventrikel vorgeschoben werden. Um Zeit zu gewinnen (z. B. auf dem Weg zum Krankenhaus) kann im Notfall zwischenzeitlich ein „Pacing" auch transkutan über Klebeelektroden eines Defibrillators erfolgen – dies ist jedoch sehr unangenehm und daher nur bei narkotisierten Patientinnen und Patienten zu empfehlen.

Beim erworbenen AV-Block 3. Grades besteht aufgrund der ungünstigen Prognose eine dringliche Indikation zur **permanenten Schrittmachertherapie.** Es wird üblicherweise ein Zwei-Kammer-System mit Vorhof- und Ventrikelelektrode implantiert. Dieses System übernimmt die Erregung des Sinusknotens im rechten Vorhof und ersetzt die fehlende AV-Überleitung. Viele Patientinnen und Patienten tolerieren diese Stimulationsform gut, da die Herzfrequenz unter Belastung mit Erhöhung der Sinusknotenfrequenz physiologisch ansteigen kann.

Im vorliegenden Fall empfiehlt sich ein rascher Transport in ein Krankenhaus unter Monitorüberwachung, zumal die Patientin womöglich schon zweimal eine vermutlich rhythmogene Synkope erlitten hatte. Dort können dann alle oben beschriebenen Maßnahmen erfolgen (Medikamentengabe, passagere Schrittmacheranlage, endgültige Schrittmacherimplantation).

MERKE

Bei Bradykardien ist eine höhergradige AV-Blockierung im Vergleich zu einem kranken Sinusknoten (Sick-Sinus-Syndrom) die schwerwiegendere Erkrankung. Wenn reversible Ursachen (Infektion, Elektrolytstörungen, Ischämie etc.) ausgeschlossen werden können, sollte man bei symptomatischen Patienten mit einer Schrittmacherimplantation nicht lange warten.

4. R-Progression

Es überrascht, dass die R-Zacke in V_2 deutlich höher ist als in V_1 und dass sie in V_3 völlig verschwindet. Die QRS-Konfiguration in V_2 erscheint zudem etwas ungewöhnlich. Der Grund ist vermutlich eine fehlerhafte EKG-Ableitung mit **vertauschten Elektroden:** V_2 entspricht Ableitung V_6. Ableitung V_2 findet sich in V_3. V_3 findet sich in V_4, V_4 in V_5 und V_5 in V_6. In solchen Fällen sollte das EKG ein zweites Mal regelkonform aufgezeichnet werden.

5. Atrioventrikuläre Dissoziation

Bei der atrioventrikulären Dissoziation laufen Vorhof- und Ventrikelaktivität völlig unabhängig voneinander ab. Im EKG findet sich kein Zusammenhang zwischen P-Wellen und Kammerkomplexen.

Auch bei einer **ventrikulären Tachykardie** (VT) ist eine atrioventrikuläre Dissoziation möglich, sofern der AV-Knoten retrograd blockiert ist. In einem derartigen Fall schlägt der Ventrikel eigenständig und schnell, die Signale werden aber retrograd nicht zum Vorhof weitergegeben. Im EKG zeigen sich dann, wie beim AV-Block 3. Grades, regelmäßige Vorhoferregungen ohne Bezug zu den Ventrikelerregungen – allerdings bestehen im Gegensatz zur hier vorliegenden Bradykardie tachykarde Herzaktionen durch die VT.

MERKE

Eine Breitkomplextachykardie ist eine diagnostische Herausforderung: Liegt der Ursprung im Ventrikel (eher gefährlich) oder im Vorhof (eher harmlos)? Bei einer Breitkomplextachykardie ist eine AV-Dissoziation im EKG beweisend für eine ventrikuläre Tachykardie.

6. Endokarditis und AV-Block

Unter einer Endokarditis versteht man eine meist bakteriell verursachte Infektion der Herzklappen. Breitet sich die Infektion einer Aortenklappe per continuitatem in das umliegende Gewebe in Richtung der Aortenwurzel aus, spricht man von einem **Aortenwurzelabszess.** Da in diesem Bereich Teile der kardialen Leitungsbahnen liegen, kann es hier zu Schädigungen kommen. AV-Blockierungen, die im Rahmen einer Endokarditis auftreten, müssen daher als schwerwiegende Komplikation betrachtet werden. Es sollten umgehend weitere diagnostische (z. B. transthorakale Echokardiografie) und therapeutische Schritte (Operation mit Klappenersatz) erfolgen.

WAS WÄRE, WENN ...

- ... der AV-Block 3. Grades im Rahmen eines Hinterwandinfarkts aufgetreten wäre?

Dann dürfte man hoffen, dass im Fall einer raschen Behandlung (Rekanalisation der rechten Koronararterie) der AV-Block remittiert. Häufig ist in einem solchen Fall keine dauerhafte Herzschrittmachertherapie nötig.

- ... der AV-Block 3. Grades unmittelbar nach Implantation einer transfemoralen Aortenklappe (TAVI) aufgetreten wäre?

Dann müsste in der Regel zeitnah ein Schrittmacher eingesetzt werden, denn diese Art eines iatrogenen mechanischen Leitungsblocks ist selten reversibel.

33

Brennen hinter dem Brustbein

Anamnese

Ihr Onkel ruft Sie aus seinem Fußballverein an. Er wirkt ganz betrübt: *„Ich kann heute nicht spielen! Schon seit gestern Abend quält mich ein drückendes Brennen hinter dem Brustbein. Ich habe die ganze Nacht kaum schlafen können, und heute Morgen musste ich mich sogar übergeben.“* In der Krankengeschichte findet sich eine Reihe orthopädischer Operationen, außerdem eine Niereninsuffizienz, ein Diabetes mellitus und eine arterielle Hypertonie. Sie kennen die indolente Persönlichkeit Ihres Onkels. Er weigert sich strikt, einen Notarzt zu rufen. Sie fahren deshalb sofort bei Ihrer Praxis vorbei, um das mobile EKG-Gerät mitzunehmen. Zehn Minuten später zeichnen Sie im Vereinsheim ein EKG auf.

Untersuchungsbefund

50-jähriger Mann von kräftiger Konstitution. Herz: keine pathologischen Geräusche, regelmäßige, normofrequente Aktionen. Lunge auskultatorisch unauffällig. Bauch: diskreter Druckschmerz im Epigastrium, Bauchdecke weich, keine Resistenzen.

1. Beurteilen Sie das EKG.

2. Welche Differenzialdiagnosen des EKG-Hauptbefunds kennen Sie? Wie lautet Ihre Verdachtsdiagnose in diesem Fall?

3. Welche Differenzialdiagnosen des akuten Thoraxschmerzes kennen Sie? Wie lassen sich diese voneinander abgrenzen?

4. Welche Laborparameter sichern Ihre Verdachtsdiagnose? Welche Rolle spielen diese im Einzelnen? Was versteht man unter „myocardial injury“?

5. Wie würden Sie mit dem Patienten weiter verfahren?

6. Kennen Sie die fünf Infarkttypen nach der universellen Definition? Was ist unter dem Begriff MINOCA zu verstehen?

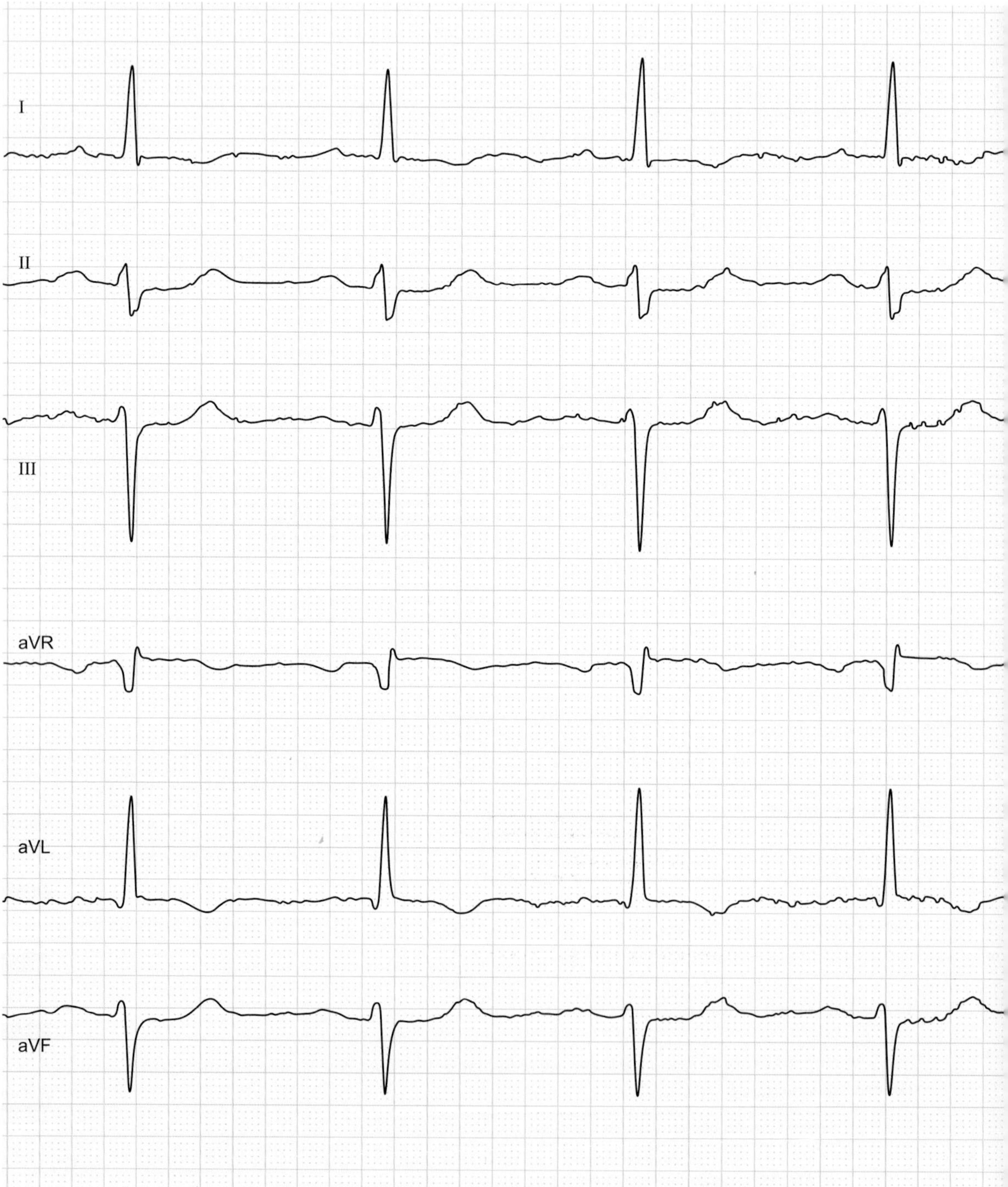
I
II
III
aVR
aVL
aVF

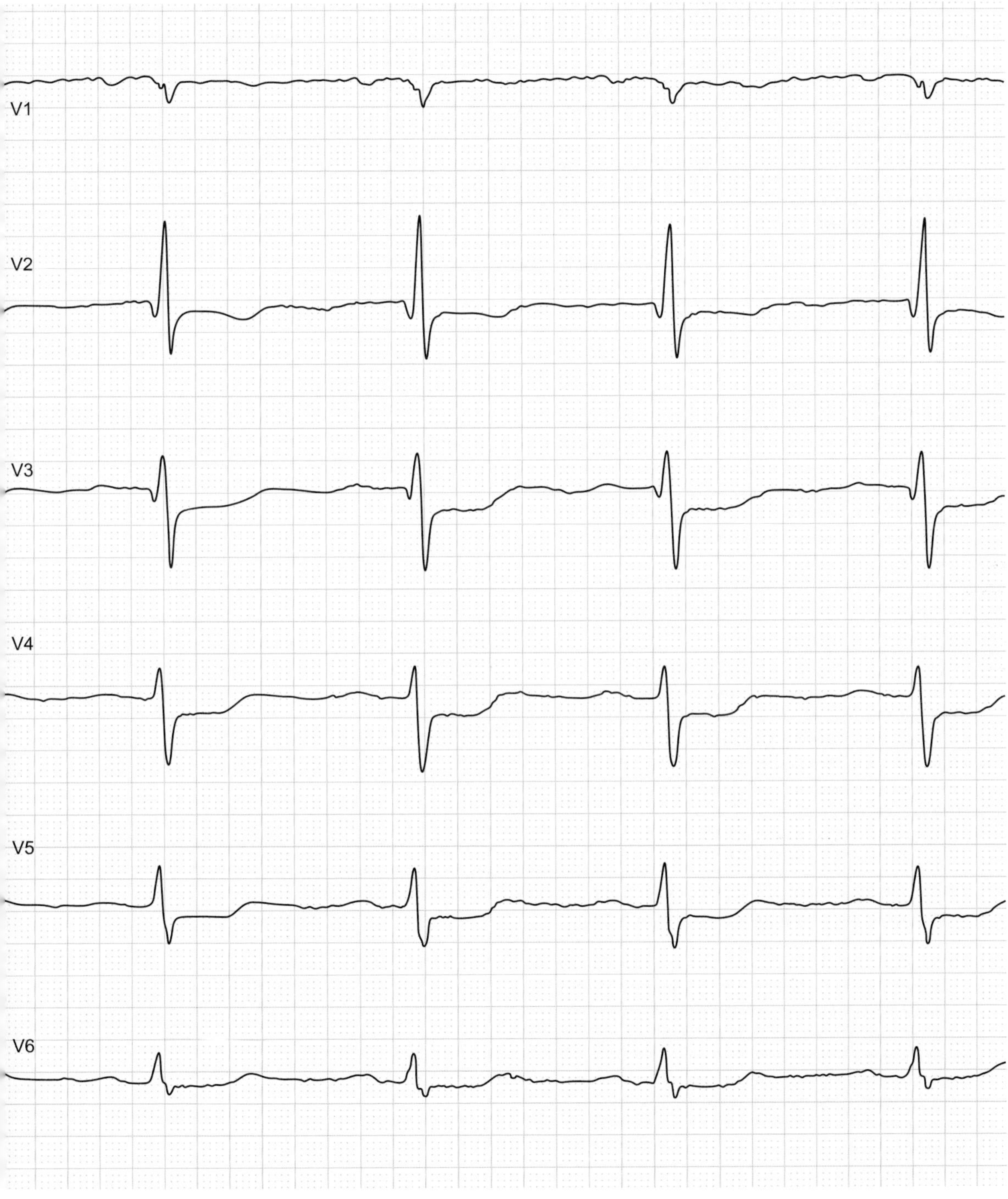
V1
V2
V3
V4
V5
V6

1. EKG-Befund

Sinusrhythmus, überdrehter Linkslagetyp, Herzfrequenz: 77/min, PQ-Zeit: 200 ms, QRS-Breite: 100 ms, QT-Zeit: 300 ms, **linksanteriorer Hemiblock, ST-Strecken-Senkungen** in V_2–V_6.

EKG-Diagnose: **V.a. myokardiale Ischämie im Vorderwandbereich**

2. Differenzialdiagnose der ST-Strecken-Senkungen

Definitionsgemäß ist beim EKG die TP- oder die PQ-Strecke als isoelektrische Linie definiert. TP- und PQ-Strecke liegen in der Regel auf gleicher Höhe, außer bei einer Perikarditis, bei der es zu einer PQ-Senkung kommen kann. Wenn die ST-Strecke niedriger verläuft als die isoelektrische Linie, spricht man von einer ST-Strecken-Senkung.

ST-Strecken-Senkungen gelten ab 0,5 mV am J-Punkt in V_2/V_3 oder 1,0 mV in allen anderen Abteilungen als signifikantes Zeichen für eine Myokardischämie. Bei der Bewertung ist neben der Amplitude aber auch die Form der ST-Strecken-Senkung zu beachten:

So existieren **aszendierende Senkungen,** die bei einer Sinustachykardie physiologisch sind, **deszendierende Senkungen** bei linksventrikulärer Hypertrophie und Schenkelblöcken, die direkt in eine negative T-Welle übergehen, **muldenförmige Senkungen** bei Digitalismedikation und **horizontale Senkungen** als klassischer Nachweis einer Myokardischämie (z.B. im Rahmen einer Fahrradergometrie) bei KHK – diese treten aber meist nicht ubiquitär auf, sondern bleiben auf Ableitungen eines korrespondierenden Gefäßareals beschränkt. Bei dem Patienten besteht ein **akutes Koronarsyndrom** (ACS), bei dem horizontale ST-Strecken-Senkungen als Zeichen einer Ischämie im Vorder- und Seitenwandbereich schon in Ruhe auftreten.

MERKE

Eine ST-Strecken-Senkung kann das Spiegelbild einer ST-Strecken-Hebung sein – daher lohnt sich der Blick auf die anatomisch gegenüberliegenden Ableitungen. Nicht selten ist die ST-Strecken-Hebung im EKG aufgrund der Myokardlokalisation überhaupt nicht darstellbar, z.B. beim streng posterioren Myokardinfarkt.

3. Thoraxschmerz: Differenzialdiagnosen

Statistisch liegt bei Brustschmerzen in der Primärversorgung nur bei 15 % eine kardiale Genese vor. Sehr häufig sind akute Thoraxschmerzen **muskuloskelettal** bedingt, treten bewegungsabhängig auf und sind oft durch manuellen Druck von außen zu provozieren. **Gastrointestinale Beschwerden,** wie die Refluxerkrankung, eine Gastritis oder intestinale Ulzera, werden häufig periprandial als Brennen oder Schmerzen retrosternal oder im Epigastrium wahrgenommen. Mit Dyspnoe, Tachykardie, Tachypnoe und Husten präsentieren sich Thoraxschmerzen bei der **Lungenarterienembolie.** Der pleurale Schmerz erscheint mit Husten, Dyspnoe und Fieber bei der **Pneumonie mit Begleitpleuritis.** Manche Patientinnen und Patienten nehmen Angina-pectoris-Beschwerden auch im Rahmen von **hypertensiven Krisen** wahr. Bei der lebensbedrohlichen **akuten Aortendissektion** tritt ein schlagartiger Vernichtungsschmerz auf, der vielfach direkt zwischen den Schulterblättern lokalisiert ist, aber in seiner Lokalisation auch stark variieren kann. Eine höhergradige **Aortenklappenstenose** kann neben Dyspnoe und Schwindel ebenfalls ischämische Thoraxschmerzen verursachen, die klinisch kaum von KHK-Beschwerden zu unterscheiden sind. Ein Herpes zoster kann starke thorakale Schmerzen verursachen, die meist auf ein Dermatom beschränkt sind und auftreten können, noch bevor sich die charakteristischen Bläschen zeigen. Als Ausschlussdiagnose kann es sich auch um **funktionelle Herzbeschwerden** handeln.

Um die Versorgung von Patientinnen und Patienten mit dieser Art Brustschmerzen zu optimieren und zügig eine Risikostratifizierung und Diagnosestellung herbeizuführen, haben viele Krankenhäuser sog. Chest Pain Units eingerichtet.

MERKE

Die „Big Five" des akuten Thoraxschmerzes: akutes Koronarsyndrom, Lungenarterienembolie, Spannungspneumothorax, Aortendissektion und Ösophagusruptur. Alle fünf sind mit unmittelbarer Lebensgefahr verbunden.

4. Labordiagnostik beim Myokardinfarkt

Die Herzenzyme Troponin und Kreatinkinase (CK) sind wichtige Parameter in der Infarktdiagnostik. **Troponin T** und **Troponin I** steigen im peripheren Blut bereits ein paar Stunden nach einem Herzinfarkt an, sofern ein hochsensitiver Essay (hs-Troponin) verwendet wird. Die Marker sind sehr spezifisch und eignen sich daher sehr gut zur Diagnosestellung eines Myokardinfarkts. Zum zuverlässigen Ausschluss eines Myokardinfarkts werden, je nach Algorithmus, z. B. **zwei Troponin-Bestimmungen im Abstand von 1 Stunde** empfohlen.

Troponin kann aber auch ohne klassischen Myokardinfarkt mit akuter Plaqueruptur erhöht sein – man spricht dann allgemein von **„myocardial injury"**. Diese tritt bei einer Vielzahl von Zuständen und Erkrankungen auf, dazu zählen: verminderte Myokardperfusion (Koronarspasmus, -dissektion und -embolie, Bradykardie, Schock, Hypotension), erhöhter Sauerstoffbedarf (Tachyarrhythmie, Hypertension), Kardiomyopathien, Myokarditis, nach Herzoperationen oder Kathetereingriffen und nichtkardiale Erkrankungen wie Sepsis, Schlaganfall, Hirnblutung, Lungenarterienembolie, Speichererkrankungen, kardiotoxische Medikation. Selbst nach anstrengendem Sport (u. a. Marathonlauf) kann das hs-Troponin erhöht sein.

MERKE

Für die Diagnose Herzinfarkt wird eine **Troponin-Dynamik** gefordert, d. h., der Wert sollte innerhalb kurzer Zeit steigen oder fallen. Bleibt er konstant, so ist an eine der vielen anderen (teils chronischen) Ursachen zu denken.

Die **Kreatinkinase** (CK) steigt erst einige Stunden nach Troponinerhöhung an, kann aber im Gegensatz zum Troponin zur Abschätzung der Infarktgröße herangezogen werden. Man unterscheidet drei Isoenzyme der Kreatinkinase:

- CK-MM aus dem Skelettmuskel,
- CK-BB aus dem ZNS und
- CK-MB aus dem Herzmuskel.

Als Nachweis einer erhöhten CK infolge eines Herzinfarkts wird ein **CK-MB-Anteil von mindestens 6 % an der Gesamt-CK** gefordert. Differenzialdiagnostisch kann die CK auch nach körperlicher Anstrengung oder nach Stürzen erhöht sein, dann allerdings mit normalem CK-MB-Anteil.

Andere Laborwerte wie GPT, GOT und Myoglobin steigen auch nach einem Herzinfarkt an, spielen aber aufgrund der mangelnden Spezifität und der verzögerten Kinetik eine untergeordnete Rolle.

5. Verfahren bei akutem Koronarsyndrom

Die vom Patienten beschriebenen Symptome treten in Ruhe auf und sind neu – damit liegt ein akutes Koronarsyndrom vor. Aufgrund der hohen präklinischen Mortalität (30–40 %) muss der umgehende Transport in ein Krankenhaus per Notarzt stattfinden. Im Krankenhaus erfolgen eine erneute EKG-Aufzeichnung und die Bestimmung oben genannter Herzenzyme, um zu prüfen, ob ein Infarkt vorliegt. Sollte sich der Verdacht auf eine akute Myokardischämie erhärten – dafür spricht in jedem Fall das vorliegende EKG – ist eine invasive Koronardiagnostik angezeigt. Dabei präsentiert sich meist eine hochgradige Koronarstenose oder ein frischer Verschluss eines Gefäßes. Die Betroffenen profitieren prognostisch von einer umgehenden Ballondilatation und Stentimplantation. Der Zeitpunkt ist von verschiedenen Aspekten abhängig: Bei jüngeren Patientinnen und Patienten mit anhaltender Symptomatik oder rezidivierenden Herzrhythmusstörungen und dynamischen EKG-Veränderungen wird üblicherweise mit der Koronarangiografie nicht lange gewartet.

6. Myokardinfarktvarianten

Die „universelle Definition eines Myokardinfarkts" teilt die Herzinfarkte in fünf Varianten ein, von denen die erste als „klassischer Herzinfarkt" begriffen werden kann:

- **Typ 1:** atheromatöse Plaqueruptur oder -erosion, die zu einem Verschluss oder einem Beinahe-Verschluss und zur Myokardnekrose führt.
- **Typ 2:** Ein Mismatch zwischen Sauerstoffangebot und -bedarf führt zur Myokardnekrose. Dies kann mit und ohne (stabile) atheromatöse Stenosen

geschehen. Tachykardie, Koronarspasmen oder Anämie sind mögliche Ursachen.
- **Typ 3:** plötzlicher Herztod bei anzunehmendem Myokardinfarkt oder histologischem Nachweis.
- **Typ 4:** alle Myokardinfarkte, die akut oder im Verlauf nach kathetergestützter Koronarintervention auftreten, u. a. Stent-Thrombosen.
- **Typ 5:** Myokardinfarkte, die im Rahmen einer Bypass-Operation auftreten.

Unter dem Begriff **MINOCA** („myocardial infarction with non-obstructive coronary arteries") wird ein spezifisches Krankheitsbild verstanden, bei dem sich viele typische Befunde wie bei einem Myokardinfarkt präsentieren (akuter Thoraxschmerz, EKG-Veränderungen, Troponin-Dynamik, Kinetikstörung im Echo, Narbe im MRT), jedoch in der Koronarangiografie keine relevanten Stenosen zu detektieren sind. MINOCA ist eine Arbeitsdiagnose, solange noch nicht geklärt ist, welches der möglichen Phänomene zugrunde liegt: Spasmus eines Koronargefäßes, spontane Lyse nach Plaqueruptur und Thrombusbildung, mikrovaskuläre Ischämie (auch: Syndrom X), virale Myokarditis, embolischer Infarkt, Stress-Kardiomyopathie (Takotsubo-Syndrom), Thrombophilie (u. a. Faktor-V-Leiden-Mutation). Häufig kann jedoch keine definitive Ursache gefunden werden. Eine Kardio-MRT hilft häufig weiter, da hiermit Myokardnarben, -entzündung und -ödem zur Darstellung kommen können.

WAS WÄRE, WENN ...

- ... statt Senkungen Hebungen zu sehen wären?
Dann sollte der Transport in ein Krankenhaus mit Katheterbereitschaft erfolgen, da eine Revaskularisierung so schnell wie möglich erfolgen muss. Falls ein solcher Transport länger dauert (z. B. in dünn besiedelten Gebieten), ist eine Lysetherapie indiziert.
- ... die Schmerzen nach Erbrechen aufgetreten wären und einen vernichtenden Charakter hätten?

Dann müsste man an eine akute Ösophagusruptur (Boerhaave-Syndrom) als wichtige Differenzialdiagnose zum akuten Koronarsyndrom denken. Dabei treten aber in der Regel keine EKG-Veränderungen auf.

34

Thoraxschmerzen

Anamnese

Eine 22 Jahre alte Medizinstudentin stellt sich in der Notaufnahme der Universitätsklinik vor. Sie leide seit etwa zwei Wochen an einer Erkältung mit Schnupfen und Halsschmerzen ohne besondere Einschränkungen. An den letzten beiden Wochenenden habe sie im Freundeskreis die Nächte kräftig durchgefeiert. Sonst sei sie wie üblich jeden Tag zweimal um die Hamburger Außenalster gejoggt (insgesamt 15 km). Gestern aber, mitten in der Nacht, habe sie Schmerzen hinter dem Brustbein bekommen und viel geschwitzt. Und auf dem Weg hierher sei ihr die Luft knapp geworden. Seit Tagen falle ihr ein Herzstolpern auf. Es sind keine Vorerkrankungen bekannt.

Untersuchungsbefund

Kaltschweißige, geschwächte und krank wirkende Patientin, RR 95/45 mmHg, Puls 70/min. Herztöne leise, vermehrte Extrasystolie. Lunge auskultatorisch unauffällig. Abdomen palpatorisch unauffällig.

1. Wie lautet der EKG-Befund?

2. Stellen Sie eine Verdachtsdiagnose. Mit welchen Methoden können Sie diese bestätigen?

3. Wie erklären Sie die akuten Thoraxschmerzen?

4. Nennen Sie ätiologische Faktoren dieser Erkrankung.

5. Kennen Sie die Prognose? Welche beiden gefährlichen Komplikationen können auftreten?

6. Welche Maßnahmen ergreifen Sie?

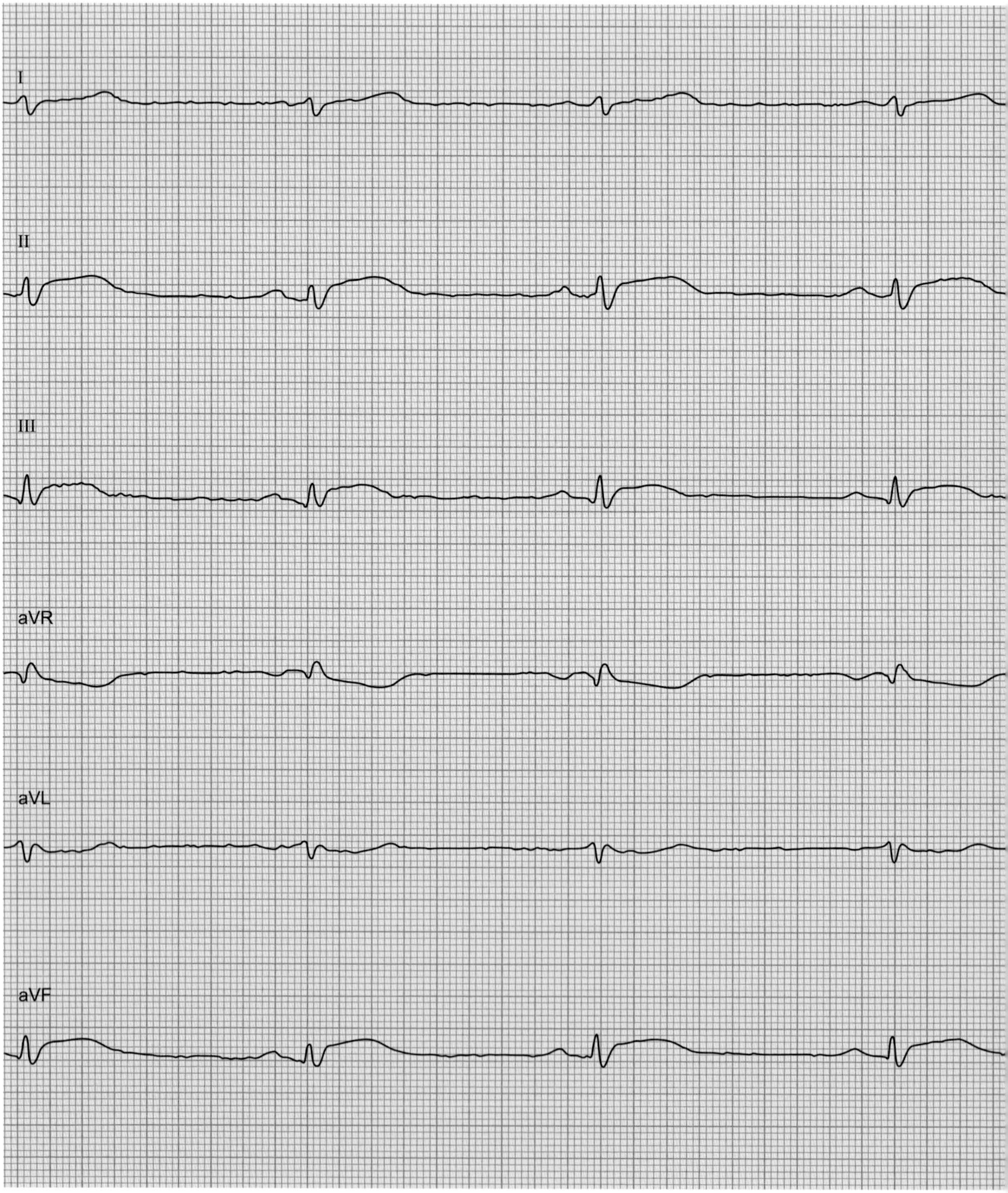
I
II
III
aVR
aVL
aVF

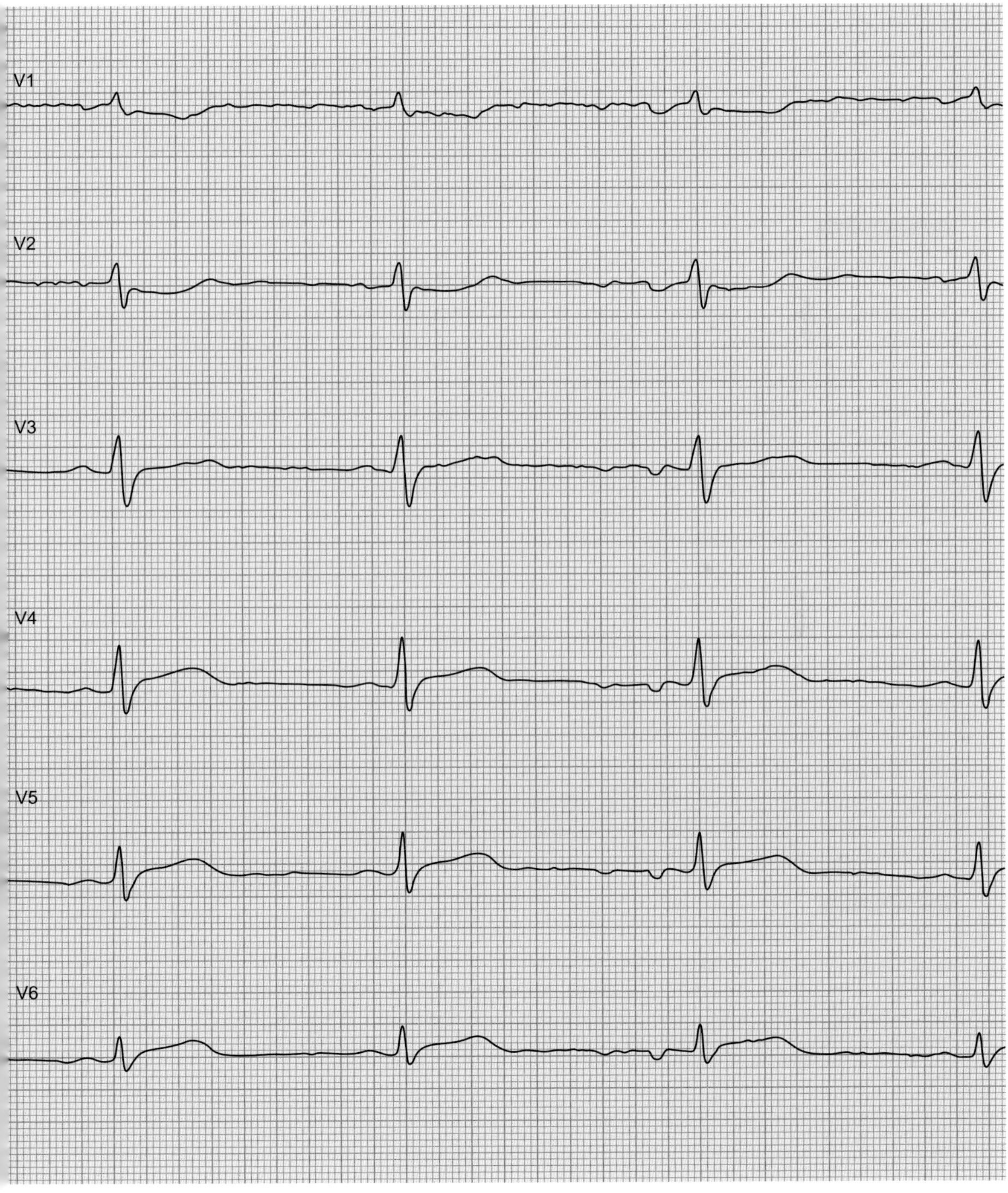
V1
V2
V3
V4
V5
V6

1. EKG-Befund

Sinusrhythmus, Rechtslagetyp, Herzfrequenz: 66/min, PQ-Zeit: 140 ms, QRS-Breite: 90 ms, QT-Zeit: 340 ms, **ST-Strecken-Hebungen** in II, III, aVF und V_4–V_6, leichte ST-Strecken-Senkungen in V_1–V_2. Die negativen P-Wellen vor dem dritten QRS-Komplex in V_1–V_6 entstehen artefaktbedingt.

2. Verdachtsdiagnose und Diagnosesicherung

Zwar ist bei ST-Strecken-Hebungen immer primär an einen Myokardinfarkt zu denken. Im Hinblick auf Anamnese, Symptomatik und Alter der Patientin ist aber die Verdachtsdiagnose **(Peri-)Myokarditis** wahrscheinlicher. Laborchemisch könnten **Leukozyten, CRP-Wert** sowie kardiale Enzyme wie **Troponin** und **CK/CK-MB** angestiegen sein. Bei einer schweren Myokarditis wird in der **Echokardiografie** eine eingeschränkte Pumpfunktion festgestellt. Weiterführend ist die **Kardio-MRT,** die eine Anreicherung von Kontrastmittel in entzündeten Myokardbereichen nachweisen kann. Um die Differenzialdiagnose Myokardinfarkt auszuschließen, kann eine invasive Diagnostik weiterhelfen. Beweisend für eine Myokarditis ist letztlich nur die positive **Histologie** einer Myokardbiopsie, die aber für Situationen anhaltend eingeschränkter Pumpfunktion reserviert ist.

MERKE

Die Kriterien zur Unterscheidung zwischen ST-Hebungs-Infarkt und Myokarditis sind subtil. Bei der Myokarditis sind die ST-Strecken-Hebungen nicht einem koronaren Versorgungsgebiet zuzuordnen. Weitere Kennzeichen sind das Fehlen von Q-Zacken, ein R-Verlust sowie das Auftreten einer Niedervoltage.

3. Ätiologie der Thoraxschmerzen

Akute Thoraxschmerzen sind bei der Myokarditis meist Ausdruck einer **Begleitperikarditis.** Die Schmerzen entstehen durch die Bewegungen des Herzens im entzündeten Herzbeutel. Manchmal kann bei einer Perikarditis ein Perikardreiben auskultiert werden.

4. Ätiologie

In fast allen Fällen handelt es sich ätiologisch um eine **virale Myokarderkrankung,** beispielsweise durch Coxsackie-, Herpes-, Adeno- oder Echoviren. Seltener sind **bakterielle Myokarditiden** und **nichtinfektiöse Ursachen,** z. B. im Rahmen einer rheumatoiden Arthritis, einer Sarkoidose, einer Riesenzellmyokarditis oder nach Bestrahlung des Mediastinums. In vielen Fällen bleibt die Ursache unklar.

5. Prognose und Komplikationen

Die **Prognose** der Myokarditis ist prinzipiell günstig: Die meisten Myokarditiden (ca. 80 %) heilen folgenlos aus. In der akuten Phase kann es allerdings zu lebensgefährlichen **Herzrhythmusstörungen** kommen, sodass in Einzelfällen die Implantation eines ICD-Geräts diskutiert werden muss. Prognostisch ist vor allem die Herzfunktion von Bedeutung: In einigen Fällen entwickelt sich aus einer Myokarditis eine **dilatative Kardiomyopathie,** d. h. eine Herzinsuffizienz mit Erweiterung des linken Ventrikels.

6. Maßnahmen

Da eine Myokarditis in den meisten Fällen viraler Genese ist, stehen lediglich Allgemeinmaßnahmen zur Verfügung. Dazu zählen **körperliche Schonung, symptomatische Therapie** und **Überwachung des Herzrhythmus.** Diese Patientin muss stationär aufgenommen werden, um eine **Monitorüberwachung** sowie regelmäßige Kontrollen der Herzfunktion per **Echokardiografie** zu erhalten. Der laborchemische Verlauf der **Herzenzyme** sollte beobachtet werden. In manchen Fällen können Betablocker zur **Rhythmusstabilisierung** eingesetzt werden. Ein Sportverbot von 3–6 Monaten ist obligat. Bei reduzierter linksventrikulärer Pumpfunktion erfolgt die Therapie der Herzinsuffizienz mit vor- und nachlastsenkenden Medikamenten wie ACE-Hemmern, Spironolacton bzw. Eplerenon und Diuretika.

35

Adipositas und Herzflattern

Anamnese

Nachts um 3:33 Uhr werden Sie als diensthabender Internist von der leitenden Pflegefachkraft der Notaufnahme gerufen. Ein kräftiger Mann begrüßt Sie mit den Worten: *„Guten Morgen. Tut mir leid, dass ich Sie störe, aber ich habe so ein Herzflattern. Ich merke das schon seit sechs Stunden, es scheint nicht von allein zu verschwinden. Ich wollte fragen, ob Sie mal eine Tablette dagegen haben."* Im Anamnesegespräch erzählt der Patient ganz begeistert von der Geburt seiner Enkelin. Er schwärmt davon, dass er deshalb mit einigen Familienmitgliedern vorgestern die ganze Nacht gefeiert habe.

Untersuchungsbefund

60 Jahre alt, 131 kg, 202 cm (BMI 32,1 kg/m^2). Lunge frei. Herztöne kaum zu hören.

1. **Wie lautet der EKG-Befund?**

2. **Was versteht man unter Rhythmuskontrolle? Erläutern Sie die beiden gebräuchlichen Methoden.**

3. **Welche Medikamente können zur Rezidivprophylaxe eingesetzt werden? Kennen Sie auch interventionelle Alternativen?**

4. **Was versteht man unter Frequenzkontrolle? Nennen Sie Medikamente, die dafür infrage kommen.**

5. **Charakterisieren Sie das Medikament Amiodaron.**

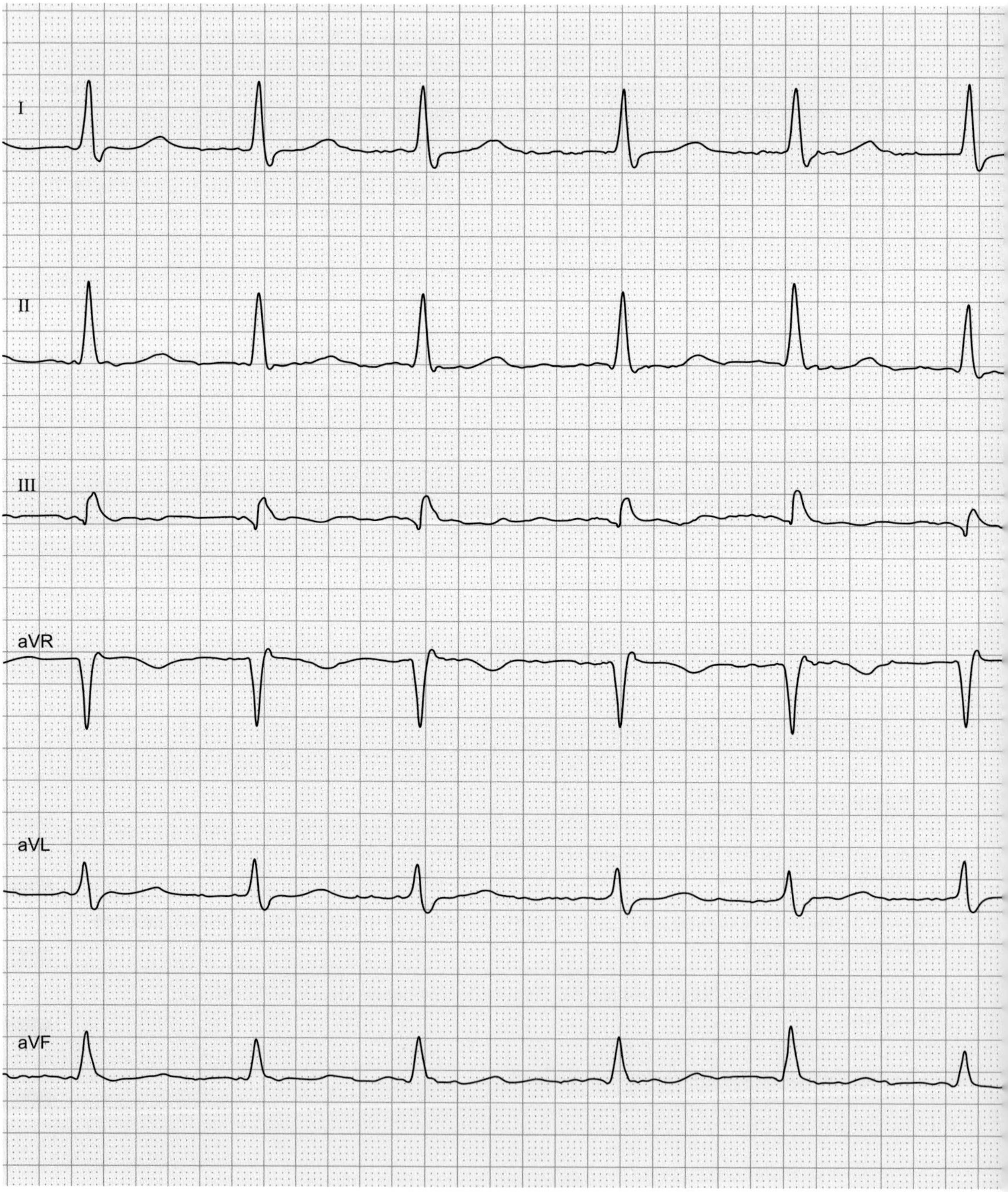
I
II
III
aVR
aVL
aVF

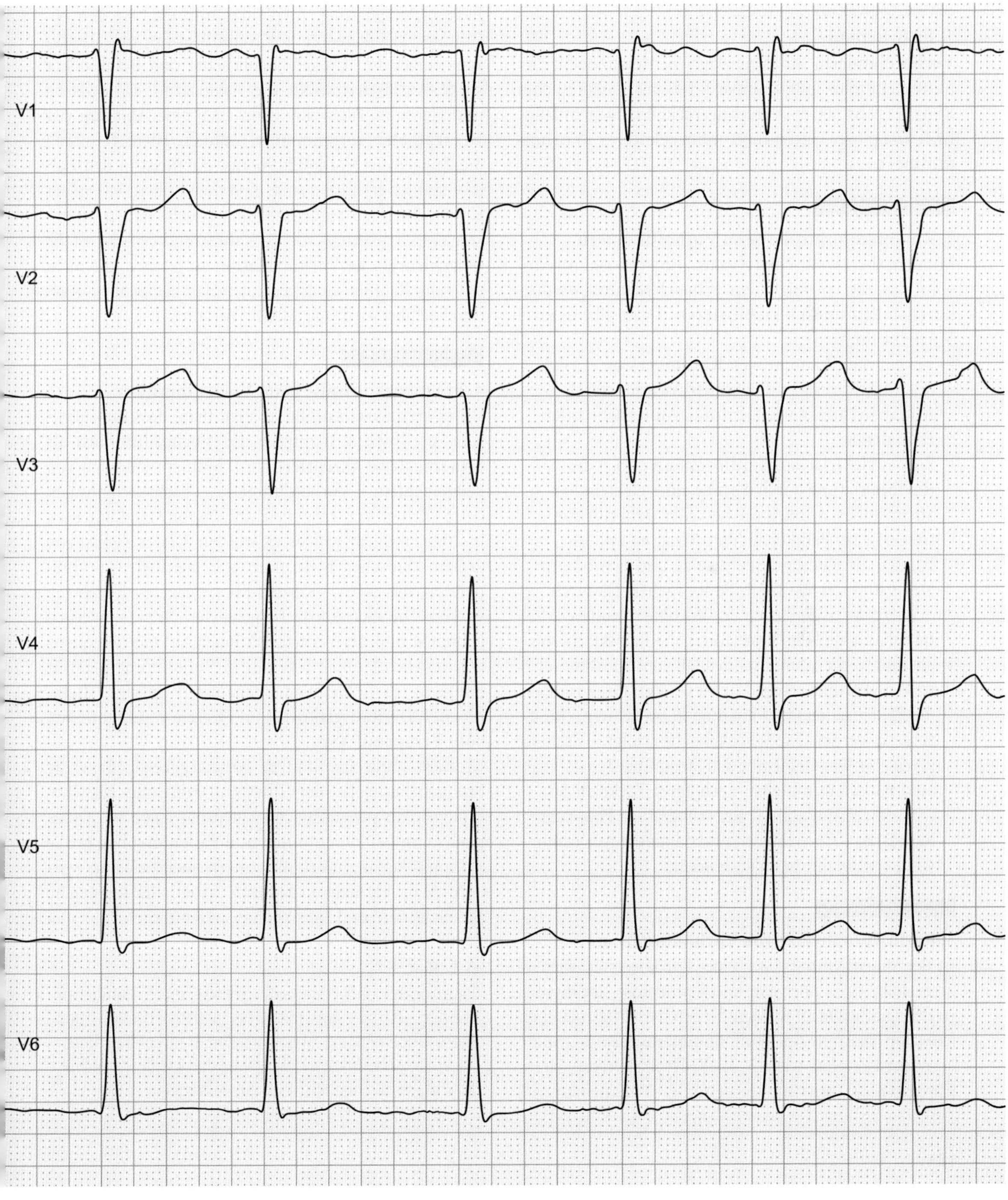
V1
V2
V3
V4
V5
V6

1. EKG-Befund

Vorhofflimmern, Indifferenzlagetyp, Herzfrequenz: im Mittel 115/min, QRS-Komplex: 100 ms (inkompletter RSB), QT-Zeit: 300 ms, Erregungsrückbildung unauffällig. EKG-Diagnose: **tachykard übergeleitetes Vorhofflimmern**

2. Rhythmuskontrolle beim Vorhofflimmern

Mit dem therapeutischen Ansatz „Rhythmuskontrolle" wird das Ziel verfolgt, den **Sinusrhythmus wiederherzustellen und zu stabilisieren.** Dazu gibt es zwei Möglichkeiten.

- Bei der **medikamentösen Kardioversion** erfolgt die Rückführung in den Sinusrhythmus durch Antiarrhythmika wie Flecainid, Amiodaron oder Propafenon.
- Bei der **elektrischen Kardioversion** erfolgt die Rhythmisierung durch Abgabe eines elektrischen Stromstoßes. Ähnlich wie bei einer Defibrillation werden dazu Paddles auf dem Sternum und im Bereich der Herzspitze aufgesetzt, und es wird ein Stromstoß mit 50–250 Joule abgegeben. Dadurch depolarisieren die Zellen der Vorhöfe simultan, treten anschließend synchron in die Refraktärphase ein und werden dann im Idealfall vom Sinusknoten wieder geordnet erregt. Für dieses Verfahren müssen die Patientinnen und Patienten in eine Kurznarkose versetzt werden. Die Schockabgabe erfolgt R-Zacken-getriggert: Das Gerät gibt den Stromimpuls automatisch unmittelbar nach der R-Zacke ab. So wird eine Stimulation in der vulnerablen Phase der Repolarisation vermieden und damit die Auslösung von Kammerflimmern verhindert.

3. Rezidivprophylaxe von Vorhofflimmern

Ist der Sinusrhythmus nach einer Kardioversion wiederhergestellt, muss über eine medikamentöse Rezidivprophylaxe nachgedacht werden. Neben der obligatorischen **kausalen Therapie** des Vorhofflimmerns (also zugrunde liegender Korrelate wie z. B. KHK, Hyperthyreose, Herzklappenvitien, arterielle Hypertonie, Volumenmangel, Elektrolytentgleisung, Alkoholkonsum etc.) werden bestimmte Medikamente zur **Stabilisierung des Rhythmus** eingesetzt. Am gebräuchlichsten sind **Betablocker** sowie **Antiarrhythmika** wie Amiodaron, Dronedaron und Flecainid. Alternativ kann auch eine **Ablation per Herzkatheter** vorgenommen werden. Hierbei werden die Trigger des Vorhofflimmerns, die meist in den Pulmonalvenen lokalisiert sind, elektrisch isoliert, indem per Kryo- oder Hochfrequenzablation gezielt Narben im linken Vorhof gesetzt werden. Als weitere Alternative ist die **herzchirurgische Vorhofablation** zu nennen, die nicht selten im Rahmen einer geplanten Herzklappenoperation durchgeführt wird (sog. MAZE-Verfahren).

4. Frequenzkontrolle beim Vorhofflimmern

Unter Frequenzkontrolle versteht man, dass im Gegensatz zur Rhythmuskontrolle das **Vorhofflimmern als Dauerzustand akzeptiert** wird. Man spricht auch von permanentem Vorhofflimmern. Tachyarrhythmien beim Vorhofflimmern sollen mithilfe von Medikamenten in ihrer Frequenz gedrosselt werden. Dieses Ziel ist von großer klinischer Bedeutung und geschieht mit Präparaten, die auf AV-Knoten-Ebene negativ dromotrop wirken. Die tachykard übergeleiteten Impulse werden gebremst und die Ventrikelaktionen auf eine Frequenz von möglichst unter 100/min in Ruhe limitiert. Dafür kommen drei Medikamentenklassen infrage: **Betablocker, Digitalisglykoside** und **Kalziumantagonisten vom Verapamil-Typ.**

Größere klinische Studien haben gezeigt, dass die Frequenzkontrolle der Rhythmuskontrolle als Therapieprinzip prognostisch nicht unterlegen ist. Demnach kann bei Patientinnen und Patienten ohne große Symptomlast das Vorhofflimmern auch belassen werden. Man vermeidet dadurch nebenwirkungsreiche Medikamente und Krankenhausaufenthalte.

MERKE

Betablocker und Verapamil sollten nicht kombiniert werden, da die synergistische negativ chrono- und dromotrope Wirkung zu gefährlichen Bradykardien führen kann. Die Kombination eines der beiden Medikamente mit Digitalis wird hingegen meist gut vertragen.

5. Einige wichtige Fakten zu Amiodaron

- Potentes Antiarrhythmikum mit Wirkmechanismen aller vier Klassen (Multikanalblocker: Hemmung von Natrium-, Kalium- und Kalziumkanälen, aber auch Alpha- und Betablockierung).
- Lange Aufsättigungs- und Halbwertszeit mit Kumulationsgefahr infolge einer **komplexen Pharmakokinetik.**
- Besonderer Vorteil gegenüber anderen Antiarrhythmika: kaum negative Inotropie. Verwendung zur **dauerhaften Rhythmisierung,** gelegentlich auch allein zur Frequenzkontrolle eingesetzt.
- **Ausgeprägtes Nebenwirkungsprofil:** Lungenfibrose, Pneumonie bzw. Pneumonitis, Hyperthyreose, Hypothyreose (**daher Schilddrüsenfunktion vorher und während der Therapie prüfen**). Korneaeinlagerung mit Visusverlust, Fotosensibilisierung, Hepatitis, Proarrhythmie (z. B. „Torsaden") durch QT-Zeit-Verlängerung. Die QT-Zeit sollte erhöht sein, aber nur auf maximal 125 %. Daher: **QT-Zeit regelmäßig kontrollieren.**
- Grundsätzlich handelt es sich bei Amiodaron um ein Medikament, das die Patientinnen und Patienten oft nur wenige Jahre einnehmen können, bevor das Spektrum der Nebenwirkungen eine Fortführung der Therapie limitiert.

WAS WÄRE, WENN ...

- ... der Patient trotz mehrfacher medikamentöser und invasiver Versuche der Rhythmus- oder Frequenzkontrolle weiter symptomatisch bliebe?

Dann würde sich das Pace-and-Ablade-Verfahren anbieten, bei dem zunächst ein Herzschrittmacher implantiert und ein paar Wochen später per Hochfrequenzablation ein totaler AV-Block induziert wird. Die Betroffenen sind dann zwar schrittmacherabhängig, bleiben aber mit einem durchgehend regelmäßigen Puls zuverlässig beschwerdefrei und klinisch stabil.

36

Luftnot und Herzrasen

Anamnese

Sie arbeiten auf der Intensivstation in der Hauptstadt der Azoren, als Sie einen aufregenden Telefonanruf entgegennehmen: In den nächsten 30 Minuten wird ein Jet eines Transatlantikflugs von London nach New York notfallmäßig zwischenlanden, da es einem Passagier in bedrohlicher Weise schlecht gehe. Bald erreicht Sie ein älterer Patient auf einer Trage. Er ist blass, kaltschweißig und verbal adäquat kontaktierbar. Er klagt über heftiges Herzrasen, beängstigenden Druck auf dem Brustkorb und ausgeprägte Luftnot. Noch während Sie mit ihm sprechen, wird ein EKG aufgezeichnet.

Untersuchungsbefund

72 Jahre alter Patient, klinisch deutlich beeinträchtigt, Orthopnoe, keine Ödeme. Herz: tachykard mit 180/min. Lunge: brodelndes Atemgeräusch beidseits ubiquitär. Abdomen: orientierend unauffällig. Pulsoxymetrische Sauerstoffsättigung: 88 % unter O_2-Insufflation von 8 l/min über Nasenbrille.

1. **Welche Verdachtsdiagnose stellen Sie aufgrund des EKG-Befunds und der Symptomatik?**

2. **Was wissen Sie über Ätiologie und Pathogenese der vorliegenden Rhythmusstörung?**

3. **Ist im vorliegenden Fall auch ein supraventrikulärer Ursprung denkbar? Und wenn ja: Welche Unterscheidungskriterien kennen Sie?**

4. **Was ist unter Capture Beats und Fusion Beats zu verstehen?**

5. **Mit welchen beiden bedrohlichen Komplikationen muss gerechnet werden?**

6. **Wie sehen die unverzüglichen Therapieschritte aus? Welche weiteren diagnostischen und therapeutischen Schritte würden Sie im Verlauf unternehmen?**

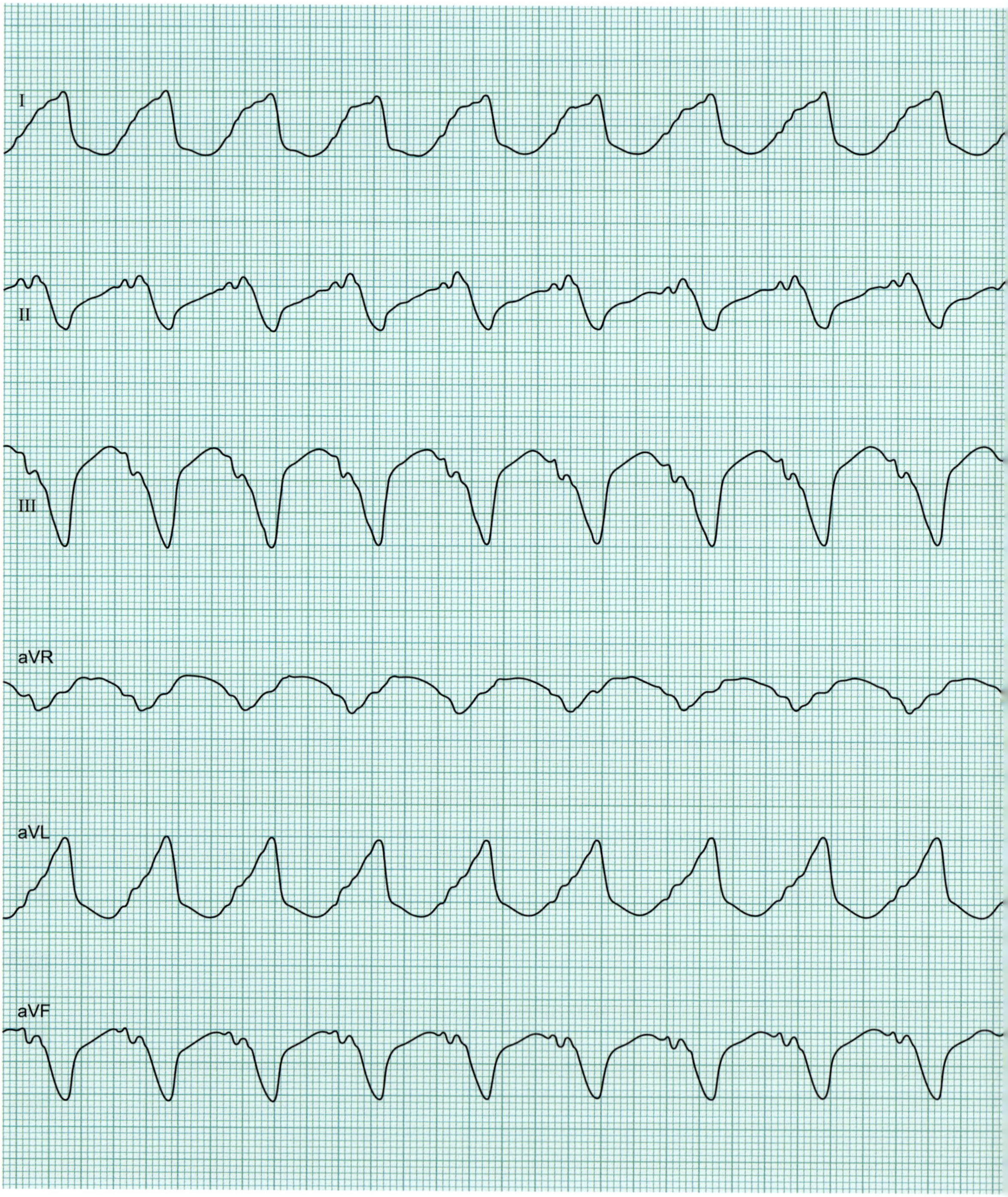
I
II
III
aVR
aVL
aVF

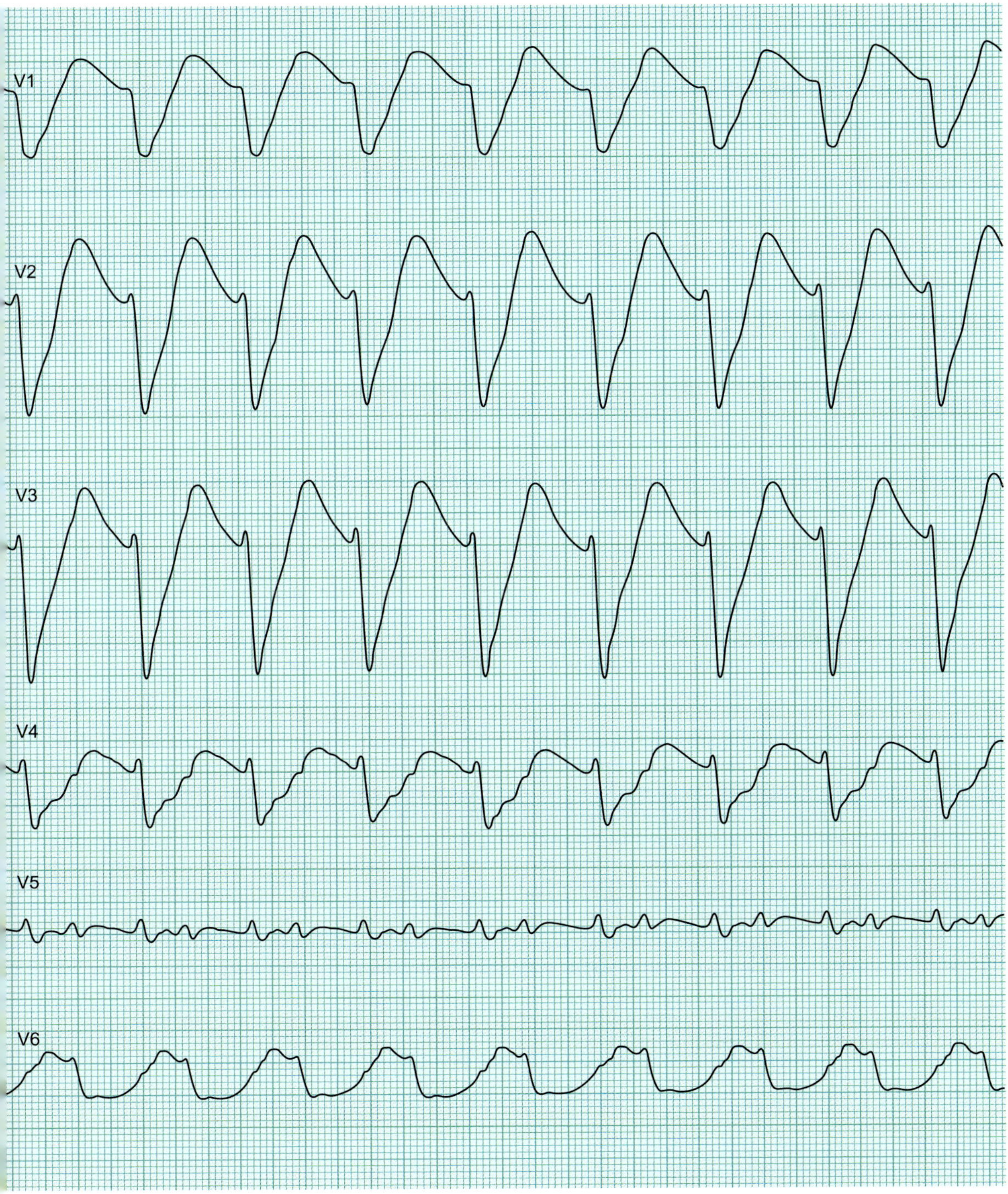
V1
V2
V3
V4
V5
V6

1. EKG-Befund

Kein Sinusrhythmus, formal überdrehter Linkslagetyp, Herzfrequenz: 180/min, QRS-Breite: 180 ms.
Diagnose: anhaltende **Breitkomplextachykardie,** wahrscheinlich ventrikuläre Tachykardie

MERKE

Eine außergewöhnliche QRS-Breite spricht für einen ventrikulären Ursprung.

2. Pathophysiologie und Ätiologie

Bei einer ventrikulären Tachykardie (VT, auch: Kammertachykardie) handelt es sich um eine **Makro-Reentry-Tachykardie im Ventrikelmyokard.**
Beim normalen Kammererregungsablauf breitet sich die vom Sinusknoten induzierte Myokarderregung gleichmäßig wie eine Wellenfront über das gesamte Myokard aus und bildet sich dann gleichmäßig wieder zurück, bis die nächste Erregung eintritt. Bestehen allerdings im Kammermyokard „Hindernisse", also Regionen, in denen die Erregung überhaupt nicht weitergeleitet werden kann, und Regionen, in denen die Erregung verlangsamt oder nur in eine Richtung weitergeleitet wird, kann die Situation eintreten, dass die „elektrische Wellenfront" auf Gewebe trifft, das nicht mehr oder nur noch partiell refraktär ist. Diese Erregung kann um eine solche Insel kreisen. Initiiert wird diese kreisförmige Erregung meist durch eine Extrasystole, die im Gegensatz zur normalen Erregung für eine aberrierende Erregungsdynamik sorgt und damit kreisförmige Erregungen überhaupt erst ermöglicht. Erfreulicherweise sind ventrikuläre Tachykardien meistens instabil und terminieren spontan. Nur selten sind sie, wie im vorliegenden Fall, anhaltend; dann sind sie aber als hämodynamisch bedrohlich einzuschätzen.
Ätiologisch können diverse strukturelle Herzerkrankungen zu den beschriebenen Narbeninseln oder Regionen mit verlangsamter Erregung führen. Die häufigsten Ursachen sind **Narben durch abgelaufene Myokardinfarkte.** Auch dilatative und hypertrophe **Kardiomyopathien** begünstigen durch pathologische Veränderungen des Myokards kreisförmige Erregungsabläufe. **Entzündliche Herzerkrankungen** (virale Myokarditis, Sarkoidose) oder angeborene Herzfehler, die mit komplexen Operationen behandelt wurden, können ebenfalls für Substrate einer Kammertachykardie sorgen. Durch die Gabe von **Antiarrhythmika** oder bei angeborenen **Ionenkanalerkrankungen** (z. B. Brugada-Syndrom, Long-QT-Syndrom, katecholaminerge polymorphe Kammertachykardie [CPVT] etc.) ist der Erregungsablauf der Myokardzelle insofern verändert, als dass auch ventrikuläre Tachykardien begünstigt werden. Die rechtsventrikuläre arrhythmogene Kardiomyopathie (**ARVC**) kann ebenfalls zu solchen Rhythmusstörungen führen.
Eine **Elektrolytstörung** (vor allem im Kaliumhaushalt) kann bei jeder der genannten ätiologischen Faktoren die Ausbildung einer ventrikulären Tachykardie zusätzlich begünstigen.
Nicht selten kann jedoch keine Ursache gefunden werden, dann spricht man von einer idiopathischen Kammertachykardie. Solche entstehen häufiger im rechtsventrikulären Ausflusstrakt (mit LSB-artiger Konfiguration) oder auch im linken Ventrikel (mit RSB-Morphologie).

3. Supraventrikuläre Tachykardie mit breiten Kammerkomplexen

Prinzipiell kann jede Form der viel harmloseren supraventrikulären Tachykardien mit breiten Kammerkomplexen erscheinen, gerade dann, wenn ein **Schenkelblock** (LSB oder (RSB) vorliegt. Ein Schenkelblock kann auch allein auf dem Boden einer Tachykardie selbst entstehen. Man spricht dann von einer **aberrierenden ventrikulären Leitung.** Nicht selten ist es schwierig, zwischen den beiden Formen zu unterscheiden. Bei klinisch stabilen Patientinnen und Patienten kann die Induktion eines AV-Blocks durch die intravenöse Gabe von Adenosin hilfreich sein, um eine supraventrikulär entstehende Tachykardie zu unterbrechen.

MERKE

Der Begriff **Breitkomplextachykardie** steht für eine vorläufige EKG-Arbeitsdiagnose, bei der bis zum Beweis des Gegenteils von einer echten **ventrikulären Tachykardie** und damit von einer lebensgefährlichen Situation ausgegangen werden muss. Die Abgrenzung von einer supraventrikulären Tachykardie mit breiten Komplexen, die eher benigne einzuschätzen ist, ist komplex und häufig nicht allein auf dem Boden einer einzelnen EKG-Aufzeichnung zu stellen.

4. Capture Beats und Fusion Beats

Ein **Capture Beat** entsteht, wenn ein Impuls des Sinusknotens zwischen zwei ventrikulären Erregungen seinen Weg in die Herzkammern findet und dort für eine physiologische Erregung sorgt. Im EKG sieht man dann zwischen den breiten Kammerkomplexen einen QRS-Komplex mit schmaler Morphologie. Manchmal verschmilzt diese supraventrikuläre mit einer fast gleichzeitigen ventrikulären Erregung, sodass ein **Fusion Beat** erzeugt wird. Dieser zeigt sich im EKG als QRS-Komplex, dessen Morphologie eine Mischung aus schmaler und breiter Kammererregung darstellt. Capture Beats und Fusion Beats sind Hinweise auf eine ventrikuläre Quelle der Tachykardie.

5. Komplikationen

Unter der Annahme einer ventrikulären Tachykardie muss mit zwei Komplikationen gerechnet werden:

- Einerseits kann diese Rhythmusstörung hämodynamisch relevant werden: Die Auswurfleistung des Herzens genügt unter der hohen Herzfrequenz nicht mehr, wodurch es zum **Vorwärtsversagen (kardiogener Schock) oder Rückwärtsversagen (Lungenödem)** kommen kann.
- Noch gefährlicher wird es, wenn die ventrikuläre Tachykardie in **Kammerflimmern** degeneriert, das unmittelbar zum Herz-Kreislauf-Versagen führt.

6. Soforttherapie und weitere Schritte

Ventrikuläre Tachykardien sind lebensbedrohliche Rhythmusstörungen. Sie bedürfen einer umgehenden Therapie und intensivmedizinischen Überwachung. Sofern eine hämodynamisch stabile Situation vorliegt, kann eine **medikamentöse Konversion** versucht werden. Intravenös können die Antiarrhythmika Ajmalin oder Amiodaron gegeben werden. Falls die medikamentöse Therapie versagt oder schon hämodynamische Instabilität vorliegt, sollte eine sofortige **elektrische Kardioversion** in Kurznarkose erfolgen.

Zur Klärung der Ätiologie dienen Laboruntersuchungen (Herzenzyme, Entzündungsparameter, Elektrolyte, NT-proBNP, TSH, Marker für Autoimmunerkrankungen) und bildgebende Verfahren (Echokardiografie, Kardio-MRT). Da eine ischämische Herzerkrankung die häufigste Ursache darstellt, ist in den meisten Fällen eine invasive **Koronardiagnostik** unumgänglich.

Auch das Sinusrhythmus-EKG sollte auf Zeichen einer Ionenkanalerkrankung (QT-Zeit, Brugada-Muster) hin untersucht werden. Eine elektrophysiologische Untersuchung kann den genauen Erregungsablauf der ventrikulären Tachykardie erschließen und durch eine Ablation arrhythmogener Regionen ein Rezidiv verhindern. Sofern keine reversible Ursache vorliegt, muss zur Sekundärprophylaxe die Implantation eines **ICD-Schrittmachers** in Betracht gezogen werden.

WAS WÄRE, WENN ...

- ... der Patient von plötzlichen, ungeklärten Todesfällen naher Verwandter berichten würde?

Dann müsste ein genetisch bedingtes Arrhythmiesyndrom angenommen werden. Unter diesen Begriff fallen sehr seltene Erkrankungen. Ihre rechtzeitige Erkennung kann jedoch das Risiko eines plötzlichen Herztodes erheblich senken. Man unterscheidet erblich bedingte strukturelle Veränderungen, z. B. die hypertrophe obstruktive bzw. nichtobstruktive Kardiomyopathie (H[O]CM), die arrhythmogene rechtsventrikuläre Kardiomyopathie (ARVC) u. a., und erblich bedingte Ionenkanalerkrankungen wie z. B. die Long-QT-Syndrome (LQTS), die katecholamine polymorphe ventrikuläre Tachykardie (CPVT), das Brugada-Syndrom (BrS) u. a.

37

Kardiologische Nachsorge

Anamnese

Ein 57 Jahre alter Mann stellt sich in Ihrer Praxis zur kardiologischen Nachsorge vor. Er berichtet, vor sechs Monaten mit drei Bypässen am Herzen versorgt worden zu sein. Nach dem anschließenden Kuraufenthalt habe er sich sehr gut gefühlt, endlich wieder ohne Angina pectoris. Selbst wenn er sich wie üblich mit seinen Freunden beim Billardspielen ereifere, bleibe er dabei inzwischen ungewohnt beschwerdefrei. Der Patient erhält seit der Operation Acetylsalicylsäure, Bisoprolol, Ramipril, Rosuvastatin und Amiodaron. Sie fertigen zunächst ein EKG an.

Untersuchungsbefund

Schlanker Patient, braungebrannt, reizlose Sternotomienarbe. Herz: Herztöne rein und regelmäßig, Puls 60/min, RR 142/85 mmHg. Lunge und Abdomen ohne pathologische Befunde.

1. **Beurteilen Sie das EKG und erklären Sie, was Sie entdeckt haben.**
2. **Was ist das konkrete physiologische Korrelat des hier auffälligen EKG-Parameters?**
3. **Welche Ursachen für diesen EKG-Befund kennen Sie? Nennen Sie erworbene und angeborene ätiologische Faktoren.**
4. **Zu welcher gefährlichen Komplikation prädisponiert der EKG-Befund? Welche Maßnahmen erfordert die angeborene Form?**
5. **Nennen Sie andere angeborene Erkrankungen, bei denen eine Indikation für diese Maßnahme besteht.**
6. **Was ist in unserem Fall wohl die Ursache? Wie würden Sie bei diesem Patienten weiter vorgehen?**

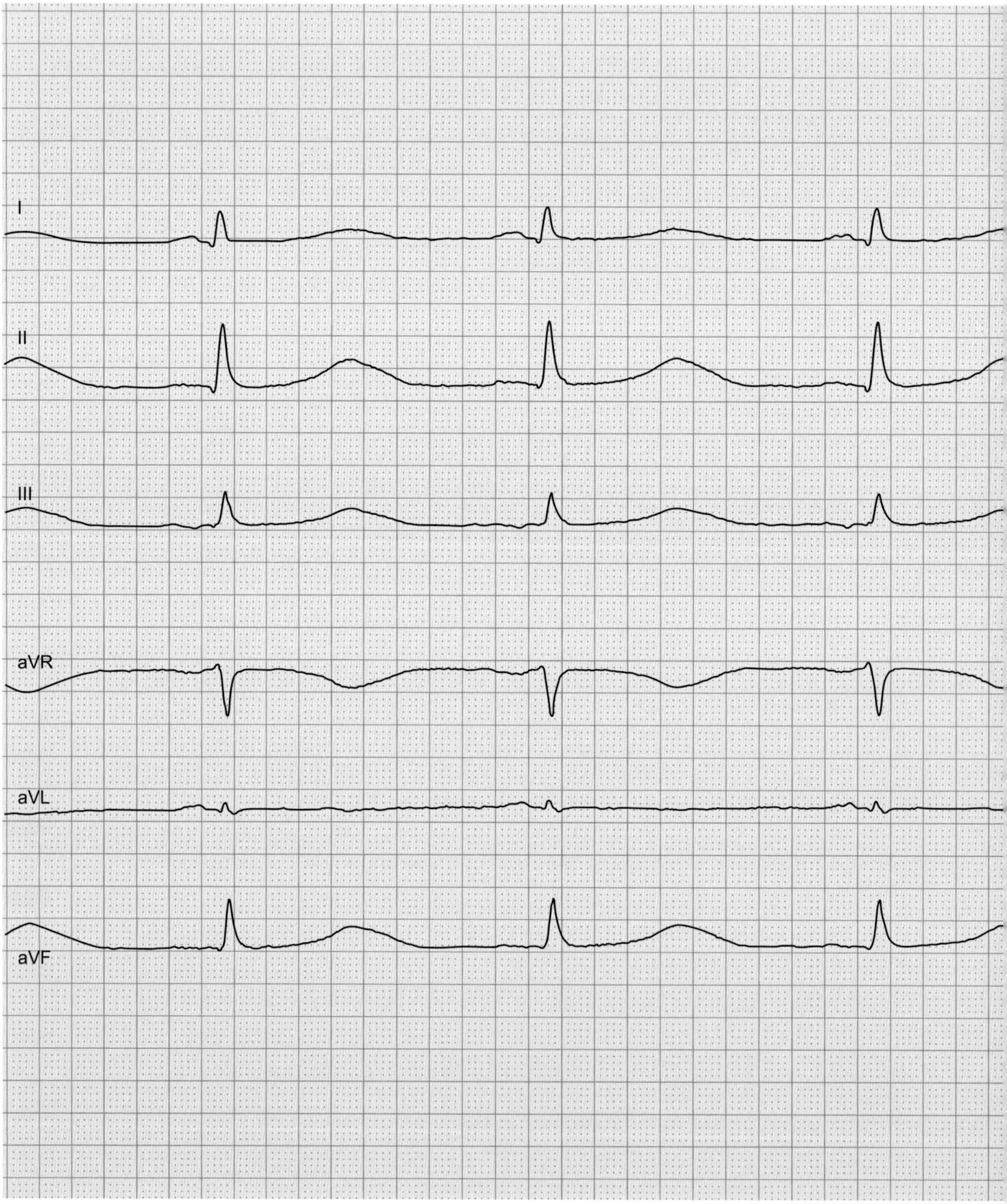
I
II
III
aVR
aVL
aVF

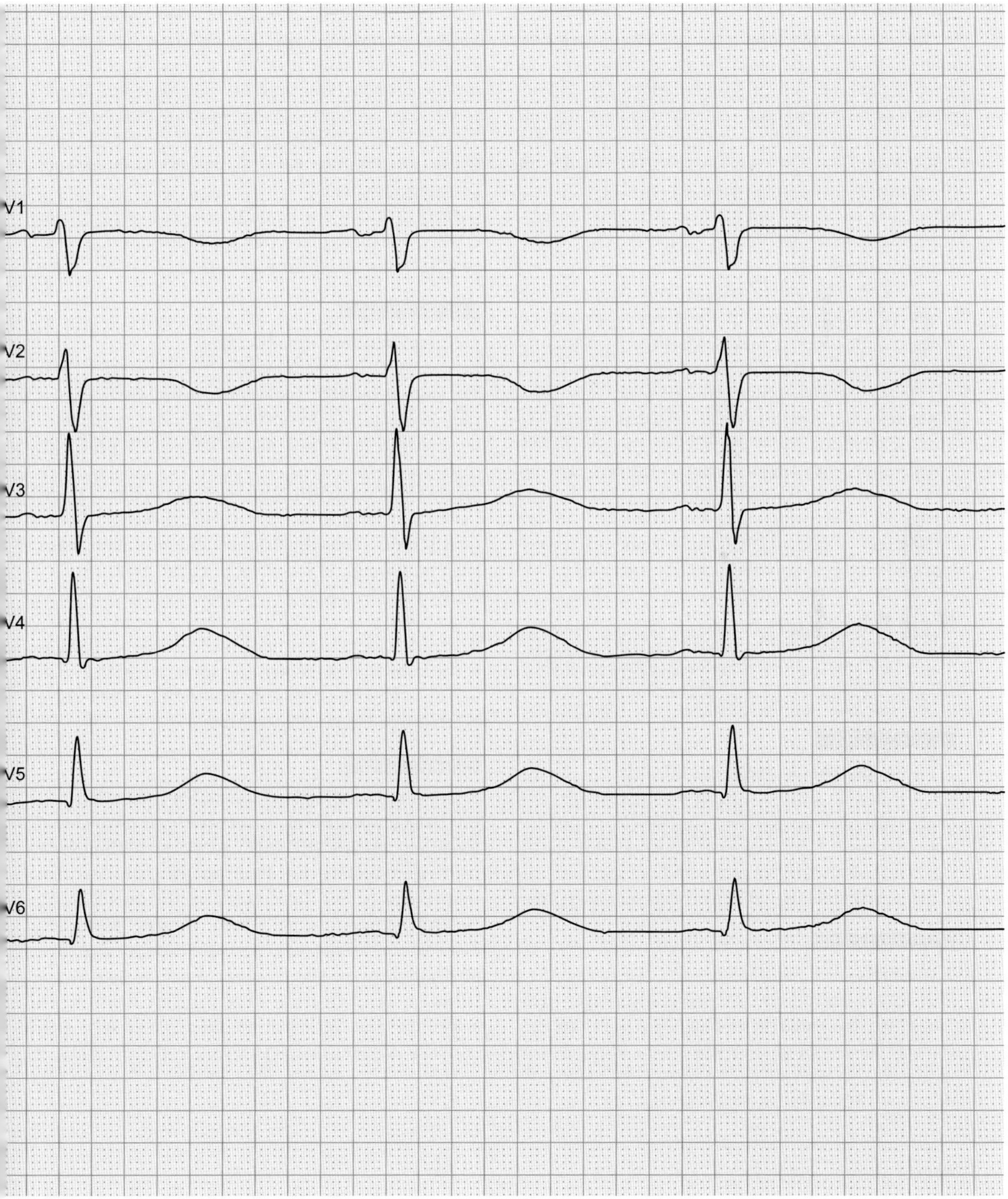
V1
V2
V3
V4
V5
V6

1. EKG-Befund und Erläuterung des Hauptbefunds

Sinusrhythmus, Indifferenzlagetyp, Herzfrequenz: 59/min, PQ-Zeit: 140 ms, QRS-Breite: 80 ms, QT-Zeit mit 600 ms deutlich verlängert (entsprechend > 150 %).

In der Praxis lässt sich die QT-Zeit am besten in den Ableitungen V_3–V_5 bestimmen. Dazu wird eine Tangente an den absteigenden Schenkel der T-Welle gelegt und der Punkt markiert, an dem die Tangente die isoelektrische Linie kreuzt. Es gilt die längste QT-Zeit aller Ableitungen.

Die QT-Zeit ist frequenzabhängig. Ähnlich wie die PQ-Zeit wird sie bei niedrigerer Herzfrequenz länger, bei höherer Herzfrequenz kürzer. Daher verwendet man die **relative bzw. frequenzkorrigierte QT-Zeit (QT_c).** Als Normalbereich gelten 90–110 % des frequenzabhängigen Normwerts (Tabelle auf jedem guten EKG-Lineal). Alternativ kann die QT-Zeit mit der Bazett-Formel auf die Herzfrequenz korrigiert werden (QT ÷ Quadratwurzel des RR-Abstands). Der Normalwert der QT_c-Zeit beträgt in vorliegendem EKG 440 ms.

Es ist kaum möglich, die QT-Zeit bei einem Schenkelblock oder im Schrittmacher-EKG zu beurteilen.

MERKE

Eine einfache visuelle Abschätzung der QT-Zeit gelingt durch die Prüfung, ob die QT-Zeit kürzer ist als die Hälfte des RR-Abstands.

2. Physiologisches Korrelat der QT-Zeit

Die QT-Zeit im EKG entspricht der Systole der Ventrikel. Während der QT-Zeit depolarisieren und repolarisieren die Herzkammern. Bei einer verlängerten QT-Zeit sind also die Erregungsausbreitung sowie die Erregungsrückbildung auf Ventrikelebene verlangsamt.

3. Ätiologie

Die häufigste Ursache für QT-Zeit-Verlängerungen ist die Einnahme von **Antiarrhythmika** wie z. B. Amiodaron. Darüber hinaus gibt es zahlreiche andere Medikamente, welche die QT-Zeit verlängern können, z. B. einige Antidepressiva, Antimykotika und Antibiotika.

Sehr viel seltener sind Varianten des **angeborenen Long-QT-Syndroms (LQTS).** Bei Patientinnen und Patienten mit dieser Erkrankung liegt eine Mutation für die Struktur von Kalium- oder Natriumkanälen vor. Je nach Typ des LQTS fallen die Betroffenen zum Teil schon im Kindesalter durch rezidivierende Synkopen unter Stress, beim Sport oder während der Schwangerschaft auf.

Gefährlich kann die Kombination aus intrinsischer QT-Zeit-Verlängerung und der Einnahme QT-Zeit-verlängernder Medikamente werden.

4. Komplikationen und Therapie

Eine lange QT-Zeit prädisponiert zum Auftreten von **Torsade-de-pointes-Tachykardien** („Torsaden"): Im EKG sieht man um die isoelektrische Linie zirkulierende Wellen (> 150/min), die sich alle 5–10 Schläge in ihrer Amplitude ändern, was zu ihrem typischen spindelförmigen Aussehen führt. Wie bei anderen Kammertachykardien kommt es dabei rasch zum Kreislaufstillstand. Torsaden können also zum plötzlichen Herztod führen. Ist die Ursache nicht durch das Absetzen von Medikamenten zu beheben, muss ein ICD implantiert werden. Die Akuttherapie einer Torsade-de-pointes-Tachykardie besteht in elektrischer Kardioversion sowie intravenöser Bolusgabe von Magnesium und der Anhebung des Kaliumwertes auf hochnormale Werte zur Membranstabilisierung.

5. ICD-Implantation bei konnatalen Indikationen

Das **Brugada-Syndrom,** die **hypertrophe obstruktive Kardiomyopathie** (HOCM) und die **arrhythmogene rechtsventrikuläre Kardiomyopathie** sind weitere seltene angeborene Erkrankungen, die zu tödlichen Herzrhythmusstörungen führen können. Menschen mit solchen Erkrankungen erhalten daher aus prophylaktischen Gründen häufig schon im jungen Lebensalter ein ICD-Gerät – insbesondere dann, wenn Schwindel oder Synkopen aufgetreten sind oder eine familiäre Häufung des plötzlichen Herztodes vorliegt.

6. Amiodaron

Im vorliegenden Fall beruht die Verlängerung der QT-Zeit auf der Gabe von Amiodaron. Unter Amiodaron sind **relative QT-Zeiten bis 125 % tolerabel,** bei längeren QT-Zeiten sollte das Medikament pausiert oder abgesetzt werden. Bei der im vorliegenden Fall sehr langen QT-Zeit sollte der Patient in ein Krankenhaus eingewiesen und vorübergehend am EKG-Monitor überwacht werden, während der Amiodaronspiegel sinkt. Man beachte allerdings die außergewöhnlich lange Halbwertszeit dieses Medikaments.

38

Monitoralarm mit isoelektrischer Linie

Anamnese

Sie haben Nachtdienst auf der herzchirurgischen Intensivstation. Mit halboffenen Augen verschlüsseln Sie Diagnosen und füllen Dokumentationsbögen aus, als Sie ein lauter Monitoralarm zurück in die Realität holt. Auf dem Überwachungsmonitor sehen Sie eine isoelektrische Linie, gefolgt von einzelnen Ventrikelaktionen. Sie eilen zum Patienten, der erbricht, als er Sie kommen sieht. Er reagiert auf Kontaktaufnahme, ist kaltschweißig und sehr blass. Vorgestern wurde bei ihm eine biologische Aortenklappe implantiert.

Auf der linken Buchseite finden Sie den Monitorausdruck vom Augenblick des Alarms, auf der rechten Seite weitere Aufzeichnungen. Der Monitor zeigt eine Schreibgeschwindigkeit von 25 mm/s.

Untersuchungsbefund

Ängstlicher, wacher Patient, blass und kaltschweißig. Überwachungsmonitor: Herzfrequenz 37/min, RR 88/42 mmHg, SaO_2 95 %, ZVD 14 mmHg.

1. **Welche Diagnose stellen Sie, und wie gehen Sie vor?**

2. **Beschreiben Sie die Veränderungen in den Ausdrucken des Rhythmusmonitors.**

3. **Muss dieser frisch operierte Patient sofort einen permanenten Herzschrittmacher erhalten?**

4. **Welche Formen des Herzklappenersatzes kennen Sie?**

5. **Aorten- und Mitralklappenoperation: Welcher der beiden Eingriffe prädisponiert zu welcher Rhythmusstörung?**

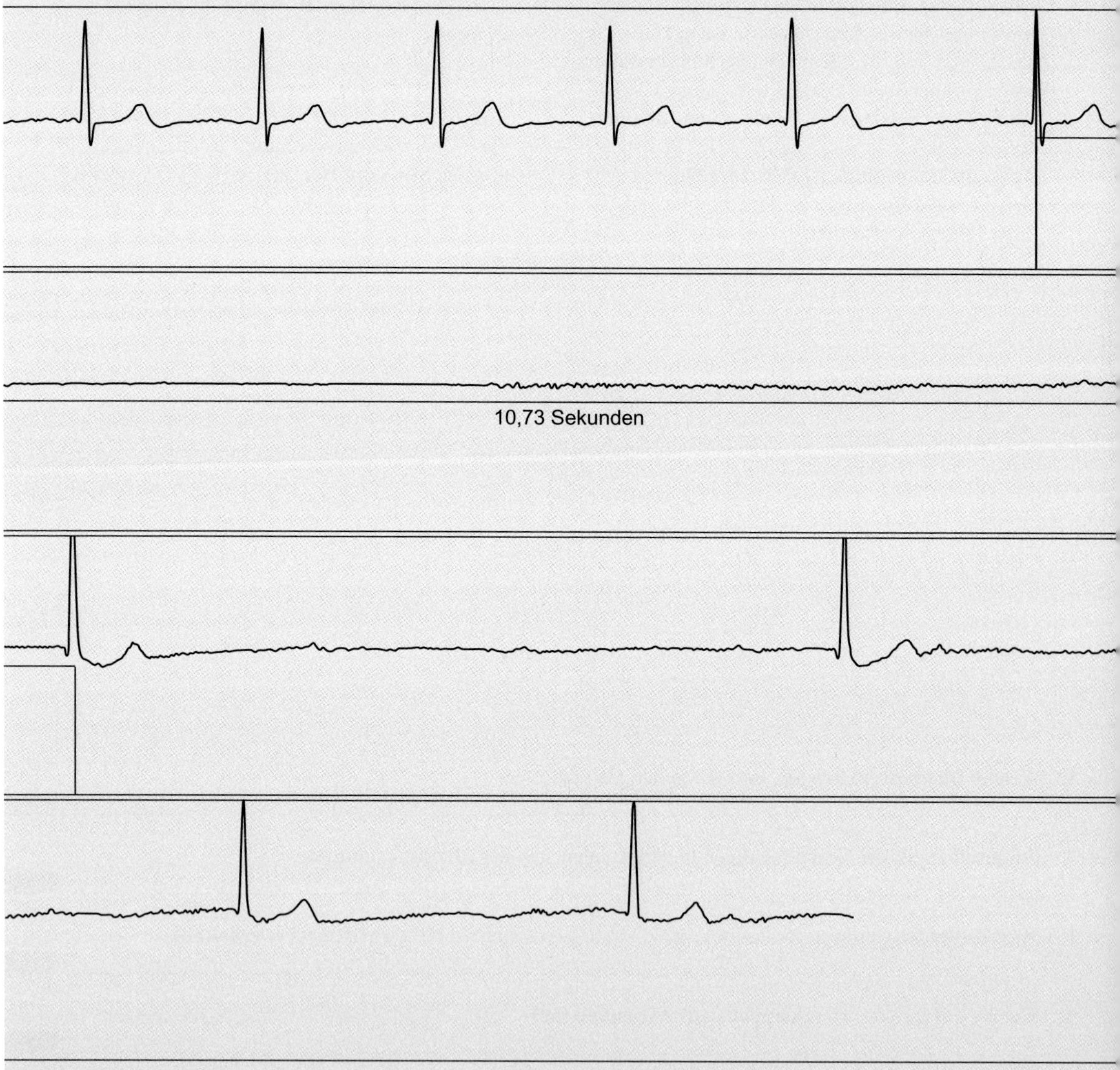
10,73 Sekunden

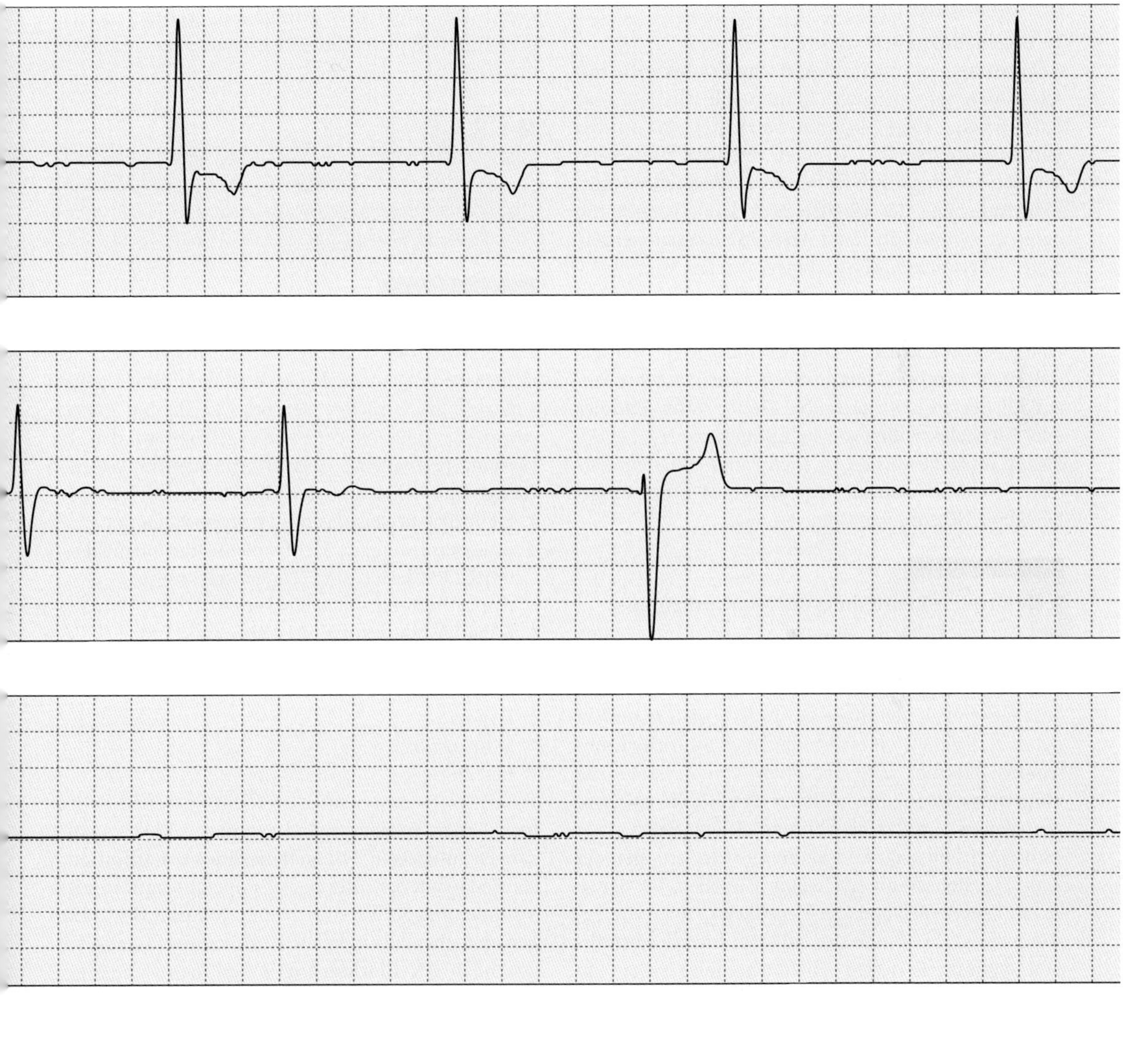

1. Akutmaßnahmen

Offenbar liegt eine **symptomatische Bradykardie mit Asystolien** vor. In diesem akuten Fall wird auf eine differenzierte EKG-Diagnose verzichtet. Wenn der Patient nicht bereits auf einer Intensivstation liegt, sollte eine Verlegung dorthin sofort veranlasst werden. Eine Anhebung der Herzfrequenz kann vorerst mit dem Parasympatholytikum **Atropin** versucht werden. Unter Überwachungsbedingungen sollten kontinuierlich **Katecholamine wie Adrenalin** gegeben werden. Wenn auch dies keinen Erfolg zeigt, muss notfallmäßig eine passagere Schrittmacherelektrode gelegt werden, um einen **externen temporären Schrittmacher** anzuschließen. Es kann auch über **Defibrillator-Paddles** oder **Klebeelektroden** von außen ein vorübergehendes Pacing versucht werden. In allen Fällen muss ein kardialer Auswurf etabliert werden, sonst muss umgehend eine Herzdruckmassage erfolgen.

2. Deskriptive Beurteilung des Monitorbefunds

Der Ausdruck des Rhythmusmonitors auf der ersten Seite beginnt mit einem regelmäßigen Rhythmus von etwa 60 Schlägen pro Minute. P-Wellen sind nicht durchgehend zu identifizieren. Es lässt sich also nicht sicher bestimmen, ob es sich um einen Sinusrhythmus handelt. Plötzlich tritt eine Phase von Asystolie mit mindestens 10 Sekunden Dauer ein, bis ein offenbar ventrikulärer Ersatzschlag einsetzt. Dieser wirkt etwas verbreitert und zeigt konsekutive Veränderungen der Repolarisation. Dann erscheinen P-Wellen, bei denen keine sichere Relation zu Ventrikelaktionen zu bestimmen ist. Im Anschluss läuft ein bradykarder Ersatzrhythmus, P-Wellen sind nicht mehr sicher abzugrenzen. Es liegt offenbar eine Mischung aus **Sinusarrest** und **hochgradigem AV-Block** vor.

Auf der zweiten Seite erkennt man eine Bradykardie mit etwa 35 Schlägen pro Minute. Die QRS-Komplexe erscheinen rhythmisch und wirken im Kammerersatzrhythmus verbreitert. Nach einem ventrikulären Ersatzschlag folgt eine Asystolie. Es dauert 10 Sekunden, bis ein tertiäres Ersatzzentrum einspringt, und dieses auch nur mit einer sehr bradykarden, ineffektiven Frequenz. Dies muss als Warnsignal interpretiert werden und eine definitive Herzschrittmacherversorgung indizieren.

MERKE

Entscheidend ist in Fällen von ausgeprägten, hämodynamisch relevanten Bradykardien die unverzügliche Anhebung der Herzfrequenz (und nicht eine akademisch-differenzierte Beschreibung der EKG-Phänomene)!

3. Reversible Ursachen einer Bradykardie

Bei bradykarden Herzrhythmusstörungen stellt sich immer die Frage nach der Reversibilität. Daher sollten zunächst die Ursachen der Bradykardie auf konservative Therapiemöglichkeiten abgeklopft werden, bevor eine permanente Herzschrittmacherimplantation erfolgt. Zu solchen kausalen Ursachen gehören:

- Elektrolytentgleisungen (u. a. Hyperkaliämie)
- Bradykardisierende Medikamente, die möglicherweise überdosiert sind (Digitalisglykoside, Antiarrhythmika, Betablocker etc.)
- Ischämie oder akuter Myokardinfarkt mit Beteiligung der rechten Koronararterie (diese speist in den meisten Fällen das Sinusknotengebiet)
- Hypoxie
- Myokarditis
- Borreliose

Frisch am Herzen operierte Patientinnen und Patienten können vorübergehend zahlreiche Rhythmusstörungen entwickeln. Ein **tachykardes Vorhofflimmern** als Bedarfstachykardie bei postoperativ intravasalem Volumenmangel ist sehr häufig. Sinusknotenstörungen sind ebenfalls möglich. Auch kann es zu vorübergehenden **AV-Blockierungen** kommen – hier geht man gerade bei einer Operation an der Aortenwurzel von einem lokalen Ödem aus, das sich nach einigen Tagen zurückbildet.

Nach einer Herzoperation sind noch epikardiale Elektroden verfügbar, die während der Operation gelegt und nach außen durch die Haut geführt worden sind (sie werden nach ein paar Tagen gezogen). So können Bradykardien mit einem **externen Schrittmachergerät** vorerst recht elegant kontrolliert werden. Sofern sich jedoch keine Besserung des Rhythmusverhaltens zeigt, rückt eine definitive Schrittmacherversorgung in den Fokus.

4. Formen des Herzklappenersatzes

Mechanische Herzklappenprothesen aus Metall und Kunststoff haben gegenüber biologischen Herzklappen den Vorteil, lebenslang in ihrer Funktion kompetent zu bleiben. Allerdings ist eine permanente und strenge Antikoagulation (nach wie vor ausschließlich mit althergebrachten Vitamin-K-Antagonisten!) zur Prophylaxe einer Thrombenbildung am Fremdmaterial von vitaler Bedeutung.

Biologische Herzklappenprothesen werden meist aus Schweineherzen gewonnen und nach chemischer Behandlung mittels Kryopräservierung aufbewahrt. Bei einem biologischen Klappenersatz ist keine langfristige Antikoagulation notwendig, nach etwa 10–20 Jahren wird aber aufgrund von beschleunigten degenerativen Prozessen an den Ersatzklappen fast immer eine erneute Herzoperation nötig. Biologische Herzklappen können konventionell (operativ) oder perkutan (interventionell) implantiert werden. Bei der degenerativen Aortenklappenstenose hat sich das perkutane Verfahren für ältere Patientinnen und Patienten bereits als Standard etabliert, man spricht von TAVI („transfemoral aortic valve implantation").

Die Entscheidung, welcher Klappentyp für welchen Patienten bzw. welche Patientin geeignet ist, erfolgt stets individuell unter differenzierter Betrachtung der Synopsis.

5. Rhythmusstörungen nach Aorten- und Mitralklappenersatz

Bei einem **Aortenklappenersatz** findet der Eingriff relativ nahe am Reizleitungssystem statt – daher kommt es häufig zu **AV-Blockierungen.** Dies ist insbesondere auch bei TAVI-Eingriffen der Fall, bei denen die neue Klappe häufig per Ballondilatation in die alte Klappe hineingepresst wird, um paravalvuläre Lecks zu vermeiden. Manche TAVI-Patienten sind kurz nach dem Eingriff schrittmacherpflichtig. Dies ist sicherlich auch der Tatsache zuzuschreiben, dass TAVI-Prozeduren hauptsächlich bei einem betagten Patientenkollektiv durchgeführt werden.

Bei **Mitralklappenerkrankungen,** wozu sowohl die Insuffizienz als auch die Stenose zählen, kommt es zu einer Volumen- bzw. Druckbelastung des linken Vorhofs. Es finden eine Dilatation und eine Fibrosierung des Vorhofgewebes statt. Die elektrophysiologischen Verhältnisse in den Vorhöfen werden instabil; dadurch kommt es deutlich häufiger zu **Vorhofflimmern.** Dies ist besonders unmittelbar nach einer Herzoperation der Fall, wenn durch die Effekte der Herz-Lungen-Maschine mit Elektrolyt- und Volumenverschiebungen bereits eine höhere Vulnerabilität für Rhythmusstörungen besteht.

Kurzzeitige Bewusstlosigkeit

Anamnese

Sie haben Dienst auf der internistischen Intensivstation und werden per Reanimationsalarm auf eine periphere Station gerufen. Als Sie ins Zimmer kommen, versuchen Pflegefachkräfte, eine alte Dame vom Boden der Zimmertoilette aufzuheben. Die Patientin ist wach und spricht mit schwacher Stimme. Nachdem sie ins Bett gehievt wurde, gibt sie kurz Auskunft: Beim Sitzen auf der Toilette sei ihr schwarz vor den Augen geworden. Das Nächste, woran sie sich erinnere, seien die Stimmen der Pflegefachkräfte. Die Patientin befindet sich präoperativ in der Klinik für eine elektive Endoprothesenversorgung der Hüfte.

Untersuchungsbefund

Leicht verlangsamt und klinisch deutlich beeinträchtigt wirkende Patientin. Haut und Schleimhäute trocken. Herz: Herzaktionen absolut arrhythmisch, Herztöne rein, Herzfrequenz etwa 45/min. Lunge und Abdomen: unauffällig. Sie schreiben ein EKG.

1. **Wie lauten EKG-Befund und Diagnose?**
2. **Warum könnte es hier auch zu breiten Kammerkomplexen kommen?**
3. **Weshalb kam es ausgerechnet beim Toilettengang zu diesem Ereignis?**
4. **Welche akuten und längerfristigen Komplikationen können bei dieser Rhythmusstörung auftreten?**
5. **Wie würden Sie vorgehen, falls diese Erkrankung bereits seit vielen Jahren bestünde?**

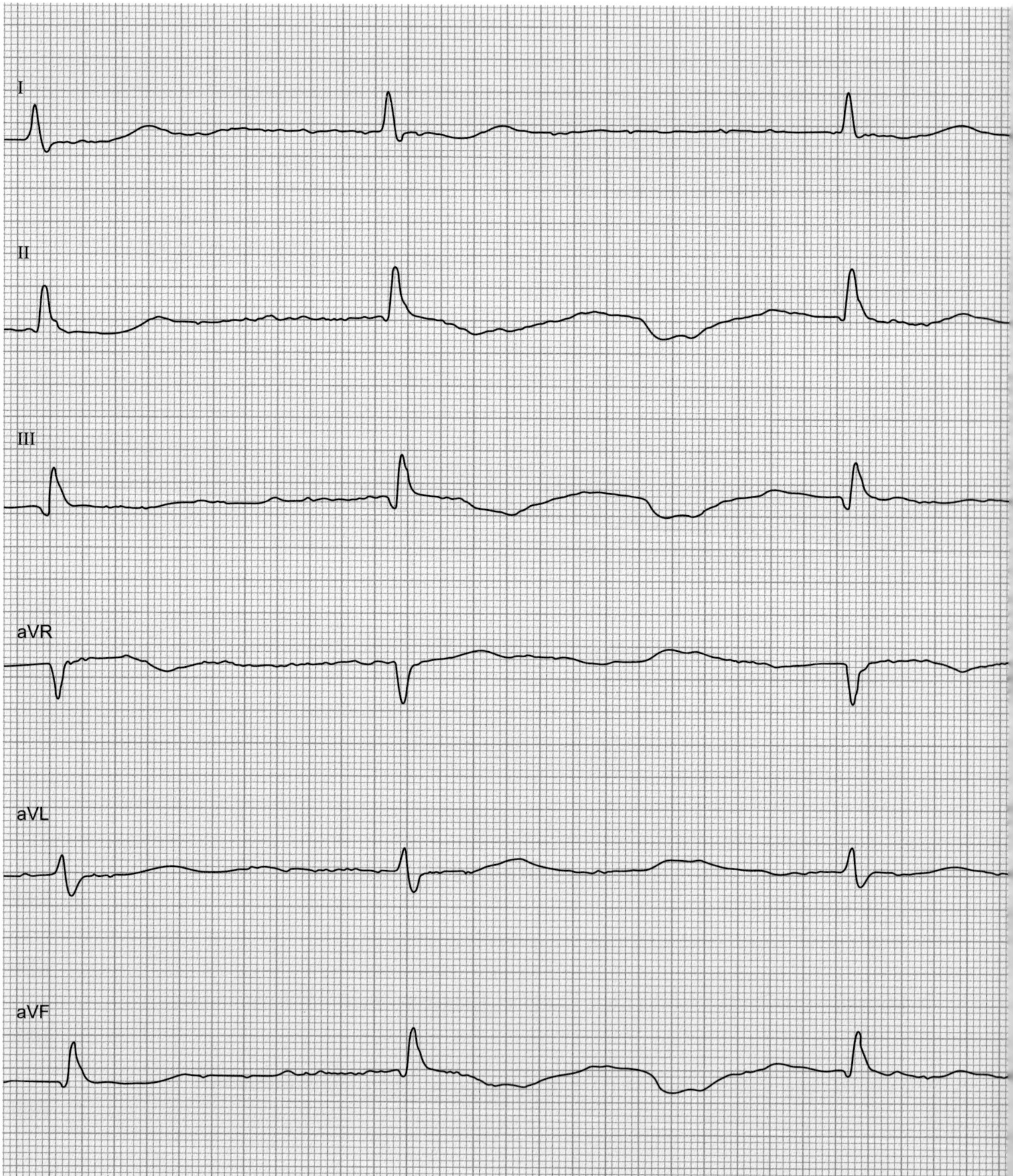
I
II
III
aVR
aVL
aVF

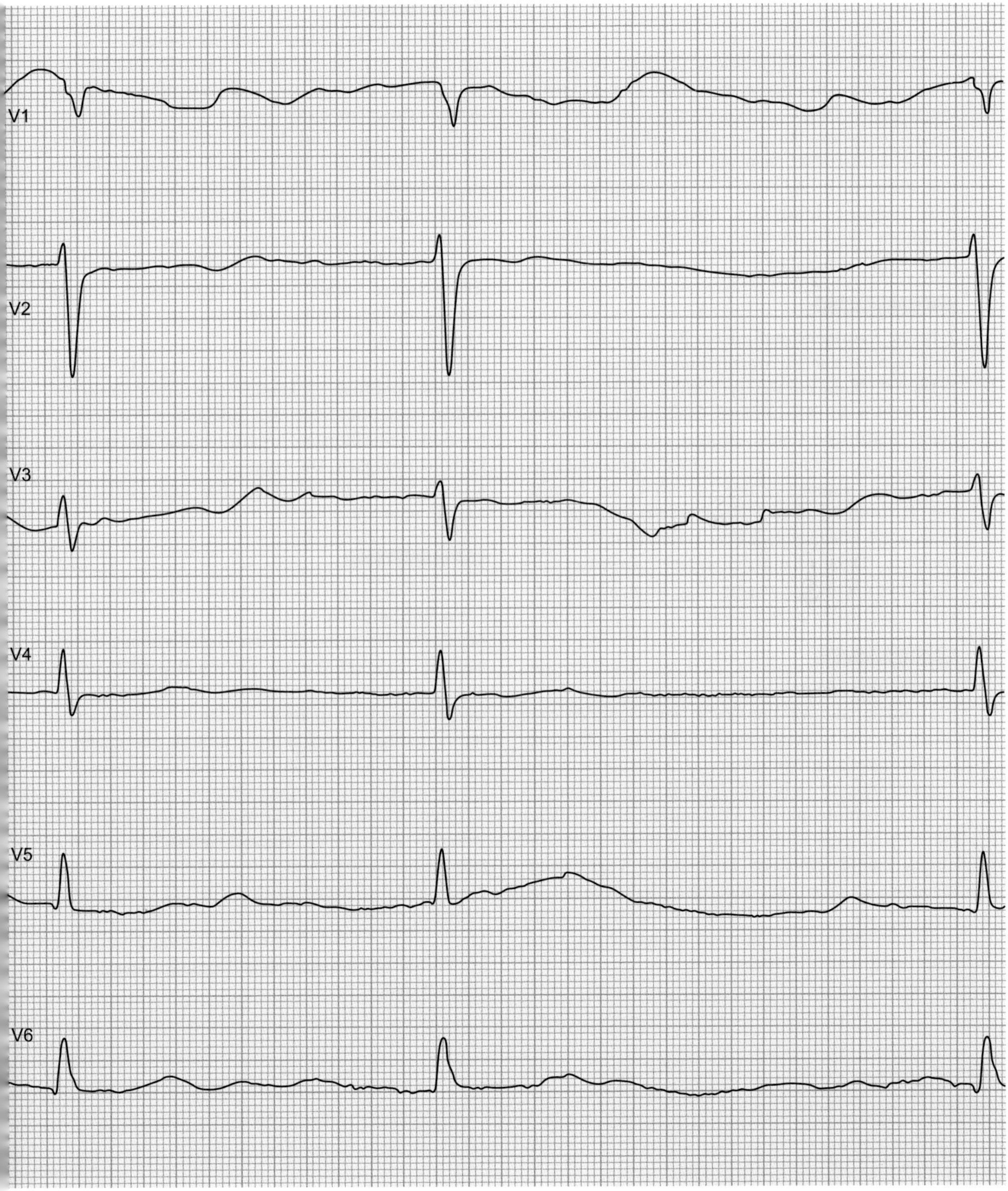
V1
V2
V3
V4
V5
V6

1. EKG-Befund und Diagnose

Vorhofflimmern, Indifferenzlagetyp, Herzfrequenz: im Mittel 45/min, QRS-Breite: 80 ms, QT-Zeit: 410 ms, Q und negatives T in II, III, aVF, diverse artefaktbedingte Grundlinienschwankungen. Man erkennt unregelmäßige Ventrikelaktionen mit Frequenzen unter 50/min, dazwischen sind keine P-Wellen abzugrenzen.

EKG-Diagnose: **bradykard übergeleitetes Vorhofflimmern** (Bradyarrhythmia absoluta), V.a. abgelaufenen Hinterwandinfarkt.

2. Breite Kammerkomplexe bei Bradykardie

Im Gegensatz zur Tachyarrhythmie gelangen bei der Bradyarrhythmie nur wenige Vorhoferregungen durch den Bereich des AV-Knotens. Sinkt die Kammerfrequenz in kritische Tiefen, springen ersatzweise ektope Schrittmacherzentren ein. Spontandepolarisationen von solchen ektopen Zentren unterhalb der Bifurkation (also unterhalb des His-Bündels) erzeugen üblicherweise schenkelblockartig verbreiterte Kammerkomplexe. Daraus kann sich ergeben, dass trotz des Vorhofflimmerns eine regelmäßige, wenn auch bradykarde Ventrikelfrequenz besteht.

3. Pathophysiologie

Die Funktion des AV-Knotens ist vom veränderlichen Gleichgewicht zwischen Sympathikus und Parasympathikus abhängig. Nimmt die vagale Komponente des Vegetativums zu (z.B. auf der Toilette), vermindert sich die **Dromotropie des AV-Knotens.** Die bei dieser Patientin ohnehin schon vorhandene Bradyarrhythmie mündete unter erhöhtem Einfluss des Vagus wahrscheinlich in einer sehr niedrigen Herzfrequenz. So mag für die zerebrale Perfusion kurzfristig keine suffiziente Hämodynamik mehr vorhanden gewesen sein.

4. Akute und langfristige Komplikationen

Akut kann sich bei sinkenden Herzzeitvolumina aufgrund einer Brady- bzw. Tachyarrhythmia absoluta (Kammerfrequenz unter 50/min bzw. über 100/min) rasch eine **akute Linksherzinsuffizienz** entwickeln, vor allem wenn die linksventrikuläre Funktion bereits eingeschränkt ist. Unbehandelt kann dies in einer kardialen Dekompensation mit Lungenstauung und letztlich in einem kardialen Lungenödem münden. Im vorliegenden Fall kam es im Vorwärtsversagen zu einem **Adam-Stokes-Anfall,** also zu einer Synkope, die auf einer kritischen Bradykardie bzw. einer kurzzeitigen Asystolie beruht.

Längerfristig droht bei Vorhofflimmern die Gefahr von **Thrombembolien.** Es können sich Vorhofthromben bilden, weil die fehlenden adäquaten Vorhofkontraktionen eine Blutstase begünstigen. So sind arterielle Embolien möglich. Die Folge sind dann meist **ischämische zerebrale Infarkte,** aber auch intestinale, Nieren- oder Milzinfarkte.

5. Vorgehen bei permanentem bradykardem Vorhofflimmern

Bei dieser Patientin sollte der Herzrhythmus für die nächsten Tage am Monitor überwacht werden, und es müssen **bradykardisierende Medikamente abgesetzt** werden. Eine Konversion in den Sinusrhythmus ist bei seit Jahren bestehendem und damit als permanent zu betrachtendem Vorhofflimmern eher aussichtslos, was bei dieser Patientin bislang offenbar aus hämodynamischen Gründen auch gar nicht notwendig war. Die Patientin muss einen **Herzschrittmacher** erhalten, falls die Frequenzen weiter bradykard bleiben. Prinzipiell würde in diesem Fall zur Sicherung einer basalen Ventrikelfrequenz ein Ein-Kammer-System mit VVI-Modus ausreichen, da Wahrnehmung und Stimulation im Vorhof bei permanentem Vorhofflimmern nicht sinnvoll sind.

40

Herzstillstand an Heiligabend

Anamnese

Im Nachtdienst am 24. Dezember werden Sie zu einem 70 Jahre alten Patienten auf die Station gerufen, der leblos erscheint. Sie können weder Atmung noch Puls feststellen und beginnen sofort mit einer kardiopulmonalen Reanimation. Während der Thoraxkompressionen lassen Sie sich von den Pflegekräften u.a. aus der Patientenakte vorlesen. Der Patient wurde offenbar zur stationären Diagnostik wegen rezidivierender Synkopen aufgenommen. Vorerkrankungen: KHK, arterielle Hypertonie. Medikation: Acetylsalicylsäure, Candesartan, Amiodaron, Atorvastatin. Zwischenzeitlich können Sie wieder einen spontanen Puls tasten – Sie nutzen diesen Augenblick, um den ausgedruckten Monitorstreifen des Defibrillators zu inspizieren.

1. **Beurteilen Sie das EKG und beschreiben Sie die charakteristischen Merkmale.**

2. **Welche EKG-Veränderung wäre bei diesem Patienten zu erwarten, wenn keine Tachykardie bestünde?**

3. **Welche Sofortmaßnahmen ergreifen Sie?**

4. **Von welcher Ursache dieser kardialen Störung gehen Sie aus? Wie schätzen Sie die Prognose ein?**

5. **Nennen Sie angeborene Long-QT-Syndrome. Was versteht man unter dem Brugada-Syndrom?**

6. **Plötzlicher Herztod: Nennen Sie die Definition und einige mögliche Ursachen für dieses Ereignis.**

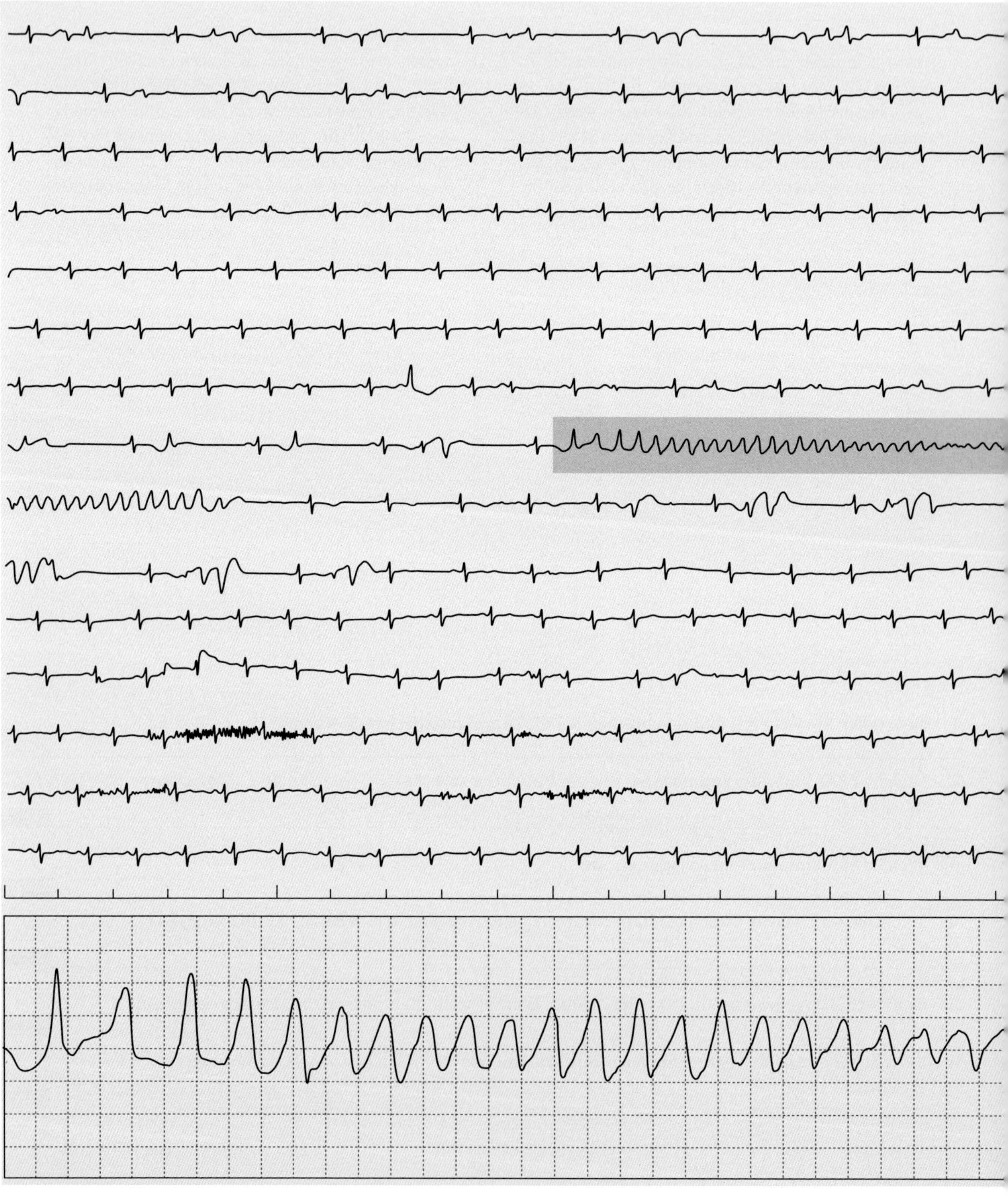

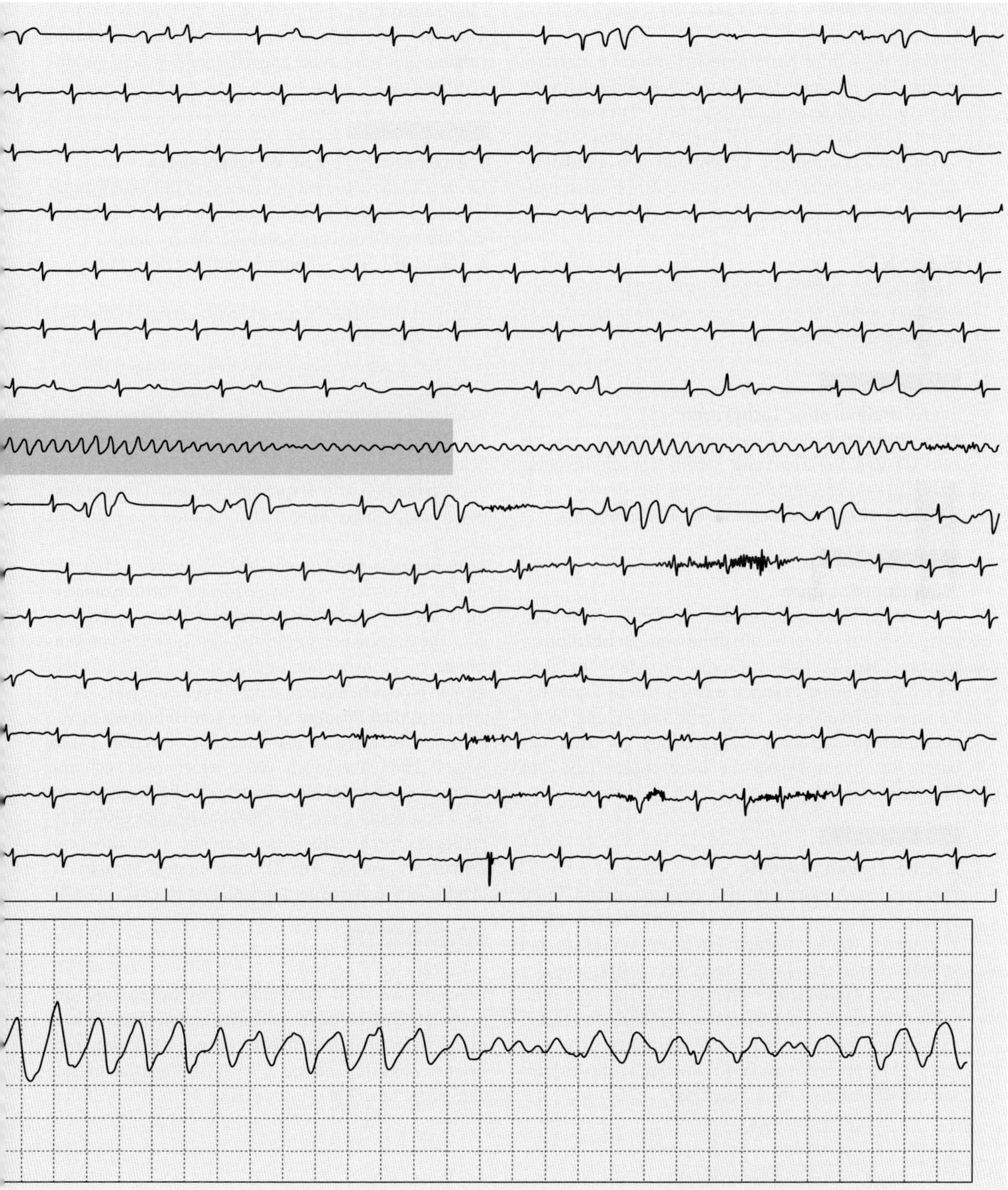

1. EKG-Diagnose

Torsade-de-pointes-Kammertachykardie, Herzfrequenz: 250–300/min. Diese Art des Kammerflatterns wird auch Spitzenumkehr-Typ oder **Torsaden** genannt. Charakteristisch sind breite Komplexe, deren Vektor im Verlauf dreht. Er schraubt sich spindelförmig um die isoelektrische Linie. Die Amplituden nehmen daher undulierend zu und ab.

MERKE

Im Gegensatz zur regelmäßigen ventrikulären Tachykardie (VT) ändern sich bei Torsaden die Amplituden und Vektoren spindelförmig.

2. EKG-Befund ohne Tachykardie

Man würde im Ruhe-EKG dieses Patienten womöglich eine **QT-Zeit-Verlängerung** sehen. Torsade-de-pointes-Tachykardien entstehen deutlich leichter bei einer QT-Zeit > 400 ms bzw. bei einer QT_c-Zeit > 500 ms.

3. Sofortmaßnahmen

Wie beim Kammerflimmern ist bei anhaltenden „Torsaden" als Sofortmaßnahme eine **Defibrillation** indiziert. Mit 200 Joule kann die Torsade-de-pointes-Tachykardie meist beendet werden. Diese Form der Kammertachykardie neigt zur Selbstlimitierung, leider aber auch zu Rezidiven. Daher erfolgt zur unmittelbaren Rezidivprophylaxe die intravenöse Gabe von **Magnesiumsulfat.**

4. Ätiologie und Prognose

Die meisten Antiarrhythmika besitzen neben ihren positiven Eigenschaften auch proarrhythmogene Wirkungen. Daher werden sie heute vor allem bei strukturellen Herzerkrankungen viel zurückhaltender eingesetzt. **Amiodaron** verlängert die QT-Zeit und sollte in diesem Fall abgesetzt werden. Torsaden halten vielfach nur für kurze Zeit an, dann kommt es meist zu einer Synkope. So ist auch die Anamnese dieses Falls mit der Rhythmusstörung vereinbar.

Die **Prognose** ist eher günstig, da der Auslöser durch Absetzen von Amiodaron beseitigt werden kann. Ungünstiger sieht es bei angeborenen QT-Zeit-Verlängerungen aus.

5. Angeborene QT-Zeit-Verlängerungen

17 verschiedene Genmutationen sind mit einem angeborenen Long-QT-Syndrom assoziiert. Die häufigsten und am besten beschriebenen Varianten sind:

1. LQTS1 (KCNQ1 – Kaliumkanal), getriggert durch Sport
2. LQTS2 (KCNH2 – Kaliumkanal), getriggert durch emotionalen Stress
3. LQTS3 (SCN5A – Natriumkanal), getriggert durch Schlaf

Gelegentlich kommt es bei den Genmutationsträgern bereits im Kindesalter zu Synkopen. Es droht der plötzliche Herztod. Prophylaktisch werden Betablocker und das Vermeiden von Hypokaliämie und Triggersituationen empfohlen. Eine ICD-Indikation muss geprüft werden.

Beim **Brugada-Syndrom** besteht eine vererbte Mutation für die Ausbildung von myokardialen Natriumkanälen. Betroffen sind vorwiegend Männer vor dem 40. Lebensjahr. Die Erkrankung begünstigt das Auftreten von ventrikulären Tachykardien und stellt eine Prädisposition für den plötzlichen Herztod dar. Im **EKG** zeigen sich oft atypische, **dachförmige ST-Strecken-Hebungen** in V_1–V_3 mit Übergang in eine **negative T-Welle.** Dieser Befund kann aber auch völlig fehlen oder sich mit anderen Konfigurationen abwechseln. Bei Verdacht auf die Erkrankung kann die charakteristische EKG-Morphologie durch Gabe von Ajmalin (**Ajmalin-Test**) demaskiert werden. Die Therapie besteht je nach individuellem Risiko in der Implantation eines ICD-Geräts.

6. Plötzlicher Herztod

Hierunter versteht man einen **plötzlichen und unerwartet eintretenden Tod aus anzunehmend kardialer Ursache** innerhalb einer Stunde nach Symptombeginn. Zugrunde liegen, je nach Alter, am häufigsten eine KHK (zu 80 %) und seltener Kardiomyopathien,

Herzklappenerkrankungen, Myokarditiden, Ionenkanalerkrankungen oder Koronaranomalien. Unter anderem begünstigen Elektrolytentgleisungen oder erhöhte Katecholaminspiegel die zum Tod führenden ventrikulären Rhythmusereignisse. Für die Risikoabschätzung haben sich bisher allein die LVEF, das NYHA-Stadium und Risikoscores für spezifische Kardiomyopathien etabliert.

41

Beschwerdefreier Schrittmacherträger

Anamnese

In der Ambulanz Ihrer Klinik stellt sich über die Osterfeiertage ein älterer Mann vor. Seine Hausärztin ist verreist, deshalb bittet Sie der Patient: *„Können Sie mal schnell den INR-Wert überprüfen?"* Sie fragen den Patienten, warum er überhaupt eine Blutverdünnung benötigt. Die wenig erquickliche Antwort lautet: *„Ach, daran habe ich mich schon lange gewöhnt. Nun, ich habe ja auch einen Herzschrittmacher."* Sie fragen typische Erkrankungen ab, die tatsächlich einer Antikoagulation bedürften – der Patient kann Ihnen aber keine eindeutigen Antworten geben. Bei einer derart unscharfen Anamnese wollen Sie es genauer wissen und zeichnen ein EKG auf.

Untersuchungsbefund

78 Jahre alter Mann in guter körperlicher Verfassung, reizlose Schrittmachertasche links subklavikulär. Herz: regelmäßige Herzaktionen mit 65/min, Herztöne rein. Lunge: sonorer Klopfschall ubiquitär, verschärftes Atemgeräusch beidseits, keine Rasselgeräusche. Abdomen: weich, kein Druckschmerz. RR 135/65 mmHg.

1. **Beurteilen Sie das EKG.**
2. **Haben Sie herausgefunden, warum eine Antikoagulation verordnet wurde? Wie sähe das EKG ohne Schrittmachertherapie aus?**
3. **An welchem Ort stimuliert der Schrittmacher? Welche Bauart wurde bei diesem Patienten gewählt und warum?**
4. **Was versteht man unter dem Schrittmachersyndrom?**
5. **Was bedeutet folgende Begriffe der Schrittmacher-Terminologie: Reizschwelle, Wahrnehmung, Mode Switch, End of Life?**
6. **Die QRS-Morphologie erinnert an einen Linksschenkelblock. Erklären Sie die hier zugrunde liegende Elektrophysiologie.**

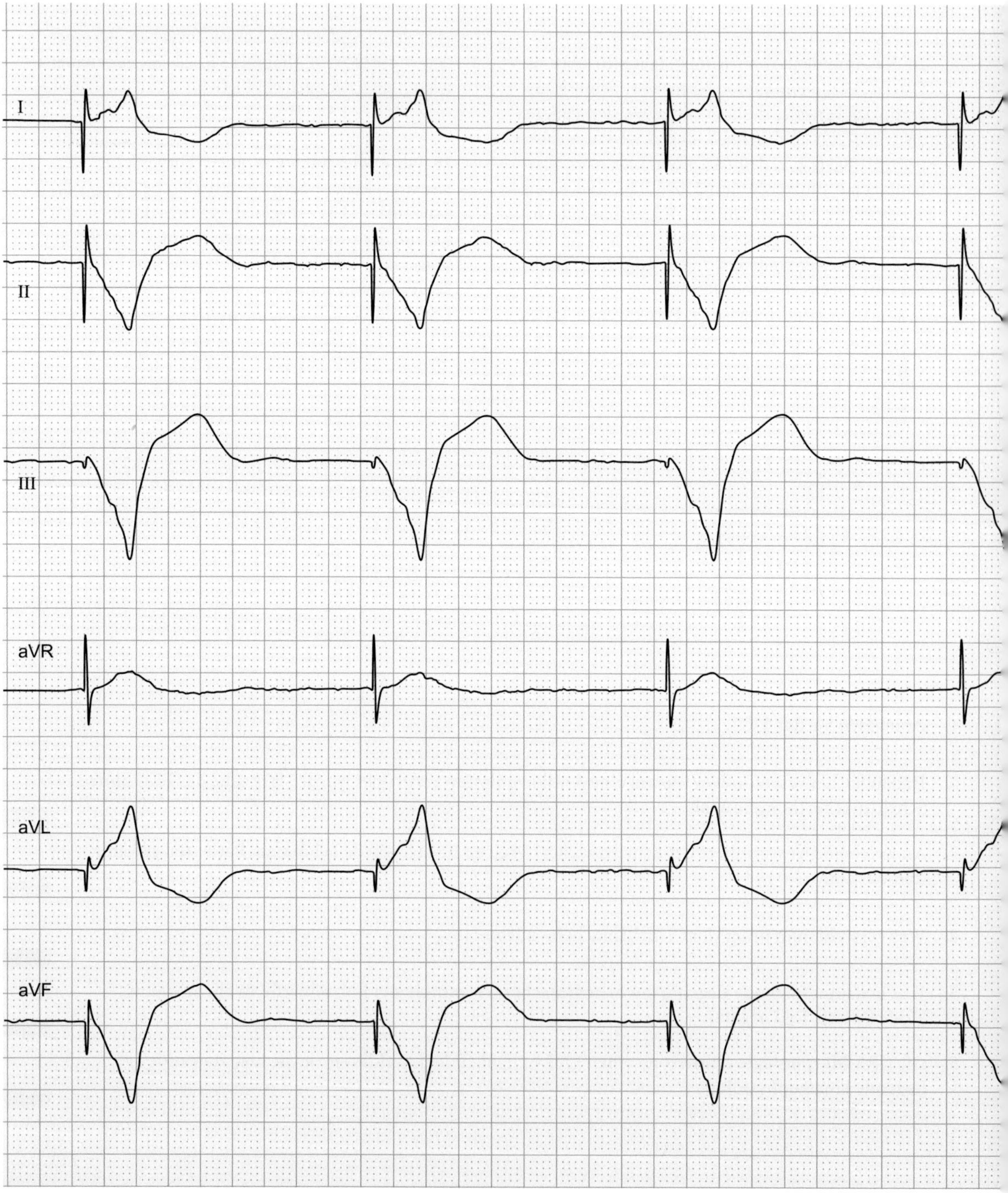
I
II
III
aVR
aVL
aVF

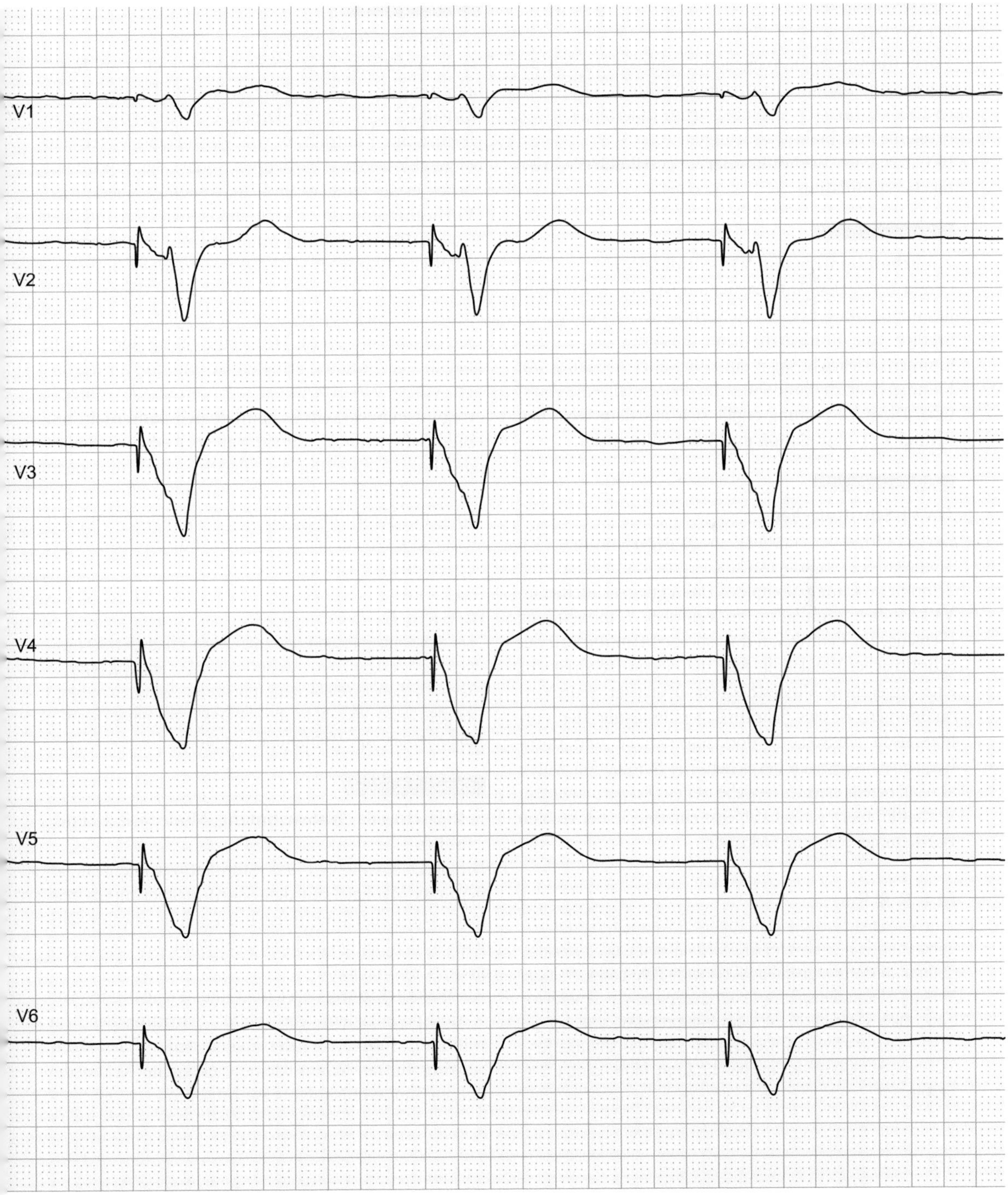
V1
V2
V3
V4
V5
V6

1. EKG-Befund

Vorhofflimmern, durchgehend ventrikuläre Schrittmacherstimulation, Herzfrequenz: 65/min. QRS-Breite: 190 ms (linksschenkelblockartig) mit konsekutiven Erregungsrückbildungsstörungen.
EKG-Diagnose: **Vorhofflimmern, ventrikuläre Schrittmacherstimulation**

2. Vorhofflimmern und VVI-Stimulation

Grund der oralen Antikoagulation ist hier das Vorhofflimmern. Ohne den Herzschrittmacher bestünde vermutlich eine **Bradyarrhythmia absoluta** bei Vorhofflimmern, vielleicht sogar ein kompletter AV-Block mit Kammerersatzrhythmus und im Extremfall eine Asystolie. Diese Vermutung ergibt sich aus dem typischen Befund **VVI-Stimulation und Vorhofflimmern.**

3. VVI-Schrittmacher

Der Schrittmacher stimuliert in der **Herzkammer:** Den schmalen Schrittmacherzacken folgen unmittelbar breit deformierte Kammerkomplexe. Das Aggregat läuft hier im **VVI-Modus: Stimulation** im **V**entrikel, Wahrnehmung (**Sensing**) im **V**entrikel und Ausbleiben (**Inhibition**) der Schrittmacherstimulation, falls die eigene Herzfrequenz eine vorgegebene Mindestfrequenz übersteigt. Beim Vorhofflimmern ist eine Schrittmacherstimulation der Vorhöfe nicht sinnvoll, da dort ungerichtete und hochfrequente Erregungen herrschen. Die Stimulation würde also auf bereits erregtes Gewebe treffen. Bei permanentem Vorhofflimmern genügt also eine einzelne, in der rechten Herzkammer platzierte Elektrode.

MERKE

Nicht immer sind die Schrittmacheraktionen so klar zu erkennen wie in diesem EKG. Wenn eine sog. bipolare Stimulationsform gewählt wird (beide Pole befinden sich an der Elektrodenspitze), fallen die Spikes nur sehr klein aus. Dies kann besonders die Interpretation von Langzeit-EKGs erschweren. Denn dann sind die stimulierten Kammerkomplexe nur an der bizarren Morphologie zu erkennen.

4. Schrittmachersyndrom

Beim Schrittmachersyndrom beobachtet man **Jugularvenenpulsationen, Palpitationen, Dyspnoe** und **Schwindel** bis hin zu **Synkopen.** Ursache ist die nahezu gleichzeitige Kontraktion von Vorhof und Ventrikeln bei geschlossenen AV-Klappen, sodass das Vorhofblut zurück in die Lungen- und Hohlvenen getrieben wird (**Vorhofpfropfung**). Durch inadäquate Reizung der atrialen Barorezeptoren kann es zum dramatischen Abfall von Blutdruck und Herzzeitvolumen kommen, wodurch sich die beschriebene schwere Symptomatik entwickelt. Elektrophysiologisch entsteht das Schrittmachersyndrom meist, wenn eine retrograde Leitung über den AV-Knoten erhalten ist und die Stimulationen eines VVI-Schrittmachers retrograde Vorhoferregungen bewirken. **Es handelt sich dann nicht um einen Schrittmacherdefekt per se.** Lediglich Bauart oder Programmierung des Schrittmachers sind nicht auf den Patienten bzw. die Patientin abgestimmt. Moderne Algorithmen für die Programmierung der Geräte können ein Schrittmachersyndrom in der Regel verhindern.

MERKE

Ein Schrittmachersyndrom kann auch ohne Herzschrittmacher vorkommen, wenn bei AV-Knoten-Reentry-Tachykardien Vorhöfe und Kammern simultan erregt werden und es dadurch ebenfalls zu einer symptomatischen Vorhofpfropfung kommt.

5. Reizschwelle, Wahrnehmung, Mode Switch, End of life

Die **Reizschwelle** ist das Stimulationspotenzial, ab dem das Myokard auf den Schrittmacherimpuls reagiert. Die Einstellung muss hoch genug gewählt sein, jedoch nicht zu hoch, damit genügend Batterieenergie gespart werden kann.
Als **Wahrnehmung** bezeichnet man die Spannung von Aktionspotenzialen, die beim Schrittmacher zur Inhibition führen. Bei der Fehleinstellung des **Oversensing** führen schon kleine elektrische Kräfte der oberen Thoraxmuskulatur zur Inhibition.

Der **Mode Switch** ist eine Schutzfunktion bei Vorhofflimmern: Bei Sinusrhythmus ist der DDD-Modus ideal (duale Stimulation, duale Wahrnehmung), bei dem Vorhof und Ventrikel nach Bedarf stimuliert werden und eine Sinustachykardie, z. B. unter körperlicher Belastung, nahezu physiologisch auf die Ventrikel übergeleitet wird. Bei einer Vorhoftachykardie würde dadurch jedoch eine Tachykardie entstehen, die je nach Frequenz und Herzleistung gefährlich sein kann. Daher **erkennen moderne Aggregate das Vorhofflimmern** an den schnellen Vorhoffrequenzen und **schalten automatisch in einen sicheren VVI-Modus um.**

Als **End of Life** (EOL) wird die Batterieerschöpfung bezeichnet. Das Schrittmacheraggregat muss ausgetauscht werden. Die Batterielaufzeiten sind je nach Bedarf der Betroffenen und Schrittmachereinstellung sehr unterschiedlich und bewegen sich im Bereich von Jahren.

6. LSB-Morphologie beim Herzschrittmacher

Die Ventrikelelektrode wird üblicherweise im rechten Ventrikel implantiert. Entsprechend kommt es auch im rechten Ventrikel nach der Schrittmacherstimulation („Spike" im EKG) zur Depolarisation und erst später über die langsame Erregungsfortleitung im Myokard im linken Ventrikel – morphologisch einem Linksschenkelblock ähnelnd.

Neuerdings gelingt es auch, die Kammerelektrode im Bereich des linken Tawara-Schenkels zu platzieren. Dieses sog. Conduction System Pacing (CSP) ist zwar technisch aufwendiger, doch es entsteht nach Implantation ein schmaler Kammerkomplex, da die Schrittmacherstimulation zur Aktivierung des physiologischen Reizleitungssystems führt. Auch bei einem CRT-System resultiert im Idealfall durch die biventrikuläre, synchrone Schrittmacherstimulation ein möglichst schmaler Kammerkomplex.

WAS WÄRE, WENN ...

- ... der Patient Monate nach der Schrittmacherimplantation über Symptome einer Herzinsuffizienz klagen würde?

Dann müsste daran gedacht werden, dass eine dauerhafte Kammerstimulation letztlich hämodynamisch ähnlich ungünstig ist wie ein Linksschenkelblock bei Herzinsuffizienz. Wenn sich eine neuerdings eingeschränkte Ejektionsfraktion und ein hoher Stimulationsbedarf bestätigen, kann eine CRT-Aufrüstung erwogen werden.

- ... der Patient nach der Implantation über ein pulssynchrones Zucken der linken Brustwand klagt, das besonders dann auftritt, wenn er sich auf die linke Seite legt?

Dann könnte eine Zwerchfell- oder Pektoralisstimulation vorliegen. Diese tritt auf, wenn der Stromimpuls nicht nur das Myokard, sondern auch die umgebende Muskulatur stimuliert. Manchmal hilft eine Umprogrammierung, gelegentlich muss jedoch eine Schrittmacherelektrode neu gelegt werden.

42

Herzklopfen auf hoher See

Anamnese

Um Ihr Gehalt aufzubessern, begleiten Sie zwölf wohlhabende Urlauberinnen und Urlauber bei einem Segeltörn auf dem Mittelmeer. Der herzkranke Yachtbesitzer wendet sich nach dem Frühstück an Sie: „*Gestern Nacht vor dem Einschlafen habe ich ein schneller werdendes Herzrasen bemerkt, das nach kurzer Zeit wieder verschwand. Ich wollte Sie nicht wecken.*" Sie fertigen ein EKG an, das einen Sinusrhythmus von 65/min zeigt. Aus der Krankengeschichte ist bekannt: ein Herzinfarkt im vergangenen Jahr (mit PCI) und ein Bluthochdruck. Medikation: Acetylsalicylsäure, Bisoprolol, Telmisartan und Atorvastatin. Einige Stunden später treten erneut Palpitationen auf. Das unverzüglich aufgezeichnete EKG ist hier abgebildet.

Untersuchungsbefund

68 Jahre alter Mann in gutem Allgemein- und Ernährungszustand, Puls 120/min, RR 118/65 mmHg.

1. Welchen EKG-Befund erheben Sie?

2. Warum handelt es sich nicht um eine Sinustachykardie? Welcher Pathomechanismus verursacht die EKG-Veränderung?

3. Wie unterscheidet sich die multifokale atriale Tachykardie von der Tachykardie in diesem EKG?

4. Wie ist die Prognose dieser Rhythmusstörung? Schlagen Sie eine Therapie vor.

5. Kennen Sie Ursachen dieser Rhythmusstörung? Denken Sie dabei an Medikamente und medizinische Prozeduren.

Fall 42 Herzklopfen auf hoher See

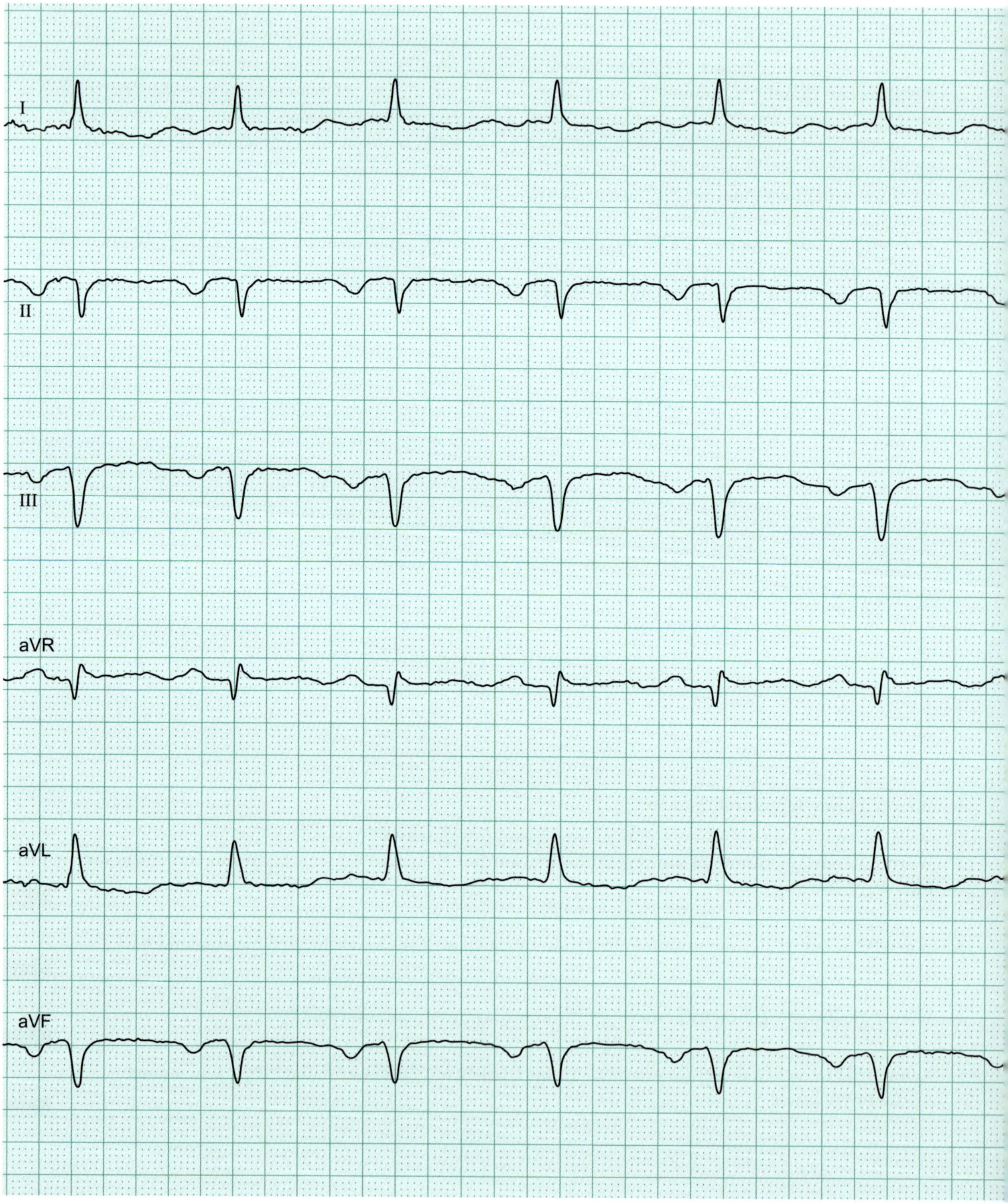

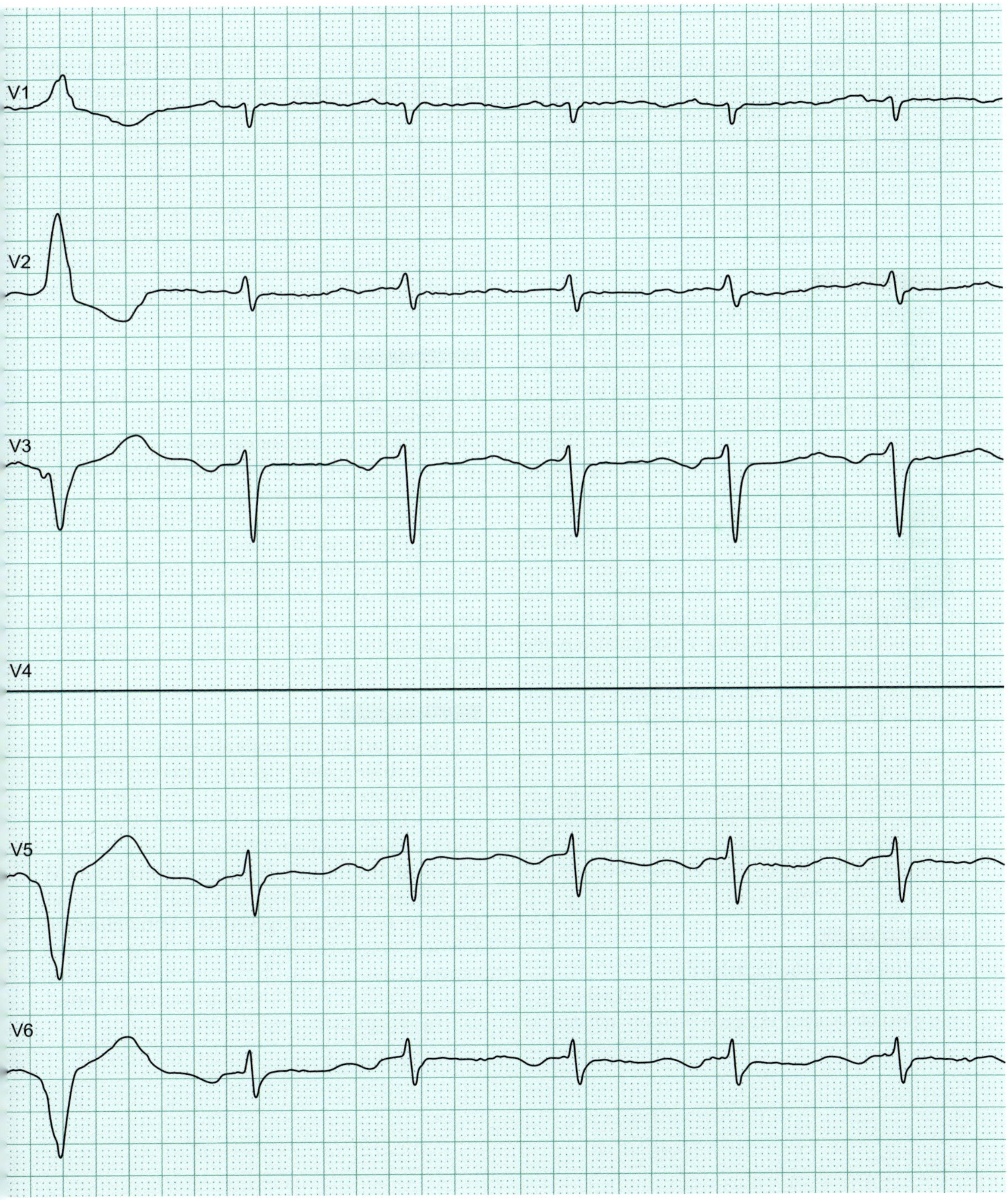
V1
V2
V3
V4
V5
V6

1. EKG-Befund

Unifokale **ektope Vorhoftachykardie,** überdrehter Linkslagetyp, Herzfrequenz: 122/min, PQ-Zeit: 140 ms, QRS-Breite: 70 ms, **linksanteriorer Hemiblock,** eine ventrikuläre Extrasystole, keine signifikanten Störungen der Erregungsrückbildung. Isoelektrische Linie in V_4 aufgrund einer abgefallenen Klebeelektrode.
EKG-Diagnose: **ektope Vorhoftachykardie und linksanteriorer Hemiblock**

2. Ektope Vorhoftachykardie: Pathophysiologie

Warum es sich nicht um einen normalen Sinusrhythmus handelt, ist durch die Anatomie leicht zu erklären: Der Sinusknoten befindet sich im oberen Teil des rechten Vorhofs in der Nähe der Einmündung der Vena cava superior. Physiologisch werden die Vorhöfe also von rechts oben nach links unten erregt. In den Extremitätenableitungen I, II und III zeigt sich deshalb normalerweise eine positive P-Welle. Hier sind jedoch **negative P-Wellen** zu sehen, zudem ist die PQ-Zeit mit 140 ms kurz. Die Vorhöfe werden genau umgekehrt stimuliert, von links unten nach rechts oben. Der **Ursprung** der Tachykardie liegt daher vermutlich im **kaudalen Vorhof (häufig Trikuspidalring oder Crista terminalis).** Ursachen sind eine beschleunigte Spontandepolarisation oder Mikro-Reentry-Erregungen von Myokardzellen in diesem Areal.

MERKE

Um eine Sinustachykardie von einer echten Rhythmusstörung zu unterscheiden, hilft oft der Vergleich von Tachykardie-EKG mit normalem EKG: Ändern sich PQ-Zeit und P-Morphologie, handelt es sich eher nicht um eine Sinustachykardie.

3. Multifokale Vorhoftachykardie

Im Gegensatz zur fokalen atrialen Tachykardie (FAT) mit gleichbleibendem ektopem Zentrum initiieren bei der multifokalen atrialen Tachykardie (MAT) verschiedene Zentren im Vorhof einen Herzschlag. Erkennbar wird dies durch eine **P-Wellen-Morphologie und eine PQ-Zeit, die sich von Schlag zu Schlag ändern.** Folge ist meist eine Tachyarrhythmie, die vom Vorhofflimmern nicht immer leicht zu unterscheiden ist.

MERKE

Beim Vorhofflimmern sollte man sich sorgfältig Zeit nehmen, um nach P-Wellen zu suchen. Nicht selten verbirgt sich hinter einem zunächst als Vorhofflimmern identifizierten Rhythmus eine MAT. Diese ließe sich nicht mit einer elektrischen Kardioversion beenden.

4. Prognose und Therapie der ektopen Vorhoftachykardie

Die ektope atriale Tachykardie besitzt eine gute Prognose und ist **nicht zwingend behandlungsbedürftig.** Unifokale atriale Tachykardien kommen oft bei Gesunden vor. Bei symptomatischen Patientinnen und Patienten kann eine **Betablockade** versucht werden. Auch eine **Hochfrequenzablation** des Fokus ist bei ausgeprägter Symptomatik möglich. Wie bei fast allen Herzrhythmusstörungen muss an eine **ischämische Ursache** gedacht werden, besonders im vorliegenden Fall, da eine KHK bekannt ist.

5. Ektope Vorhoftachykardie als Arzneimittelnebenwirkung und Folge von Katheterablationen

Herzglykoside wie Digitoxin und Digoxin können auslösend sein, wobei die ektope Vorhoftachykardie dann häufig mit höhergradigen AV-Blockierungen vergesellschaftet ist. Heutzutage tritt eine symptomatische FAT am häufigsten bei Patientinnen und Patienten auf, die zuvor einer **kathetergestützten Vorhofflimmerablation** unterzogen worden sind. Diese Variante imponiert mit einer 2:1-Überleitung meist ausgeprägt tachykard und ist recht schwierig von einem Vorhofflattern abzugrenzen.

43

Zufallsbefund bei Aufnahmeuntersuchung

Anamnese

Eine engagierte Medizinstudentin nimmt einen 79 Jahre alten Patienten auf, bei dem ein Lipom am Rücken entfernt werden soll. Als Vorerkrankungen sind laut Arztbrief aus der Akte bekannt: koronare Herzkrankheit, Myokardinfarkt mit Bypassoperation vor 7 Jahren, PCI vor 3 Wochen, paroxysmales Vorhofflimmern, Dauertherapie mit oralen Antikoagulanzien, arterielle Hypertonie, Dyslipoproteinämie, Adipositas. Medikation: ASS, Clopidogrel, Metoprolol, Enalapril, Atorvastatin, Rivaroxaban, Pantoprazol. Die Pflegefachkraft händigt der Studierenden das routinemäßig angefertigte EKG aus, bei dessen Anblick sie ziemlich erschrickt. Sie eilt zu Ihnen, noch bevor sie mit der körperlichen Untersuchung begonnen hat.

Untersuchungsbefund

Patient in unauffälligem Allgemein- und Ernährungszustand, kardiopulmonaler Untersuchungsbefund nicht wegweisend auffällig. RR 140/90 mmHg, SpO_2 97 %.

1. **Erheben Sie einen EKG-Befund.**
2. **Erklären Sie der Studentin, warum Sie den EKG-Befund für wenig dramatisch halten.**
3. **Der Patient nimmt drei verschiedene Antikoagulanzien ein. Warum?**
4. **Wie kann das Risiko für Blutungsereignisse bei dieser Patientengruppe abgeschätzt werden?**
5. **Es steht eine Operation an. Welche Aspekte sind beim perioperativen Umgang mit Antikoagulanzien zu beachten?**

Fall 43 Zufallsbefund bei Aufnahmeuntersuchung

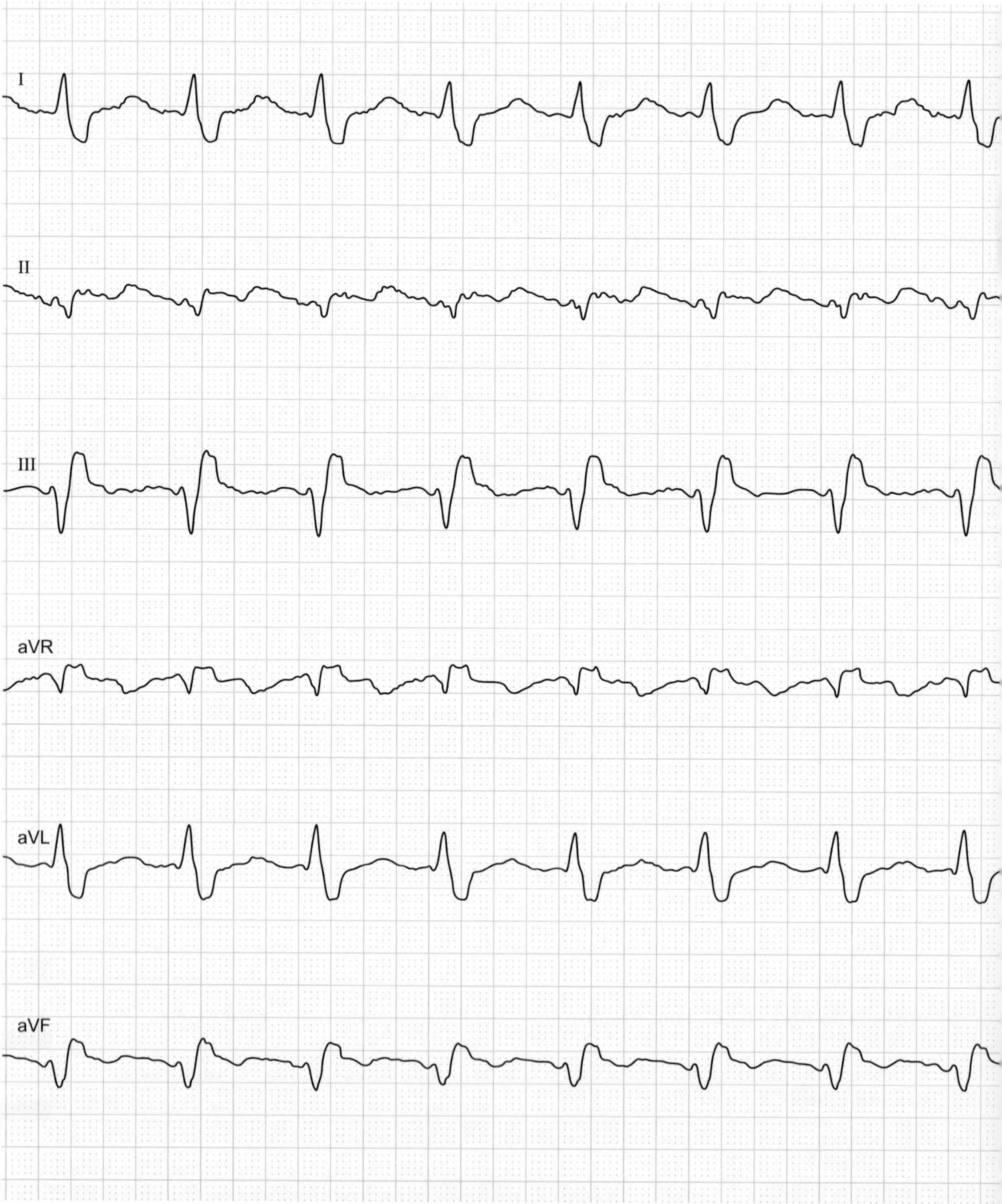

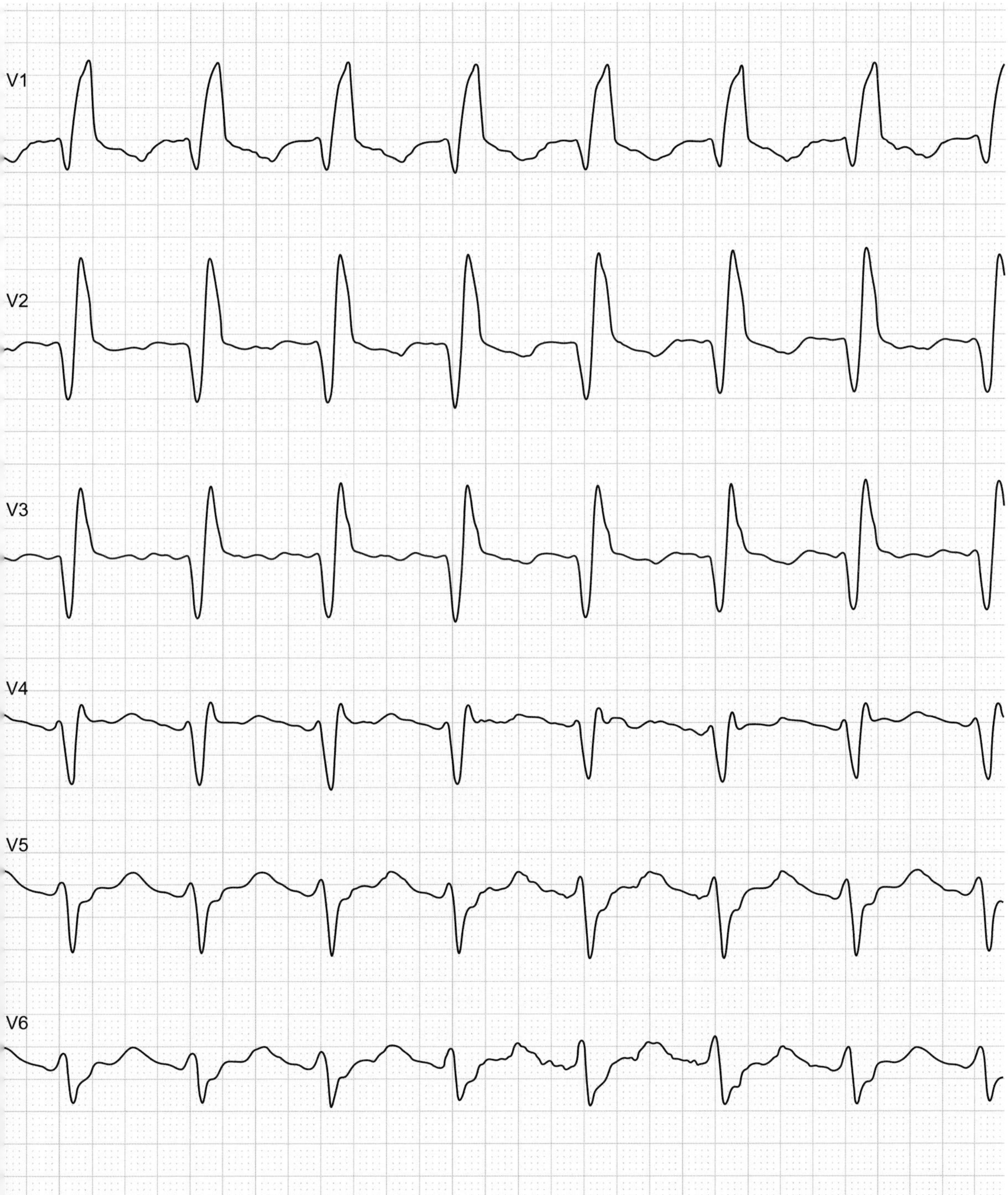
V1
V2
V3
V4
V5
V6

1. EKG-Befund

Vorhofflattern mit 2:1-Überleitung, überdrehter Linkslagetyp, Herzfrequenz: 150/min, QRS-Breite: 120 ms, QT-Zeit: 320 ms, **linksanteriorer Hemiblock, kompletter Rechtsschenkelblock** mit konsekutiven Veränderungen der Erregungsrückbildung.

2. Erläuterung des EKG-Befunds

Eine wichtige und häufige Differenzialdiagnose regelmäßiger Tachykardien ist das **Vorhofflattern** mit 2:1-Überleitung. Beim 2:1-Verhältnis mit höheren Ventrikelfrequenzen kann die Abgrenzung der Flatterwellen schwierig sein. In diesem EKG sind sie in II und V_3 am besten zu erkennen. Zusätzlich erschwert wird die Diagnose der supraventrikulären Tachykardie (mit normalerweise schmalen QRS-Komplexen) in diesem Fall durch den Rechtsschenkelblock, der zu einer Verbreiterung der QRS-Komplexe führt.

MERKE

Bei supraventrikulären Breitkomplextachykardien gibt es vier Varianten:

1. SVT mit **vorbestehendem Schenkelblock** (hier hilft der Blick in frühere EKGs)
2. SVT **mit frequenzabhängigem Schenkelblock** (aberrierende Leitung, funktionell)
3. **Präexzitationssyndrom** mit entweder a) antidromer Reentry-Tachykardie oder b) Vorhofflimmern (FBI-Tachykardie)
4. **Sinustachykardie mit breitem Schenkelblock**

3. Triple-Therapie

Aufgrund des Vorhofflatterns muss, wie beim Vorhofflimmern, mit einem erhöhten Risiko für embolische Ereignisse, vor allem Schlaganfällen gerechnet werden. In der Regel wird daher eine dauerhafte Embolieprophylaxe mit einem oralen Antikoagulans durchgeführt. Dafür stehen neben Heparinen (unfraktioniert und niedermolekular) und Cumarinen (Phenprocoumon) vor allem direkte orale Antikoagulanzien (DOAK: Dabigatran, Rivaroxaban, Apixaban und Edoxaban) zur Verfügung. Da der Patient aber unlängst einer koronaren Stentimplantation unterzogen wurde, ist prinzipiell zusätzlich eine doppelte Plättchenhemmung indiziert, um eine Stentthrombose zu verhindern. Aufgrund des erhöhten Blutungsrisikos mit drei Antikoagulanzien und des hohen Sicherheitsprofils moderner Stents verzichtet man in der Regel in so einem Fall auf die Gabe von ASS.

4. HAS-BLED

Der HAS-BLED-Score erlaubt bei Patientinnen und Patienten mit Vorhofflimmern die Einschätzung des Blutungsrisikos:

Ab 3 Punkten ist das Blutungsrisiko deutlich erhöht: Der Patient dieses Falls trägt mit 2 Punkten ein mäßig erhöhtes Risiko (etwa 2 %/Jahr).

MERKE

Ein hoher HAS-BLED-Score ist keine Kontraindikation zur Antikoagulation. Er kennzeichnet dennoch Patientinnen und Patienten, bei denen eine Antikoagulation mit höherer Sorgfalt verordnet werden muss. Es empfiehlt sich, häufiger die Nieren- und Leberwerte zu kontrollieren, und bei manchen Antikoagulanzien ist ggf. eine Dosisreduktion indiziert.

Tab. 43.1 HAS-BLED-Score

Risikofaktoren	Punkte
Hypertonus	1
Niereninsuffizienz	1
Lebererkrankung	1
Schlaganfall	1
Frühere Blutung	1
Labile INR-Werte	1
Alter > 65 Jahre	1
Medikamente, die das Blutungsrisiko erhöhen	1
Alkoholabusus	1

5. Antikoagulation und medizinische Eingriffe

Bei Patientinnen und Patienten, die Blutverdünner einnehmen und operiert werden müssen, ist das Prozedere grundsätzlich von drei Fragen abhängig:

1. **Wie hoch ist das Blutungsrisiko bei der Operation?** Kleinere Operationen können oft ohne Unterbrechung der Blutverdünnung durchgeführt werden. In anderen Fällen (z. B. in der Neurochirurgie) ist ein Aussetzen jeglicher Blutverdünnung unerlässlich.
2. **Wie gefährlich ist das Aussetzen der Antikoagulation?** Das Pausieren der Plättchenhemmung kurz nach der Stentimplantation ist ausdrücklich nicht zu empfehlen. Dagegen wäre das Aussetzen von Rivaroxaban bei einem jährlichen Embolierisiko von 4 % für einige Tage vertretbar.
3. **Wie dringlich ist die Operation?** Wenige Wochen nach Stentimplantation ist das Risiko einer Stentthrombose noch deutlich erhöht, nach 6 Monaten aber schon geringer. Man könnte eine elektive Operation verschieben und dann erst die doppelte Plättchenhemmung aussetzen.

Kompliziert wird es bei Patientinnen und Patienten, die auf eine Antikoagulation nicht verzichten können, wie z. B. bei Trägern mechanischer Herzklappen. In solchen Fällen erfolgt während des Aussetzens von Phenprocoumon die Gabe von Heparin, das dann seinerseits nur für die kurze Zeit des operativen Eingriffs ausgesetzt wird. Dieses Vorgehen nennt man **Bridging.**

MERKE

Durch umständliches Umstellen von einem Antikoagulans auf ein anderes (z. B. Phenprocoumon auf Enoxaparin und wieder zurück) muss man in Kauf nehmen, dass die Antikoagulation durch die Kombination über das Ziel hinausschießt und Blutungskomplikationen auftreten. Deswegen wird meist angestrebt, ein Bridging, sofern möglich (z. B. bei Schrittmacheroperationen), zu vermeiden und lieber unter bestehender Antikoagulation zu operieren. Bei Vitamin-K-Antagonisten wird dann lediglich ein niedrignormaler INR-Wert angestrebt.

44

Bewusstloser Patient nach Reanimation

Anamnese

Sie haben Dienst auf der Intensivstation, als die Rettungsleitstelle anruft: In etwa 10 Minuten müssen Sie mit dem Eintreffen eines Patienten in Begleitung einer Notärztin rechnen. Der Patient ist offenbar bereits intubiert. Vor etwa ½ Stunde sei er in einem Schuhgeschäft kollabiert und habe dort von der Notärztin eine Reanimationsbehandlung erhalten. Weitere Informationen sind am Telefon nicht zu erhalten. Die eintreffende Notärztin und ihr Team führen eine Herzdruckmassage durch, während der Patient auf einer Trage zu Ihnen auf Station gebracht wird. Sie blicken auf den Monitor des Reanimationsgerätes und sehen das hier abgedruckte EKG-Bild auf der linken Buchseite.

Untersuchungsbefund

Bewusstloser, intubierter Patient, der über einen mobilen Respirator beatmet wird. Zu einer körperlichen Untersuchung kommen Sie zunächst nicht.

1. Beschreiben Sie den EKG-Ausdruck des Defibrillators auf der folgenden linken Buchseite.

2. Wie sollten Sie diese Rhythmusstörung sofort beseitigen? Beschreiben Sie den EKG-Ausdruck auf der folgenden rechten Buchseite.

3. Was versteht man unter pulsloser elektrischer Aktivität?

4. Welche kardialen und extrakardialen Ursachen kann ein Herz-Kreislauf-Stillstand haben?

5. Kennen Sie den Unterschied zwischen einem hyperdynamen und einem hypodynamen Kreislaufstillstand?

6. Was versteht man unter einem AED?

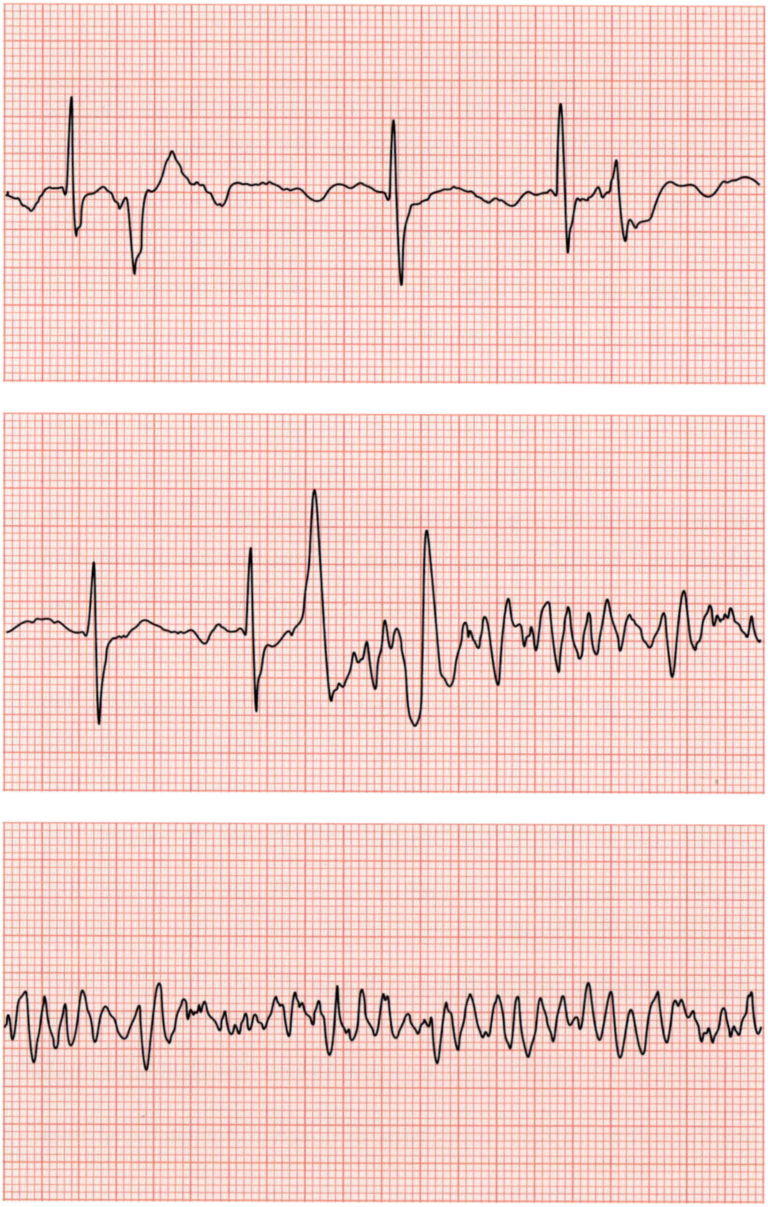

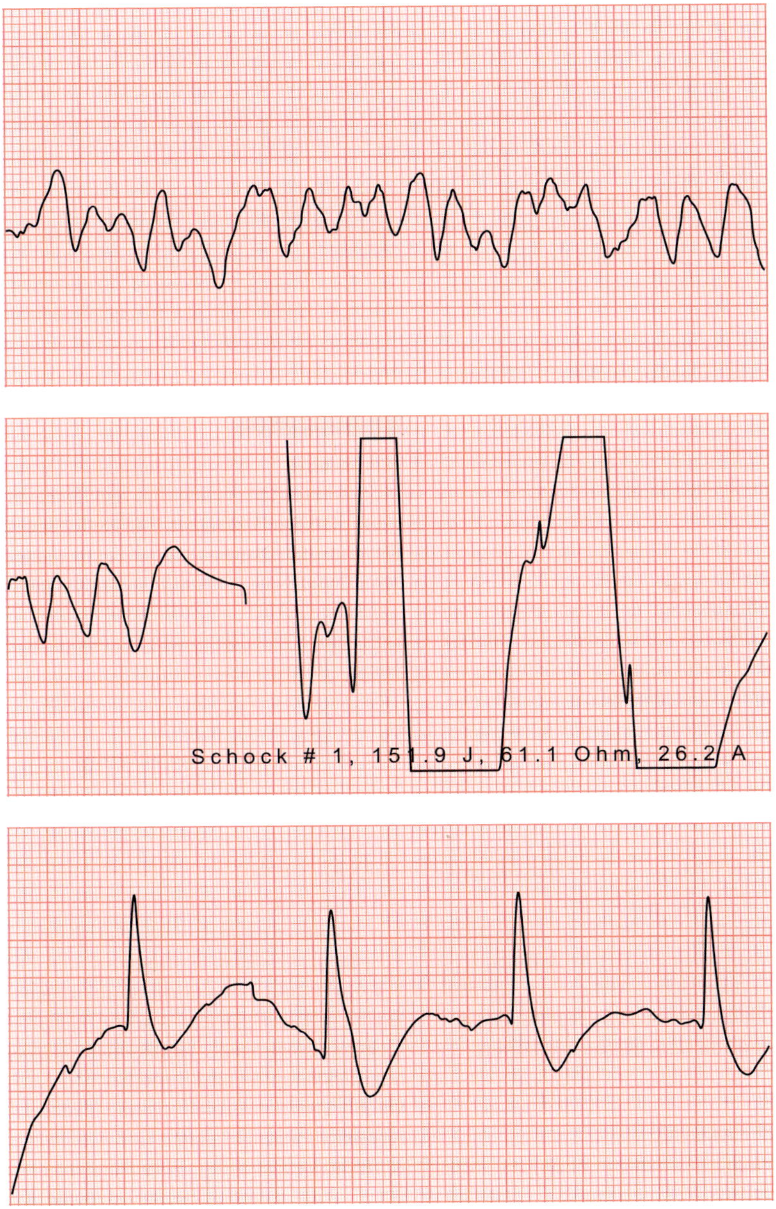
Schock # 1, 151.9 J, 61.1 Ohm, 26.2 A

1. Blickdiagnose der Monitorbefunde

Der Defibrillator-Ausdruck der linken Seite zeigt den **Beginn eines Kammerflimmerns.** Unmittelbar vor dem Kammerflimmern stellen sich R-Zacken mit einzelnen verbreitert wirkenden Kammerkomplexen dar: Dies ist ein **unregelmäßiger, bradykarder Rhythmus,** teils wohl **Ersatzrhythmus.** Erschwert wird eine genauere Deutung hier durch die wellenförmigen Potenzialschwankungen in der Grundlinie, die durch die manuellen Thoraxkompressionen der Herzdruckmassage entstehen.

Die Kennzeichen des Kammerflimmerns sind ungerichtete, hochfrequente **Flimmerwellen** (> 320/min) unterschiedlicher Konfiguration und kleiner Amplituden. Die Flimmerwellen sind das EKG-Korrelat für unkoordinierte Zuckungen des Ventrikelmyokards, die hämodynamisch ineffektiv sind.

2. Sofortmaßnahmen

Sie nehmen den **Defibrillator** zur Hand, tragen Gel auf die Paddles auf, drücken sie auf dem Thorax fest an, laden auf 200 Joule, warnen die Umstehenden und defibrillieren. Die **Herzdruckmassage** muss sofort weiterbetrieben werden, die Rhythmus- und Pulskontrolle erfolgen erst wieder nach dem nächsten 2-Minuten-Zyklus. Entscheidend für die Prognose ist eine möglichst kontinuierliche Thoraxkompression („chest compression fraction" > 80 %), um die zerebrale Perfusion zu erhalten. Schon nach 3 Minuten Kreislaufstillstand können irreversible Hirnschäden entstehen.

Auf den EKG-Streifen der rechten Seite sieht man **Kammerflimmern,** das von einem **Defibrillationsartefakt** gefolgt ist und erfolgreich unterbrochen werden kann. Anschließend entwickelt sich ein **regelmäßig erscheinender Rhythmus** mit 60 Schlägen pro Minute.

3. Pulslose elektrische Aktivität

Die pulslose elektrische Aktivität (PEA) ist eine Sonderform des Kreislaufstillstands: Im EKG lässt sich eine elektrische Aktivität aufzeichnen, die aber keine mechanische Auswurfleistung zur Folge hat. Dieser Zustand wird auch **elektromechanische Entkopplung** genannt.

Auch externe Klebeelektroden, die im Notfall zur Stimulation auf dem Thorax angebracht werden, produzieren nicht selten regelmäßige EKG-Aktionen, ohne einen suffizienten Kreislauf zu etablieren.

MERKE

Ein „schönes" EKG macht noch keinen Kreislauf. Der Erfolg einer Reanimation ist der tatsächlich wiedererlangte Kreislauf: „return of spontaneous circulation" (ROSC). Daher darf die Thoraxkompression erst dann beendet werden, wenn ein spontaner Puls sicher getastet werden kann.

4. Ätiologie

In den meisten Fällen hat ein Herz-Kreislauf-Stillstand kardiale Ursachen, am häufigsten sind **maligne Rhythmusstörungen** bei KHK mit akutem oder stattgehabtem Myokardinfarkt oder reversibler Myokardischämie. Auch Kardiomyopathien, Myokarditis, Sarkoidose, Herzklappenvitien oder eine Perikardtamponade können ursächlich sein.

Eine genauere Risikostratifizierung für den plötzlichen Herztod ist kaum möglich, es existieren aber wichtige prädisponierende **Risikofaktoren:**

- Stattgehabtes Kammerflimmern bzw. Reanimation
- Große Narbenareale nach einem Myokardinfarkt
- Deutlich eingeschränkte linksventrikuläre Funktion (LVEF < 35 %)
- Verlängerte QT_c-Zeit
- Verminderte Herzfrequenzvariabilität
- Spätpotenziale im signalgemittelten EKG
- Kongenitale Ionenkanalerkrankungen

Extrakardiale Ursachen sind Lungenarterienembolie, Elektrolytstörungen, medikamentös-toxische Faktoren, Elektrounfall und Hypothermie. Auch eine **Hypoxie** führt letztlich zum Kreislaufstillstand. Ursachen für Hypoxien sind Verlegung der Atemwege, Aspiration, zentrale Atemstörung, Vergiftungen, Ertrinken, Ersticken. Unter einer schweren Hypoxie kommt es erst zu einer extremen Bradykardie, die in letzter Folge in Kammerflimmern übergeht.

MERKE

Reversible Ursachen eines Herz-Kreislaufstill-Stands:

- **HITS:** Herzbeuteltamponade, Intoxikation, Thrombembolie, Spannungspneumothorax
- **4 Hs:** Hypothermie, Hypoxie, Hypovolämie, Hypo-/Hyperkaliämie

5. Tachysystolischer und asystolischer Kreislaufstillstand

Für die Therapie und Prognose ist es oft entscheidend, welcher Rhythmus beim Eintreffen des Reanimationsteams vorliegt. Dabei gibt es zwei Varianten:

1. **Hyperdynamer Herzstillstand** (80 %): Eine maligne Rhythmusstörung (Kammerflimmern oder -flattern) führt zu ineffektiven Herzaktionen. Das Herz vibriert, es kommt zu keinem suffizienten Auswurf. Es kann kein Puls getastet werden – man spricht auch von pulsloser ventrikulärer Tachykardie.
2. **Hypodynamer Herzstillstand** (20 %): Im EKG lässt sich keine Aktivität feststellen. Das Herz steht still, es findet kein Auswurf statt, es ist kein Puls zu tasten.

Beide Varianten können auch ineinander übergehen. Die Unterscheidung ist nicht immer ganz einfach: Ein sehr feines Kammerflimmern kann bisweilen wie eine Asystolie anmuten.

Eine Defibrillation ist nur bei einer tachykarden Rhythmussituation sinnvoll – dann ist auch die Prognose deutlich günstiger, da es einen rhythmologischen Therapieansatz gibt.

6. Automatischer externer Defibrillator und Laienreanimation

Für die Prognose ist es entscheidend, eine Defibrillation möglichst rasch nach einem Kreislaufstillstand durchzuführen. Um hier wertvolle Zeit bis zum Eintreffen professioneller Rettungsfachkräfte zu sparen, kann ein automatischer externer Defibrillator (AED) eingesetzt werden, der Laien einbinden kann: Dabei handelt es sich um einen Defibrillator, der über einen Lautsprecher Anweisungen gibt (u. a. wo die Klebeelektroden zu platzieren sind) und selbstständig entscheidet, ob ein Rhythmus defibrillierbar ist. AEDs werden idealerweise an Orten mit einer Fluktuation vieler Menschen installiert, z. B. an Bahnhöfen, in Kaufhäusern oder in Schwimmbädern.

WAS WÄRE, WENN ...

- ... nach mehrfacher Defibrillation dennoch immer wieder ein Kammerflimmern auftreten sollte?

Dann sollten Adrenalin und im nächsten Schritt Amiodaron gegeben und erneute Defibrillationsversuche unternommen werden.

- ... nach Wiederherstellung des Kreislaufs im EKG Ischämiezeichen bzw. ST-Strecken-Hebungen zu sehen wären?

Dann sollte großzügig die Entscheidung für eine Koronarangiografie fallen, denn eine Koronarischämie oder ein akuter Verschluss eines Herzkranzgefäßes stellen eine reversible, behandelbare Ursache der Kammertachykardie dar.

45

Beschwerden in der Reha-Klinik

Anamnese

In einer Reha-Klinik auf Long Island nehmen Sie einen 59 Jahre alten Mann auf. Ganz verschwitzt und außer Atem erzählt er: „*Bin ich froh, endlich alles überstanden zu haben! Vor sechs Wochen hatte ich einen Herzinfarkt. Erst habe ich die Schmerzen nicht so ernst genommen. Nur auf Drängen meiner Frau bin ich nach fünf Tagen in ein Krankenhaus in Manhattan gefahren. Dort musste ich leider mehrere Wochen auf einer Intensivstation liegen, weil ich eine schwere Lungenentzündung und sogar einen kleinen Schlaganfall hatte.*" Während Sie den Verlegungsbrief lesen, stürmt die Pflegefachkraft mit einem flatternden EKG-Papier in Ihr Zimmer: „*Schauen Sie! Ich glaube, wir müssen sofort eine notfallmäßige Rückverlegung veranlassen!*"

Untersuchungsbefund

Vorgealterter Mann, Adipositas, Dyspnoe unter leichter Belastung, Armheberschwäche links, Herz und Lunge auskultatorisch unauffällig. RR 158/78 mmHg, Puls rhythmisch und normofrequent.

1. Beurteilen Sie das EKG. Was hat es mit der ungewöhnlichen Anordnung der Ableitungen auf sich?

2. Welche Verdachtsdiagnose sorgt hier für Aufregung? Welche weitere Diagnose könnte den EKG-Befund auch erklären?

3. Bringen Sie die Anamnese und den EKG-Befund unter einen Hut. Passt der Schlaganfall ins Bild?

4. Welche Untersuchung bestätigt die Verdachtsdiagnose? Mit welchen Überlegungen können Sie den EKG-Befund entschärfen?

5. Nennen Sie zwei therapeutische Ansätze im Hinblick auf die stattgefundene Komplikation dieser Erkrankung.

6. Kennen Sie das Takotsubo-Syndrom? Erläutern Sie Symptomatik, Diagnostik und Therapie.

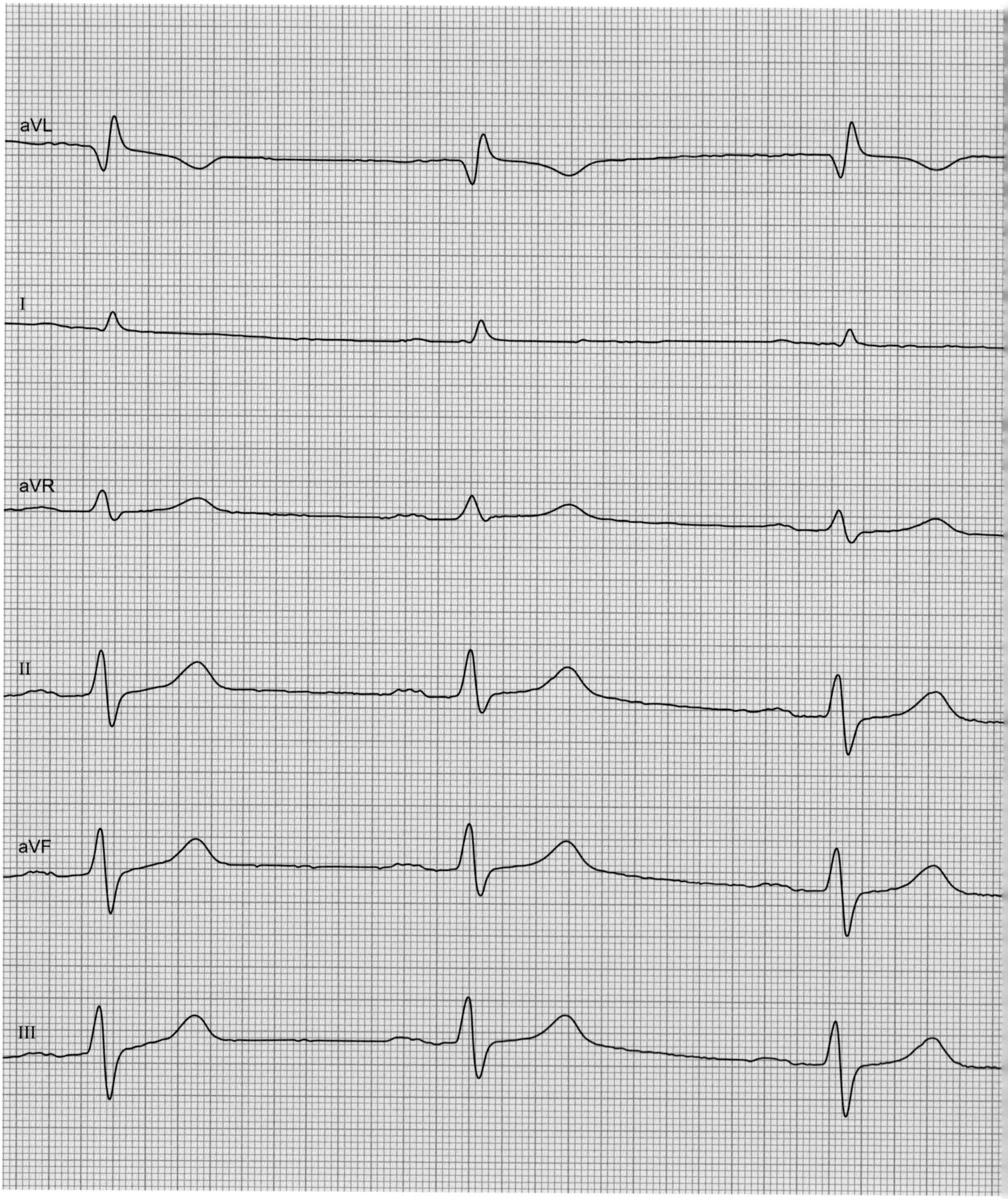
aVL
I
aVR
II
aVF
III

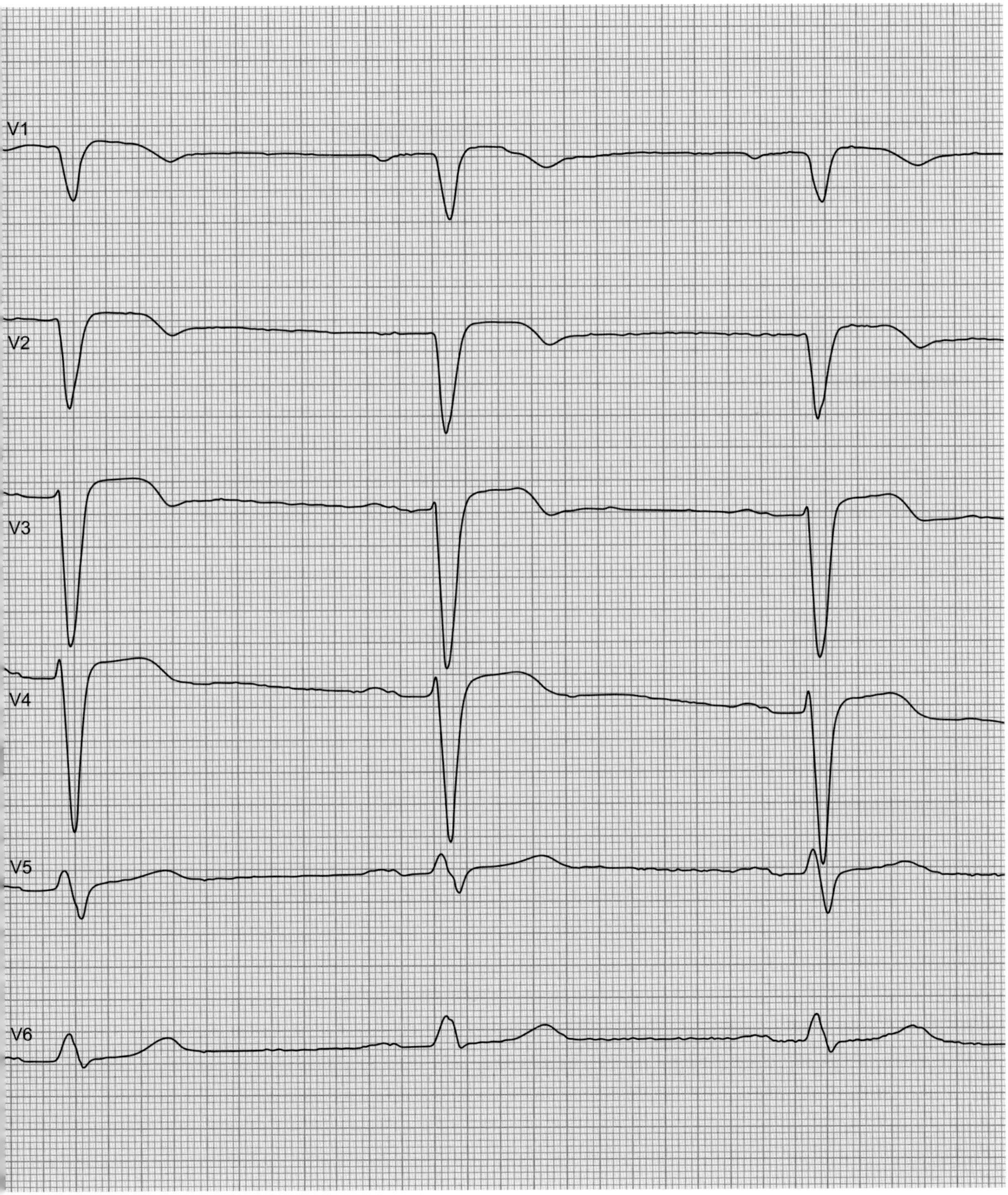
V1
V2
V3
V4
V5
V6

1. EKG-Befund

Sinusrhythmus, Herzfrequenz 57/min, Linkslagetyp, PQ-Zeiten grenzwertig (etwa 200 ms), **P-Wellen verbreitert** und teils doppelgipflige, grenzwertig breite QRS-Komplexe mit **Linksverspätung,** R/S-Umschlag in V_5, **ST-Strecken-Hebungen** in V_1–V_4. Man beachte die kaum gebräuchliche **Cabrera-Anordnung** der Ableitungen.

MERKE

ST-Strecken-Hebungen, die in den Brustwandableitungen einer tiefen Q-Zacke folgen, sind ein Hinweis auf einen vor längerer Zeit stattgehabten Myokardinfarkt.

2. Verdachtsdiagnose und Differenzialdiagnose

ST-Strecken-Hebungen sind zunächst immer als akuter **Myokardinfarkt** zu interpretieren. Bei Verdacht auf ein akutes Koronarsyndrom ist der unverzügliche Transport mit Notarztbegleitung in ein Akutkrankenhaus indiziert.

Bei diesem Patienten mit Luftnot im Status nach Myokardinfarkt muss auch an die Spätkomplikation eines **Vorderwandaneurysmas** als Ursache für die ST-Strecken-Hebungen gedacht werden. Bei einem Herzwandaneurysma fehlt die Kontraktion von Teilen der Herzwand. Stattdessen geben solche Bezirke dem systolischen Druck nach und bewegen sich nach außen (**Dyskinesie**). **Hypokinesie** beschreibt eine eingeschränkte, **Akinesie** eine fehlende Kontraktion.

3. Pathogenese und Komplikationen

Der Patient hatte sich nach dem Infarktereignis verzögert im Krankenhaus vorgestellt. Nach einiger Zeit lässt sich jedoch die Vitalität des mittlerweile nekrotischen Myokards nicht mehr durch eine koronare Revaskularisierung herstellen. Es bestehen schon ausgedehnte myokardiale Narben, die zu lebensbedrohlichen **Herzrhythmusstörungen** und zur **Herzinsuffizienz** führen können. Entwickelt sich ein Herzwandaneurysma, besteht die Gefahr der **Thrombusbildung im linken Ventrikel,** da der Blutfluss in den dyskinetischen Bereichen deutlich verlangsamt ist. Ein Ventrikelthrombus wiederum kann zu **Embolien** führen. Möglicherweise kam es über diesen Pathomechanismus bei dem Patienten zum ischämischen Schlaganfall.

4. Diagnostik

Ein Herzwandaneurysma wird üblicherweise mittels **Echokardiografie** diagnostisch bestätigt. Der Befund wäre auch durch andere bildgebende Verfahren wie die Computertomografie oder die Magnetresonanztomografie zu erheben.

Im vorliegenden Fall genügt aber der Blick in den Verlegungsbrief: Sollte die Diagnose Ventrikelaneurysma nicht explizit aufgeführt sein, müssten zumindest die EKG-Veränderungen vor der Entlassung beschrieben worden sein. Wie so häufig spielt der Vergleich mit Vorbefunden, also die Berücksichtigung dynamischer Vorgänge während Krankheitsverläufen, eine entscheidende Rolle: Bei neu auftretenden ST-Strecken-Hebungen muss von einem akuten Koronarsyndrom ausgegangen werden, bei länger bestehenden kann zunächst Entwarnung gegeben und über Differenzialdiagnosen nachgedacht werden.

5. Therapie

Zwei therapeutische Ansätze sind bei diesem Patienten zu bedenken:

- Zur Verhinderung einer erneuten Thrombusbildung sollte eine dauerhafte **orale Antikoagulation** eingeleitet werden.
- Überdies kann ein Herzwandaneurysma **chirurgisch reseziert** werden. Diese hochriskante Operation kommt besonders bei therapierefraktärer Herzinsuffizienz oder bei höhergradigen Herzrhythmusstörungen in Betracht, deren Fokus im Aneurysmagebiet liegt.

6. Takotsubo-Syndrom

Das Takotsubo-Syndrom (auch: Stress-Kardiomyopathie oder Broken-Heart-Syndrom) bezeichnet ein Krankheitsbild, das klinisch mit akuten Brustschmerzen, im EKG mit ST-Strecken-Veränderungen und laborchemisch mit Troponinerhöhung, also wie ein akuter Myokardinfarkt erscheint. Die in der Regel notfallmäßig durchgeführte **Koronarangiografie** liefert aber überraschenderweise einen **blanden Koronarstatus.** In der **Ventrikulografie** oder in der **Echokardiografie** fällt jedoch eine charakteristische systolische Ausbeulung der Herzspitze auf (**Apical Ballooning**). Die klappennahen, basalen Wandabschnitte arbeiten dagegen hyperkontraktil, sodass das Herz in der Systole die Form einer japanischen Tintenfischfalle (ähnlich einer römischen Amphore) annimmt, die der Krankheit ihren Namen gibt. Viele Patientinnen und Patienten berichten über vorausgehende emotional sehr belastende Ereignisse wie den Tod einer nahestehenden Person, oder sie erzählen von körperlich extremen Belastungssituationen. Das Takotsubo-Syndrom betrifft Frauen häufiger als Männer. Hinsichtlich ihrer Ätiologie besteht über diese Erkrankung bisher noch wenig pathophysiologische Klarheit. Offenbar spielen hohe Katecholaminspiegel eine Rolle – die unterschiedliche Verteilung von β-Rezeptoren zwischen Basis und Apex des Herzens mag das typische Muster der Kontraktilitätsstörung erklären. Weiterhin werden Koronarspasmen diskutiert. Es steht keine spezifische Therapie zur Verfügung. Im Vordergrund steht die Behandlung der Herzinsuffizienz. Die Herzmuskelschwäche bildet sich erfreulicherweise meist schon nach wenigen Tagen bis Wochen spontan zurück.

WAS WÄRE, WENN ...

- ... der Patient im Langzeit-EKG anhaltende ventrikuläre Tachykardien präsentieren würde?

Eine größere Myokardinfarktnarbe begünstigt das Auftreten von kreisenden Erregungen, Kammertachykardien und den plötzlichen Herztod. Es müsste genau evaluiert werden, ob sich dem plötzlichen Herztod durch Antiarrhythmika bzw. die Implantation eines ICD-Schrittmachers vorbeugen ließe.

46

Veränderungen im Schrittmacher-EKG

Anamnese

Der neue medizinische Fachangestellte (MFA) der gastroenterologischen Abteilung bittet Sie um Hilfe. Das EKG-Gerät scheint Probleme zu bereiten. Bei einem älteren Patienten habe er bereits drei EKG-Ausdrucke angefertigt, es träten aber jedes Mal merkwürdige Zacken auf. Der MFA fragt sich, ob das mit dem Herzschrittmacher zusammenhängen könne, den der Patient trägt. Außerdem habe er im EKG „Hebungen" entdeckt. Hat der Patient womöglich einen frischen Herzinfarkt? Nach eigenen Angaben sei der Patient völlig beschwerdefrei. EKG I (s. linke Buchseite) bringt Licht ins Dunkel. Am nächsten Tag werden Sie auf die Station gerufen. Derselbe Patient klagt jetzt über heftiges Herzrasen. Sie zeichnen umgehend EKG II auf.

Untersuchungsbefund

78 Jahre alter abgemagerter Patient. Sklerenikterus, Palmarerythem. Herz: Herztöne rein und regelmäßig, Frequenz 90/min. Lunge: mittelblasige Rasselgeräusche beidseits basal, verlängertes Exspirium. Abdomen: massiver Aszites.

1. **Wie lautet der Befund von EKG I (s. linke Buchseite)?**

2. **Um welchen Schrittmacher-Typ handelt es sich hier?**

3. **In welchen beiden Funktionsmodi läuft der Herzschrittmacher hier?**

4. **Wie beurteilen Sie die ST-Strecken-Hebungen?**

5. **Dürften Sie den Herzschrittmacher vorübergehend ausschalten, um die ST-Strecken besser beurteilen zu können?**

6. **Erheben Sie einen Befund von EKG II (s. rechte Buchseite). Was ist hier wahrscheinlich das Problem?**

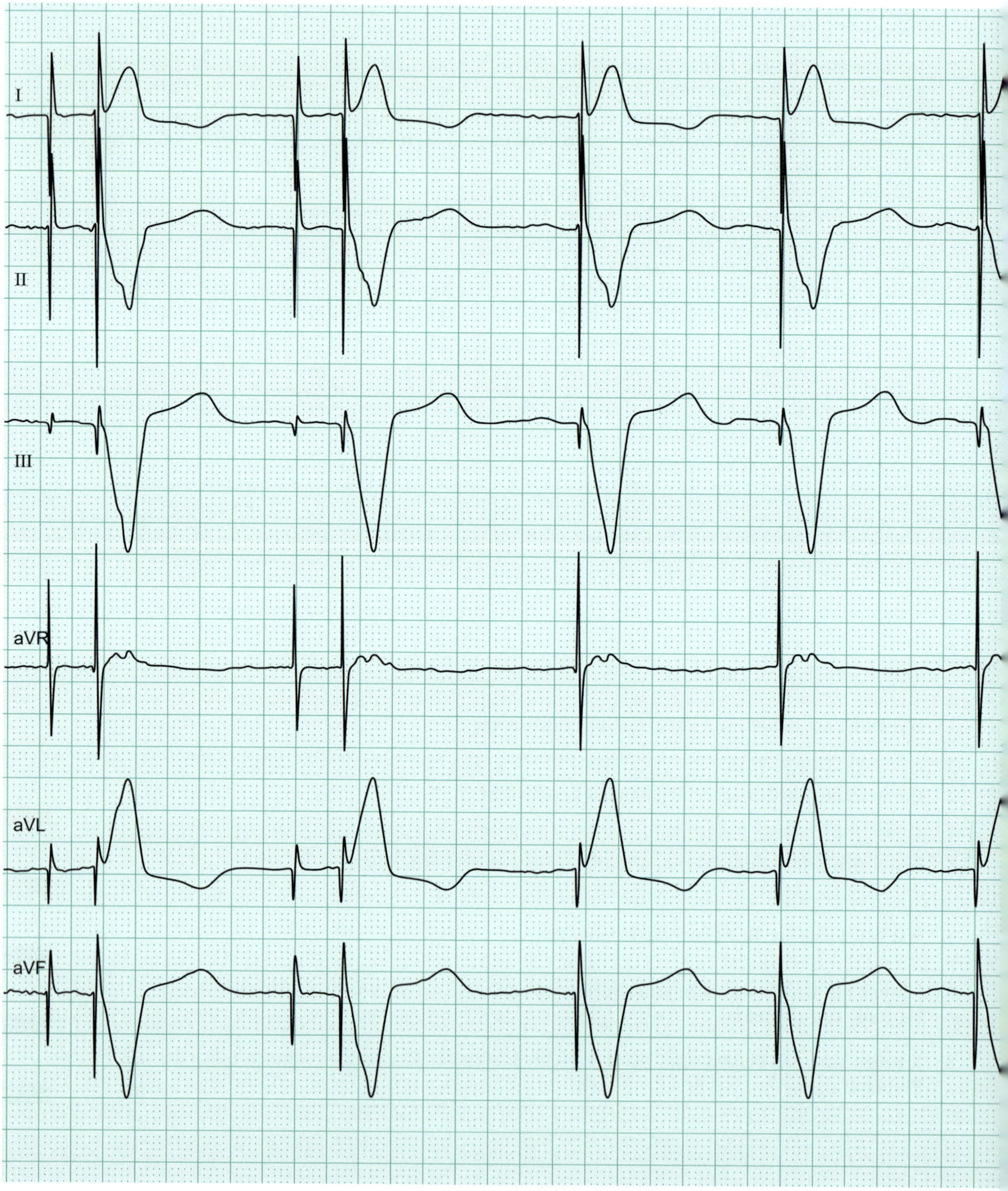
I
II
III
aVR
aVL
aVF

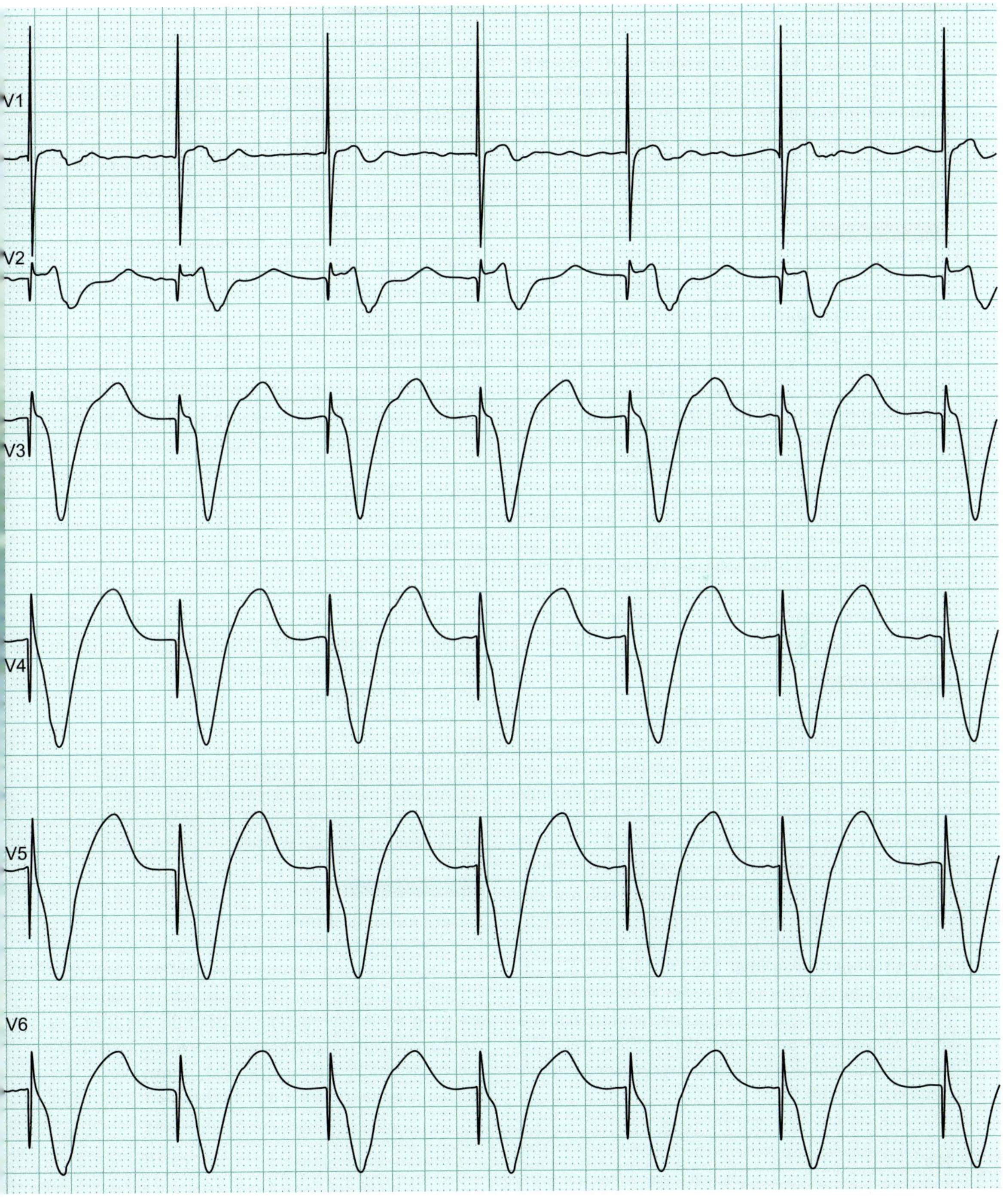
V1
V2
V3
V4
V5
V6

1. EKG I: Befund

Sinusrhythmus, **Herzschrittmacher mit intermittierender Vorhofstimulation und durchgehender Kammerstimulation** (AV-sequenziell), linksschenkelblockartige Kammerkomplexe mit konsekutiven Veränderungen der Erregungsrückbildung, Herzfrequenz 89/min.

2. DDD-Schrittmacher

Der Typ, um den es sich hier handelt, ist ein **Zwei-Kammer-Schrittmacher** mit zwei Elektroden: einer im rechten Vorhof und einer im rechten Ventrikel. Die Antwort des Herzens auf die Vorhofstimulation erscheint im EKG als **flache P-Welle** (vor allem in den Ableitungen II und III) hinter der ersten Schrittmacherzacke. Die zweite Schrittmacherstimulation führt zu einem **breiten Kammerkomplex.** Im sog. DDD-Modus erfolgt die Stimulation bei Bedarf jeweils im Vorhof und in der Kammer. Eine Eigenaktivität des Herzens im Atrium oder Ventrikel führt dort zur Unterdrückung der Impulsabgabe. Detektierte Vorhofaktionen können zur Kammer weitergeleitet werden (Triggerung), falls die intrinsische Überleitung nicht adäquat erfolgt.

3. AV-sequenzieller und VAT-Modus

Auf diesem kurzen EKG-Streifen sind zwei Funktionsmodi zu erkennen: Die meiste Zeit besteht hier im Rahmen des DDD-Modus eine sog. **AV-sequenzielle Stimulation.** Damit wird ausgedrückt, dass der Schrittmacher erst im Vorhof und dann in der Kammer stimuliert. Er übernimmt quasi die Aufgabe des Sinus- und des AV-Knotens. Zwischenzeitlich erkennt das Aggregat aber auch Eigenaktionen des Sinusknotens und leitet diese auf die Kammern über. Dann besteht ein **VAT-Funktionsmodus.** Die Stimulation im Ventrikel wird durch Wahrnehmung im Vorhof getriggert. Moderne Herzschrittmacher überwachen fortwährend die Eigenaktionen und halten sich zurück, wenn die Frequenz des Sinusknotens eine vorgegebene Mindestfrequenz übertrifft.

4. Endstreckenveränderungen bei Schrittmacherstimulation

Die ST-Strecken-Hebungen sind **Folge der aberranten Kammerstimulation.** Die Ventrikelelektrode eines Herzschrittmachers liegt in der Spitze des rechten Ventrikels. Die Kammerkomplexe im EKG erinnern daher entfernt an einen Linksschenkelblock (denn der rechte Ventrikel wird unter der Schrittmachertherapie zuerst erregt). Der veränderten Erregungsausbreitung folgt (wie bei Schenkelblöcken auch) eine abweichende Erregungsrückbildung mit ST-Strecken-Abweichungen und inversen T-Wellen.

Eine Infarktdiagnostik bei ventrikulärer Schrittmacherstimulation ist schwierig bis unmöglich. Wie bei Schenkelblöcken hilft auch hier die Regel der Diskordanz: ST-Strecken und T-Wellen sollten im Normalfall umgekehrt zum QRS-Komplex ausgerichtet sein. Ist dies nicht der Fall, muss an einen Infarkt gedacht werden. Weiterhin hilft der serielle Vergleich mit Vor-EKGs. Im Zweifel muss von einem STEMI ausgegangen werden.

Im vorliegenden Fall sind sämtliche ST-Strecken und T-Wellen diskordant zueinander ausgerichtet und damit nicht typisch für einen akuten Infarkt oder eine Ischämie. Weiterhin fehlt das wichtigste Kriterium eines akuten Koronarsyndroms: die klinische Symptomatik des Patienten.

MERKE

Zur Beurteilung von Endstreckenveränderungen bei Schenkelblock und unter Schrittmacherstimulation sollte immer die Diskordanz geprüft und nach dynamischen Veränderungen gesucht werden.

5. Herz mit Gedächtnis

Nur bei nicht schrittmacherpflichtigen Patientinnen und Patienten kann versucht werden, das Gerät umzuprogrammieren, um die unstimulierte Kammererregung zu interpretieren. Leider hilft die Idee des vorübergehenden Ausschaltens der Kammerstimulation meist nicht weiter: Die Elektrophysiologie des Herzens „erinnert sich“, und Endstrecken sind dann auch ohne aktuelle Stimulation durch die zwischenzeitliche Schrittmacherbehandlung längerfristig verändert. Man spricht auch von einem „Memory-Effekt" des Myokards.

6. EKG II: Befund und Interpretation

Im EKG II erkennt man eine durchgehend ventrikuläre Schrittmacherstimulation mit einer Herzfrequenz von 128/min. Die Kammerstimulation durch den Schrittmacher sollte in Ruhe selbstverständlich nicht so hoch sein. Dies ist für die Patientinnen und Patienten sehr unangenehm und auch hämodynamisch bedenklich. P-Wellen (z. B. im VAT-Modus) sind hier nicht zu erkennen. Wahrscheinlich besteht Vorhofflimmern. Moderne Herzschrittmacher erkennen die hochfrequenten atrialen Impulse des Vorhofflimmerns und schalten dann auf den sicheren VVI-Modus um (**Mode Switch**). In unserem Fall werden die Vorhoferregungen allerdings auf die Ventrikel übergeleitet, was tachykarde Kammeraktionen zur Folge hat. Das Gerät sollte in einem solchen Fall manuell auf den VVI-Modus umgestellt werden. Die Funktion des Geräts muss im Verlauf überprüft und angepasst werden.

Um eine solche Situation auf der Stelle zu unterbinden, kann bei fast allen Herzschrittmachern ein Magnet im Bereich des Aggregats auf die Haut gelegt werden. Dieser überführt die Stimulationsform in einen starren V00-Modus, d. h., es erfolgt wie bei historischen Herzschrittmachern weder eine Triggerung noch eine Inhibierung, sondern lediglich eine starre ventrikuläre Stimulation mit einer voreingestellten Grundfrequenz.

WAS WÄRE, WENN ...

- ... bei diesem Patienten eine größere Operation geplant wäre, die unter Verwendung von Elektrokautern durchgeführt werden müsste?

Dann sollte das Schrittmacheraggregat vorher geprüft und in einen unempfindlicheren Modus umgestellt werden. Bei der OP selbst sollten bipolare Kauter verwendet werden.

- ... bei diesem Patienten eine MRT-Untersuchung geplant wäre?

Dann müsste geprüft werden, ob das Gerät und die Elektroden MRT-tauglich sind. Wenn das der Fall ist, müssen zusätzlich spezielle Programmierungen vorgenommen werden, um Interferenzen zwischen dem starken Magnetfeld des MRT-Geräts und dem Herzschrittmacher zu verhindern.

47

Messerstiche

Anamnese

Sie arbeiten als junger Assistenzarzt im ersten Ausbildungsjahr in einem kleinen Krankenhaus im Schwarzwald. Die Chefärztin und die beiden Oberärzte haben das Haus heute schon um 15 Uhr verlassen – Sie versorgen die drei Stationen und die Notaufnahme allein. Ausgerechnet jetzt wird Ihnen ein Patient mit akuten Thoraxschmerzen vorgestellt: Er sei gerade mit dem Rad vorbeigefahren, als wie aus dem Nichts ein plötzlicher, messerstichartiger Schmerz zwischen die Schulterblätter eingeschossen sei. Inzwischen habe dieser Schmerz zwar nachgelassen, aber nun sei eine extrem unangenehme Enge im Brustkorb aufgetreten. Außerdem fühle sich jetzt der rechte Arm taub an.

Untersuchungsbefund

48 Jahre alter, auffällig schmaler und hochgewachsener, ängstlicher, unruhiger und kaltschweißiger Patient. Herz: $^3/_6$-Diastolikum über Erb, Herzaktion regelmäßig mit 100/min. Lunge und Abdomen unauffällig. Der Blutdruck am rechten Oberarm beträgt 70/40 mmHg. Sie messen zur Kontrolle am linken Arm: 140/70 mmHg.

1. **Wie lautet der EKG-Befund?**
2. **Warum ist die Beurteilung des EKG-Hauptbefunds in diesem Fall erschwert?**
3. **Welche Verdachtsdiagnose erklärt die umfangreiche Symptomatik? Kennen Sie die beiden Typen dieses akuten Geschehens?**
4. **Fällt Ihnen ein Zusammenhang zwischen dem Körperbau des Patienten und dem akuten Krankheitsbild ein?**
5. **Wie sichern Sie Ihre Verdachtsdiagnose?**
6. **Wie geht es mit dem Patienten weiter?**

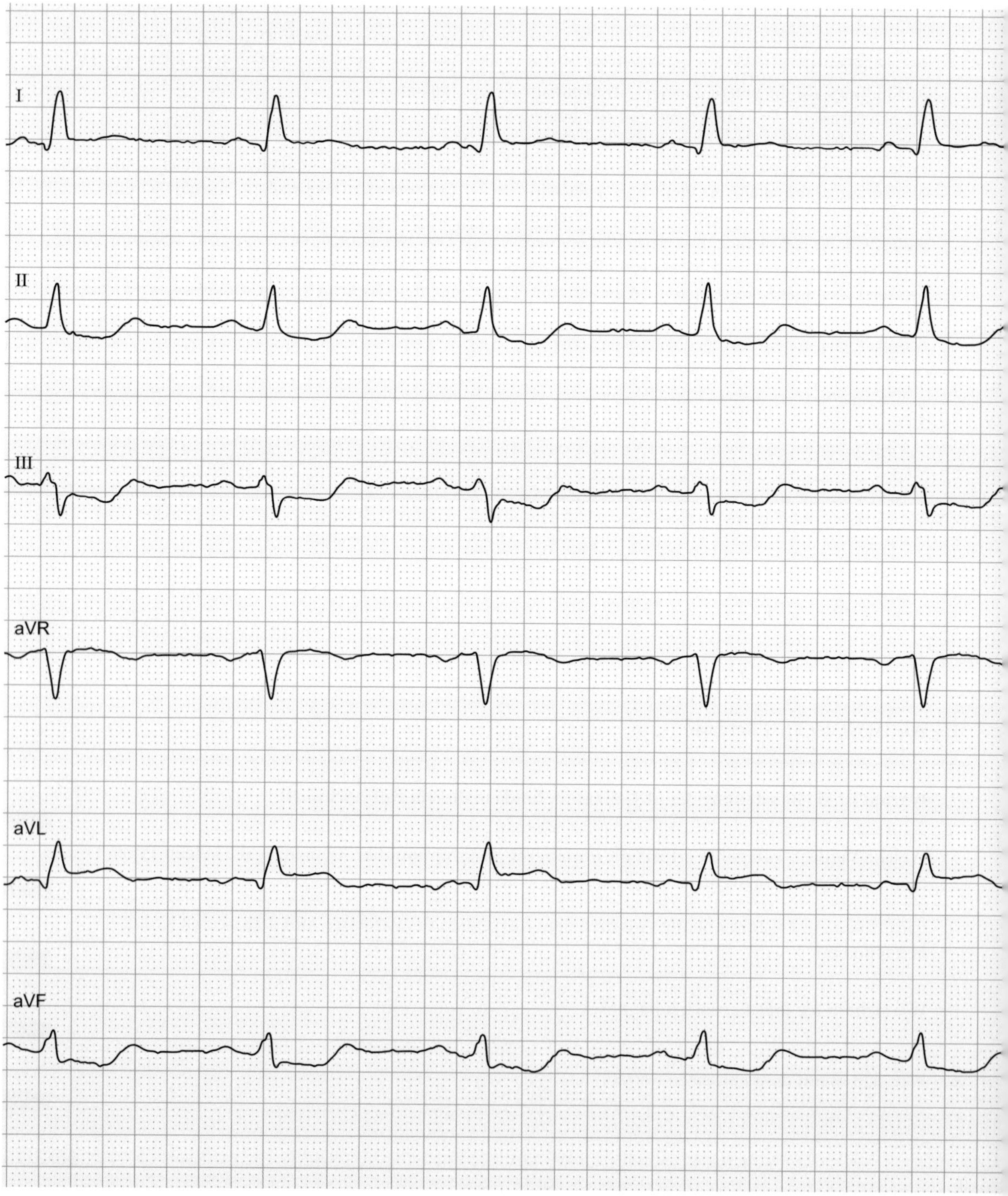
I
II
III
aVR
aVL
aVF

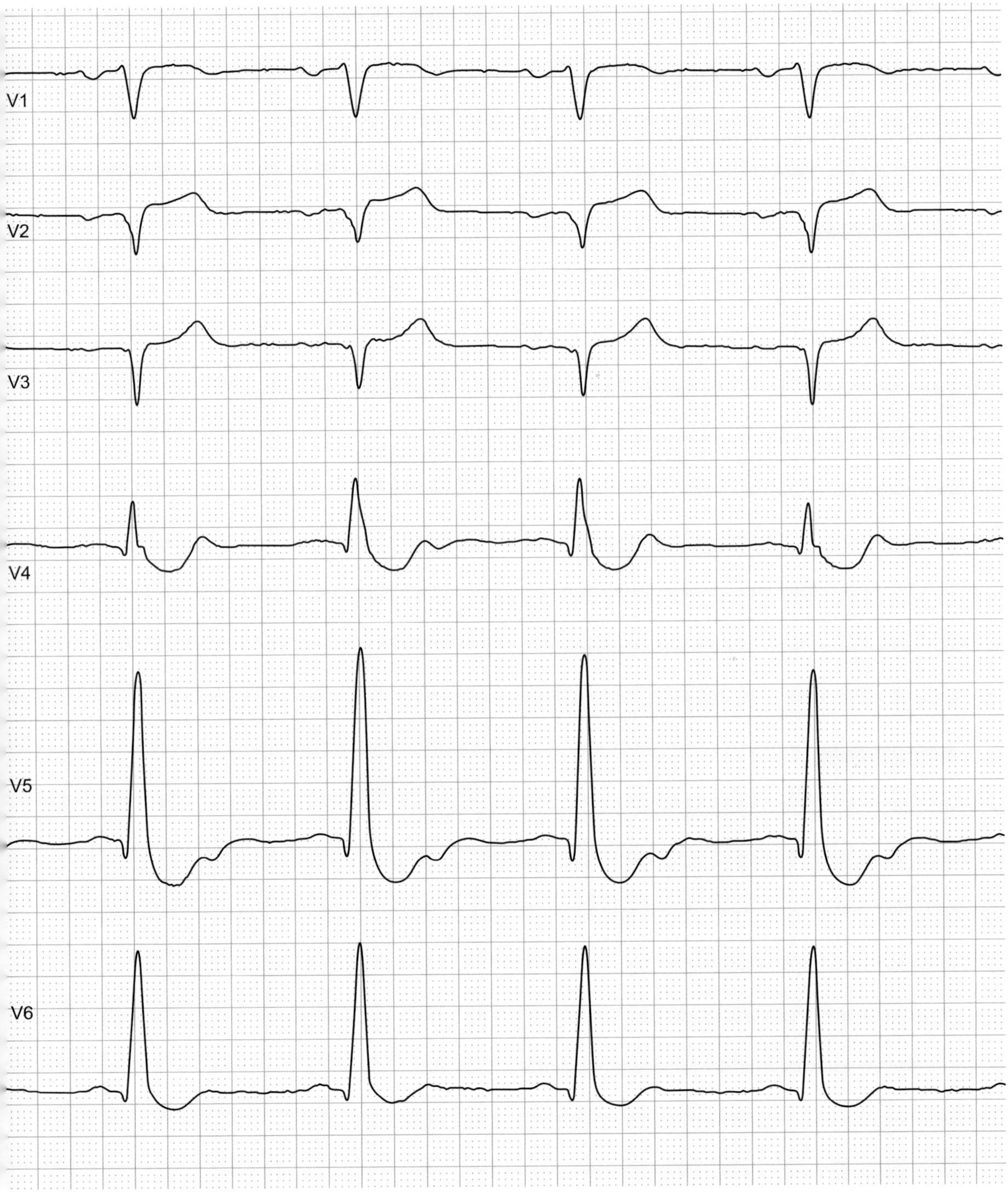
V1
V2
V3
V4
V5
V6

1. EKG-Befund

Sinusrhythmus, Linkslagetyp, Herzfrequenz 89/min, **inkompletter Linksschenkelblock** mit konsekutiven Veränderungen der Erregungsrückbildung in V_4–V_6, signifikante **ST-Strecken-Hebungen** in V_1–V_3, aVL, spiegelbildliche signifikante ST-Strecken-Senkungen in II, III, aVF.

2. Schenkelblock und Ischämiezeichen

Beim vorliegenden Schenkelblock gestaltet sich die Bewertung signifikanter ST-Strecken-Veränderungen deutlich schwieriger: Das Augenmerk gilt den Ableitungen, die vom jeweiligen Schenkelblock weniger betroffen sind. **Eine Diagnose gelingt beim RSB eher in V_4–V_6, beim inkompletten LSB eher in V_1–V_3.** Beim kompletten LSB ist die Bewertung von signifikanten ST-Strecken-Veränderungen besonders schwer. Ein neu aufgetretener Schenkelblock kann aber gerade Zeichen eines akuten Myokardinfarkts sein, vor allem bei entsprechender Symptomatik. Im vorliegenden Fall könnte der inkomplette LSB also entweder vorbestehend oder Folge eines Myokardinfarkts sein.

MERKE

In der Notfallmedizin wird beim akuten Koronarsyndrom ein kompletter Links- oder Rechtsschenkelblock initial immer wie ein Hebungsinfarkt (STEMI) behandelt.

3. Aortendissektion

Das scharfe, perakute Schmerzereignis ist typisch für eine Aortendissektion. Der Einriss und das Ablösen der Intima kann dann bis in die Koronargefäße (hier: linke Koronararterie) oder periphere Arterien (hier: Truncus brachiocephalicus) reichen. Begleitend kommt es in vielen Fällen zu einer sekundären Aortenklappeninsuffizienz (Diastolikum) durch eine Klappenringdilatation.

- Bei der **Typ-A-Dissektion entsteht der Intimaeinriss im Bereich der Aorta ascendens.**
- Die **Typ-B-Dissektion beginnt dagegen in der Aorta descendens,** distal der Aortenbogenabgänge.

4. Marfan-Syndrom

Verschiedene kongenitale Bindegewebserkrankungen führen zu einer Prädisposition für eine Aortendissektion. Neben dem Ehlers-Danlos- und dem Loeys-Dietz-Syndrom ist das Marfan-Syndrom am weitesten verbreitet. Die Betroffenen fallen durch einen schmalen und großen Körperbau mit ausgesprochen langen Extremitäten und einer Arachnodaktylie auf. Neben einer Erweiterung der Aorta mit hohem Dissektionsrisiko besteht auch häufig ein Mitralklappenprolaps. Weitere Hinweise sind eine Skoliose, eine Neigung zum spontanen Pneumothorax und Veränderungen der Augenlinse.

Aufgrund des Dissektionsrisikos wird ein Aneurysma der Aorta ascendens bei Patientinnen und Patienten mit Marfan-Syndrom schon ab 50 mm, manchmal sogar schon ab 45 mm vorsorglich operiert.

5. Diagnostik

Dieser Patient stellt eine Herausforderung dar, da die EKG-Zeichen des akuten Hebungsinfarkts grundsätzlich eine unverzügliche Koronarangiografie erfordern. Es sollte aufgrund der besonderen Symptomatik mit einem Ultraschallgerät zuvor die Aortenwurzel beurteilt werden. Gesichert wird die Diagnose einer Aortendissektion üblicherweise per Computertomografie, wodurch Lokalisation, Ausdehnung und etwaige Verschlüsse der abgehenden Gefäße (z. B. Nierenarterien u. a.) beurteilt werden können.

6. Therapie

Aufgrund der hohen Mortalität stellt eine Typ-A-Dissektion einen akuten Notfall dar. Der Patient muss so schnell wie möglich in ein Krankenhaus mit einer herzchirurgischen Abteilung verlegt werden. Die Dissektion muss operativ versorgt werden (mit einem Ascendens-Ersatz). Der vorliegende Fall mit Koronar- und Armarterienbeteiligung ist herzchirurgisch komplex und erfordert eine zusätzliche Bypassversorgung.

48

Akute Luftnot bei Herzinsuffizienz

Anamnese

Vor 12 Tagen wurde eine Patientin in der Abteilung für Innere Medizin aufgenommen, initial mit zunehmender Belastungsdyspnoe und ausgeprägten Unterschenkelödemen bei einer dekompensierten Herzinsuffizienz. Es fielen auch Zeichen einer beginnenden Pneumonie auf. Stationär erfolgten eine kardiale Rekompensation mittels Diuretikatherapie und weiterhin eine antibiotische Therapie der Pneumonie. Ihrer Patientin geht es heute seit 20 Minuten akut schlechter: Sie kann vor Luftnot kaum sprechen! Die linksventrikuläre Funktion ist mit einer LVEF von 25 % beschrieben worden. Beim Betreten des Raumes hören Sie schon ein rasselndes Atemgeräusch der Patientin, die aufrecht im Bett sitzt und sich mit den Armen abstützt. Währenddessen zeichnet die Pflegefachkraft ein EKG auf.

Untersuchungsbefund

74 Jahre; Adipositas; Ruhedyspnoe; Knöchelödeme, Stauungsdermatose; Lunge: hohe Atemfrequenz, Rasselgeräusche. Herz: absolut arrhythmisch, Frequenz 160/min. Abdomen: aufgetrieben, weich.

1. **Erheben Sie den EKG-Befund.**
2. **Wie lautet die Diagnose in der aktuellen Situation? Besteht ein Zusammenhang mit dem EKG? Was unternehmen Sie?**
3. **Beschreiben Sie die physiologischen Kompensationsmechanismen bei der Herzinsuffizienz.**
4. **Nennen Sie in Stichpunkten einige mögliche klinische Manifestationen einer Herzinsuffizienz.**
5. **Welche medikamentöse Therapie sollte bei einer Herzinsuffizienz erfolgen? Denken Sie auch an Symptomkontrolle und Reservemedikamente.**
6. **Kennen Sie Systeme der mechanischen Kreislaufunterstützung?**

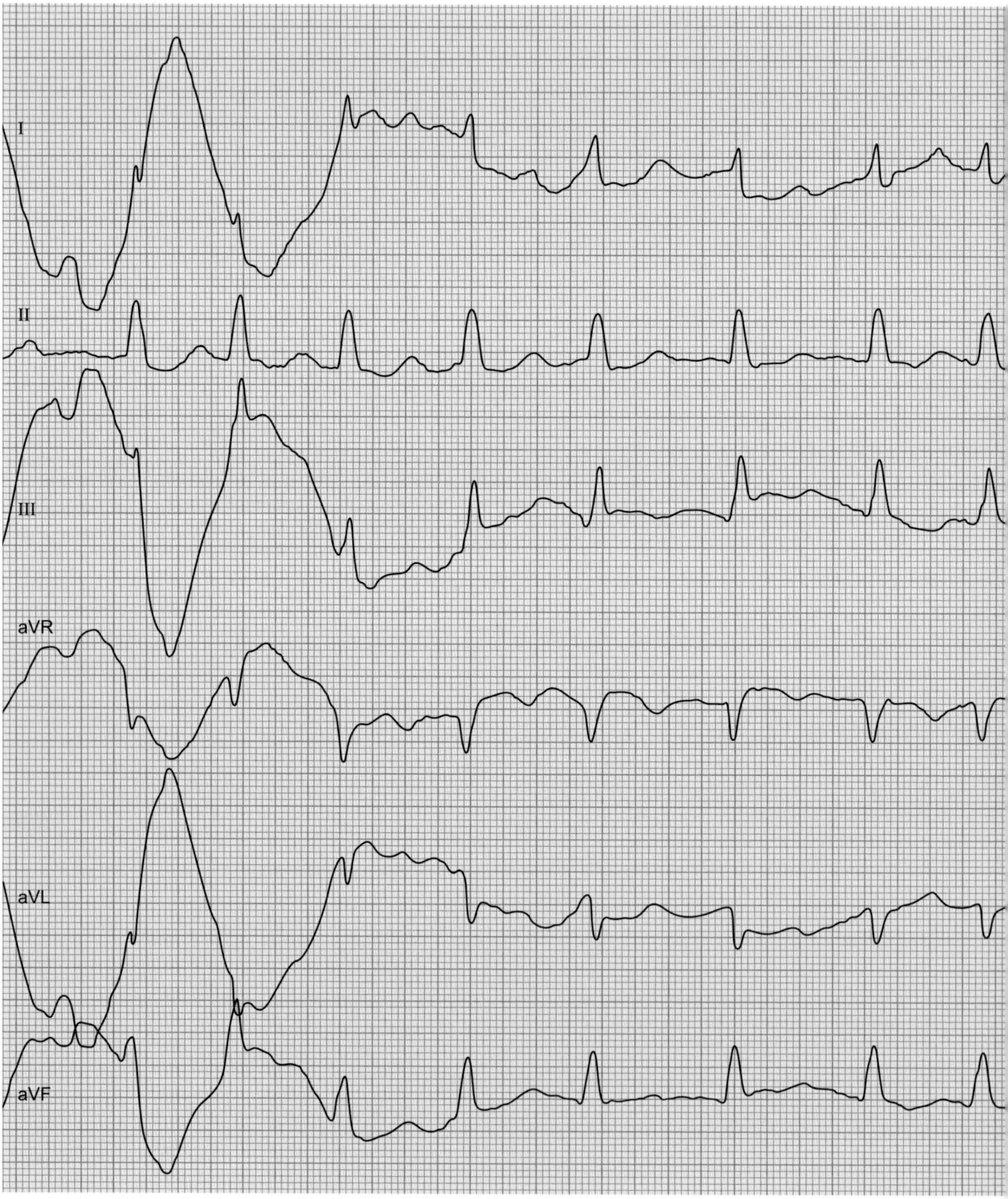
I
II
III
aVR
aVL
aVF

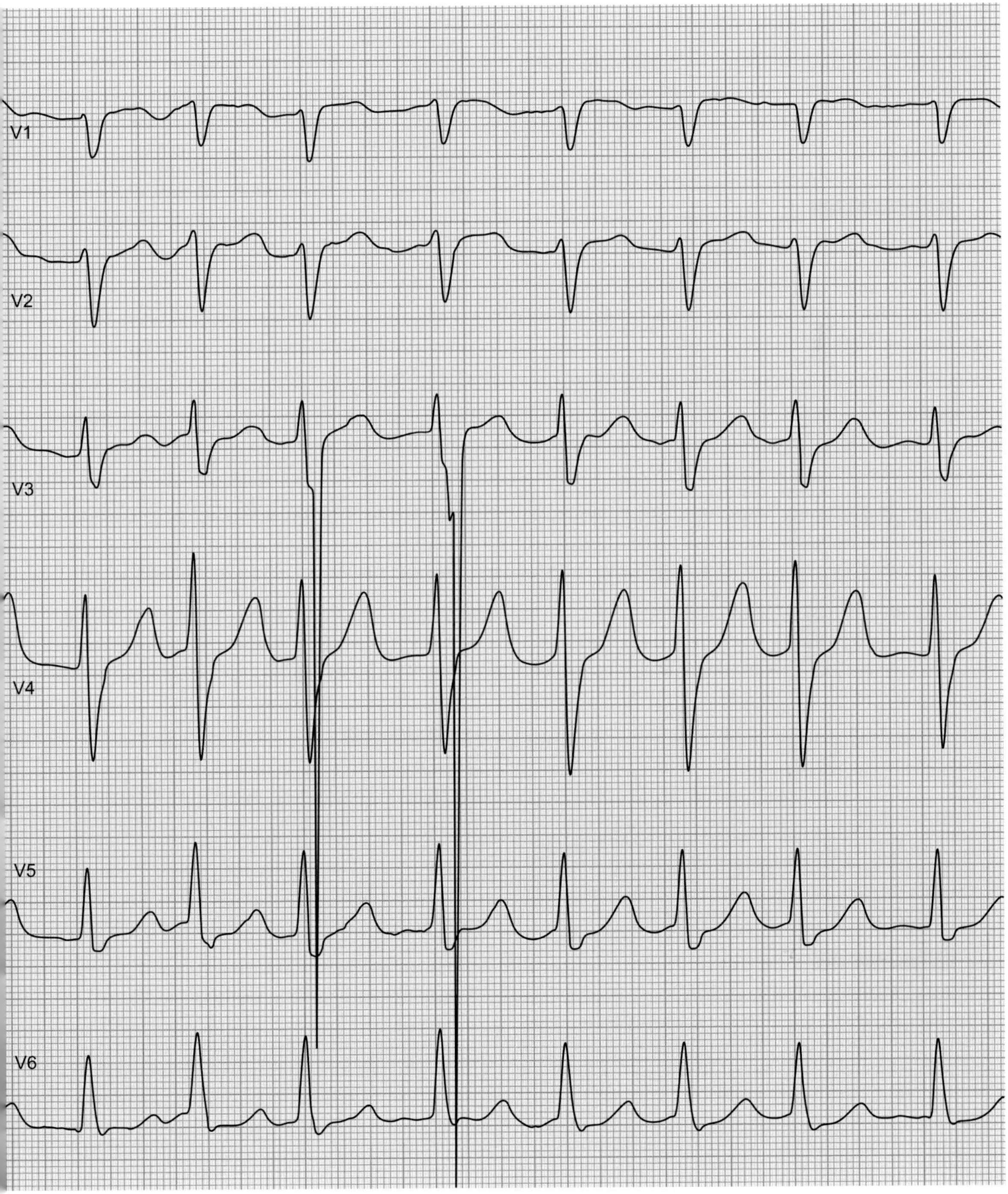
V1
V2
V3
V4
V5
V6

1. EKG-Befund

Tachyarrhythmia absoluta bei Vorhofflimmern, Steil- bis Rechtslagetyp, Herzfrequenz im Mittel 150/min, keine signifikanten Veränderungen der Erregungsrückbildung. Ausgeprägte Artefaktüberlagerung.

2. Herzinsuffizienz und Rhythmusstörungen

Es liegt ein akutes, kardial bedingtes Lungenödem vor. Um die Patientin aus ihrer lebensbedrohlichen und beängstigenden Situation zu befreien, kommen folgende vier Akutmaßnahmen zum Einsatz:

1. Sauerstoffgabe per Maske oder Nasenbrille
2. Schleifendiuretika intravenös (z. B. Furosemid)
3. Nitropräparate (zur Vorlastsenkung)
4. Morphin (zur Stressabschirmung und Bekämpfung der Atemnot)

Rhythmusstörungen können sowohl Ursache als auch Komplikation einer Herzinsuffizienz sein. Hier hatte offenbar ein hochfrequent tachykardes Vorhofflimmern eingesetzt, das sich hämodynamisch ungünstig auf die bereits deutlich eingeschränkte kardiale Pumpleistung auswirkte. Ziel ist in diesem Fall die Senkung der Herzfrequenz (z. B. durch Betablocker oder Digitalis). Eine Konversion in den Sinusrhythmus sollte ebenfalls angestrebt werden, zumal bei Aufnahme offenbar Sinusrhythmus bestand. Zu erwägen ist eine langfristige Rhythmustherapie durch Amiodaron oder eine Katheterablation.

MERKE

Bei einem Lungenödem hilft oft die Palpation des Radialispulses weiter: Denn eine neu aufgetretene tachykarde absolute Arrhythmie ist nicht selten die Ursache eines akuten kardialen Lungenödems.

3. Kompensationsmechanismen

Folgende vier Kompensationsmechanismen einer Herzinsuffizienz sind physiologisch sinnvoll, münden jedoch langfristig in einem Circulus vitiosus, der die Herzinsuffizienz weiter aggraviert:

- **Aktivierung des Sympathikus:** Der Noradrenalinspiegel steigt. Dies führt zur Down-Regulation der Betarezeptoren. Über einen erhöhten Arteriolentonus nimmt der periphere Widerstand und damit die Nachlast zu. Die Vorlast erhöht sich durch Zunahme des Venentonus.
- **Aktivierung des Renin-Angiotensin-Aldosteron-Systems:** Angiotensin II führt über Vasokonstriktion zur Nachlaststeigerung. Aldosteron führt über Natriumretention zur Vorlaststeigerung. **ADH-Aktivierung** führt zur Retention von Wasser, dadurch erhöht sich die Vorlast.
- **Freisetzung der natriuretischen Peptide** ANP („atrial natriuretic peptide“) und BNP („brain natriuretic peptide“). BNP wirkt vasodilatatorisch und inhibierend auf das RAAS. Der BNP-Plasmaspiegel steigt mit zunehmender Herzinsuffizienz.
- **Myokardhypertrophie:** Eine akute Herzinsuffizienz führt zur Herzdilatation. Chronische Volumenbelastung (z. B. bei Klappeninsuffizienzen) bewirkt eine exzentrische Myokardhypertrophie, wohingegen eine chronische Druckbelastung (z. B. bei Klappenstenosen) eine konzentrische Myokardhypertrophie nach sich zieht.

Medikamentöse Therapiemaßnahmen setzen genau bei den aufgelisteten Kompensationsmechanismen an, da diese langfristig hämodynamisch kompromittierend sind.

4. Symptomatik

Die klinische Manifestation einer Herzinsuffizienz im Sinne einer kardialen Dekompensation lässt sich am besten nach Lokalisation und Auswirkung bezeichnen:

- **Linksführend mit Rückwärtsversagen:** Dyspnoe, Orthopnoe und Asthma cardiale (basale Rasselgeräusche, Husten, obstruktive Geräusche), Lungenödem (Brodeln, schaumiger Auswurf), Zyanose
- **Linksführend mit Vorwärtsversagen:** Leistungsabfall, Schwäche, Blässe, zerebrale Funktionsstörungen
- **Rechtsführend:** periphere Venenstauung, Gewichtszunahme mit Beinödemen bis hin zu Anasarka, Stauungsleber (Schmerzen im rechten

Oberbauch, Cirrhose cardiaque, Aszites), Stauungsgastritis (Appetitlosigkeit, kardiale Kachexie)
- **Links- und rechtsführend:** Pleuraergüsse, Nykturie, Sympathikusaktivierung (Tachykardie, Rhythmusstörungen, feuchtkalte Haut)

5. Medikamentöse Therapie

Vier Medikamente sollten bei allen Patientinnen und Patienten mit Herzinsuffizienz mit reduzierter Pumpfunktion (HFrEF) eingesetzt werden, da sie unabhängig von den Beschwerden die Prognose und Rehospitalisierungsrate verbessern. Sie werden auch als die „Fantastischen Vier" bezeichnet, in der Regel schon bei Erstdiagnose angesetzt und im weiteren Verlauf möglichst zügig hochdosiert:
- **ACE-Hemmer** (z. B. Captopril, Enalapril, Ramipril, Lisinopril) oder **AT_1-Rezeptor-Blocker** (z. B. Candesartan, Irbesartan, Losartan) bei Unverträglichkeit von ACE-Hemmern. Alternativ kombinierte **Angiotensin-Rezeptor- und Neprilysin-Inhibitoren** (ARNI), z. B. Valsartan/Sacubitril.
- **Betablocker** (z. B. Metoprolol, Carvedilol, Bisoprolol, Nebivolol) einschleichend und aufgrund der negativ inotropen Wirkung nur bei hämodynamisch stabilen Patientinnen und Patienten
- **Aldosteronrezeptor-(Mineralokortikoidrezeptor-)Antagonisten (MRA)** (z. B. Spironolacton, Eplerenon) unter Kontrolle des Serumkaliums und der Nierenfunktion
- **SGLT2-Hemmer** (z. B. Dapagliflozin, Empagliflozin), außer bei Personen mit Typ-1-Diabetes oder aktivem Alkoholabusus

Darüber hinaus gibt es Medikamente, die entweder zur Kontrolle einer Überwässerung, ergänzend bei fortbestehender Symptomatik oder wiederholter Dekompensation eingesetzt werden:
- **Diuretika** (z. B. Furosemid, Torasemid, Hydrochlorothiazid, Xipamid), titriert und kombiniert je nach Volumenretention und unter Elektrolytkontrollen.
- **Herzglykoside** (z. B. Digitoxin, Digoxin) ab NYHA III zur Verringerung kardialer Dekompensationen und Hospitalisationen, vor allem bei Vorhofflimmern.
- Der selektive I_f-Kanalblocker **Ivabradin** senkt die Herzfrequenz und kann bei Frequenzen über 70/min gegeben werden.
- **Vericiguat** ist ein Stimulator der Guanylatzyklase und auch bei schlechter Nierenfunktion einsetzbar.

6. Mechanische Kreislaufunterstützung

Bei terminaler Herzinsuffizienz können diverse apparative Systeme helfen, das Herzminutenvolumen zu unterstützen:
- Die **Impella-Pumpe** wird über einen Zugang in der Leiste über die Aorta bis in den linken Ventrikel vorgeschoben. Dort saugt sie Blut an und gibt es in der Aorta wieder frei. Impella-Pumpen kommen meist zum Einsatz, wenn die Ursache reversibel ist, z. B. beim akuten Myokardinfarkt mit kardiogenem Schock.
- Die **intraaortale Ballonpumpe** (IABP) sorgt in der Diastole für einen Gegendruck, der die Myokardperfusion verbessert.
- Eine **extrakorporale Membranoxygenierung** (ECMO, auch ECLS: „extracorporal life support") kann neben der Unterstützung des Kreislaufs auch bei der Oxygenierung helfen, wenn zusätzlich eine Lungenschädigung vorliegt.
- **Linksventrikuläre Assist Devices** (LVAD) sind kleine Pumpen, die chirurgisch am Apex cordis implantiert werden und das Blut in die Aorta pumpen. Über ein Kabel versorgen extern getragene Batterien das Gerät. Im Gegensatz zu den anderen Methoden können Patientinnen und Patienten mit LVAD mobil sein und sogar aus dem Krankenhaus entlassen werden. LVADs werden oft über Monate eingesetzt, bis eine Heilung („bridge-to-recovery") eintritt oder eine Herztransplantation möglich wird („bridge-to-transplant"). Nicht selten wird das LVAD auch als Dauertherapie genutzt („destination therapy").
- Ein **Kunstherz** („total artificial heart") wird anstelle des kranken Herzens eingesetzt und arbeitet als Überbrückung bis zur Herztransplantation.

Bei allen genannten Methoden besteht eine hohe Komplikationsrate für Infektionen, Blutungen, Hämolyse und thrombembolische Ereignisse.

WAS WÄRE, WENN ...

- ... das Lungenödem bei der Patientin auch nach den oben aufgeführten Maßnahmen weiterbestünde?

Dann wäre als zeitnahe Maßnahme eine nichtinvasive Beatmung (NIV) per Maske im CPAP-Modus („continuous positive airway pressure") sinnvoll.

- ... die schwer symptomatische Patientin normofrequent und deutlich hypertensiv wäre?

Dann läge ein hypertensives Lungenödem vor. Die Therapie sieht ähnlich aus wie beim vorliegenden Fall, nur ist die Blutdrucksenkung hier das vordringliche Ziel – dafür können zusätzlich intravenöse Antihypertensiva wie z. B. Urapidil eingesetzt werden.

- ... bei der Patientin eine Anämie vorläge?

Eisenmangel ist zugleich Ursache und Folge einer symptomatischen Herzinsuffizienz. Eine intravenöse Substitution von Eisen würde die Symptomatik und Prognose verbessern.

49

Bauchschmerzen

Anamnese

Ein Patient kommt zu Fuß in die Notaufnahme. Es gehe ihm nicht wirklich schlecht, lediglich leichte Schmerzen in der Magengegend und im rechten Oberbauch irritierten ihn seit heute. Der Patient ist selbst Arzt und hat unter der Annahme einer beginnenden Cholezystitis in Eigenregie Amoxicillin eingenommen. Er möchte aber genau wissen, was hinter den Beschwerden steckt. Anamnestisch zu erwähnen: eine TIA vor sechs Wochen und ein ausgeprägter Nikotinabusus. Medikamente: seit heute Amoxicillin, Metamizol-Tropfen bei Bedarf.

Untersuchungsbefund

63 Jahre, Adipositas. Herz: Herzaktion 150/min, regelmäßig. Lunge: unauffällig. Abdomen leicht druckschmerzhaft im Epigastrium, keine Abwehrspannung, Darmgeräusche regelrecht. Keine Ödeme.

1. Wie lautet der EKG-Befund? Welche Form der Tachykardie liegt vor?

2. Am Monitor zeigt sich eine absolut gleichbleibende Herzfrequenz. Wie beurteilen Sie diese Beobachtung?

3. Im EKG finden sich die Hinweise auf die Ursache der abdominellen Beschwerden. Haben Sie eine Idee? Wie sollte es mit dem Patienten weitergehen?

4. Warum sind manche Antiarrhythmika gerade bei diesem Patienten zurückhaltend einzusetzen?

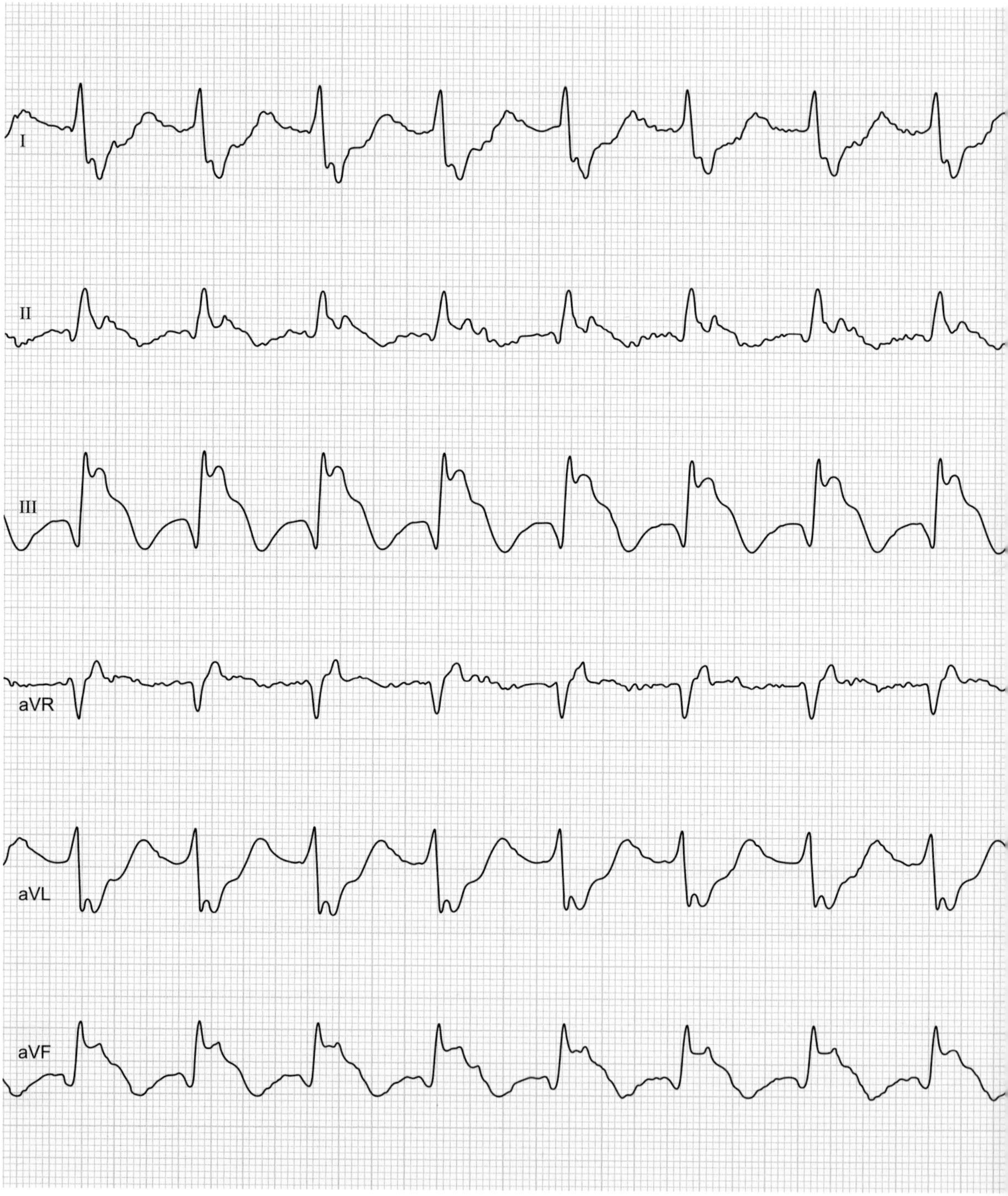
I
II
III
aVR
aVL
aVF

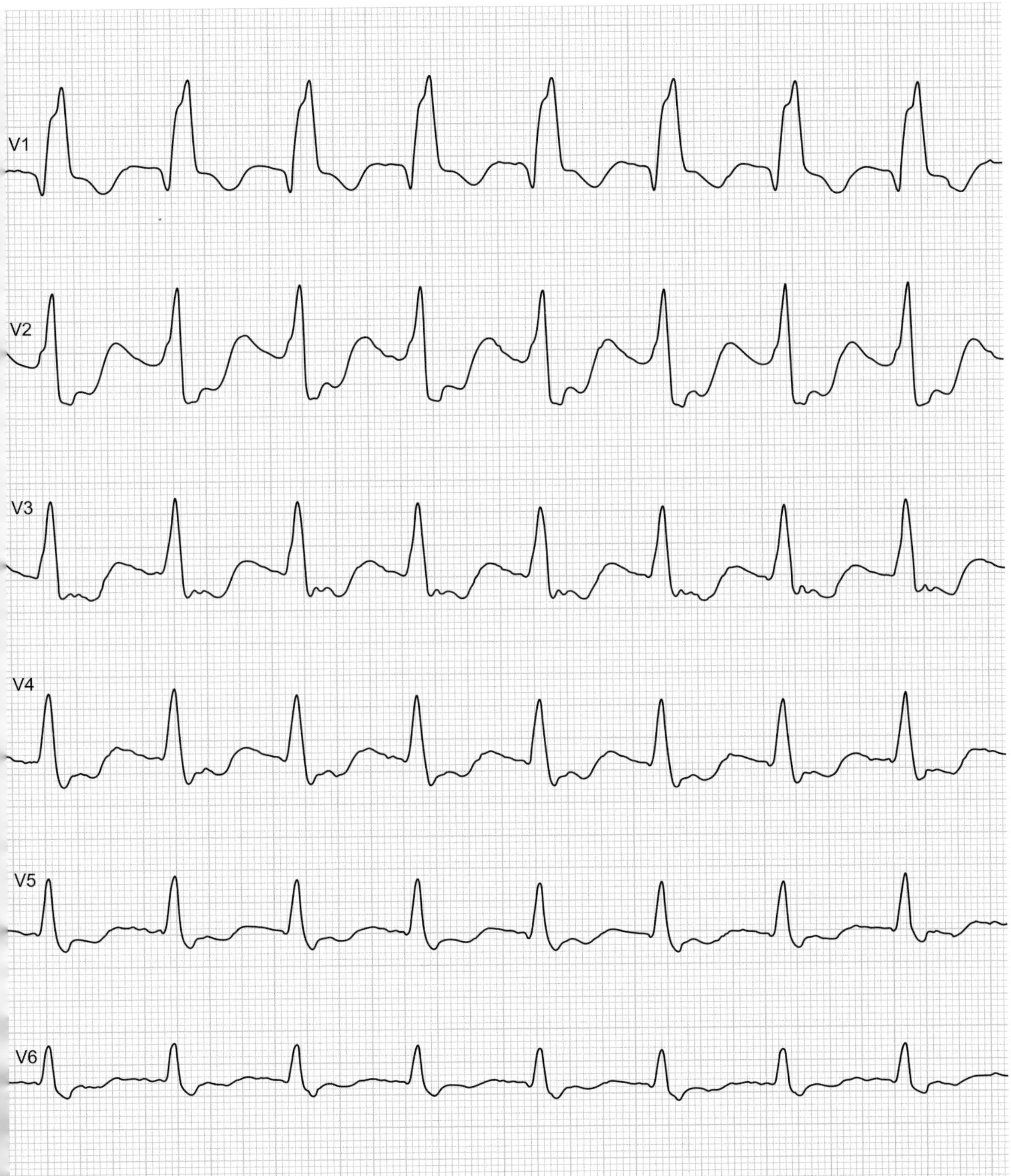
V1
V2
V3
V4
V5
V6

1. EKG-Befund

Vorhofflattern mit 2:1-Überleitung, Rechtslagetyp, Herzfrequenz: 150/min, **inkompletter Rechtsschenkelblock,** signifikante **ST-Strecken-Hebungen** in II, III, aVF und **ST-Strecken-Senkungen** in I, aVL, V_2–V_6. Hier handelt es sich um Vorhofflattern, das durch die hohe Frequenz bei 2:1-Überleitung allerdings nicht leicht zu erkennen ist. In V_3 erscheinen kleine Flatterwellen, die mit 2:1-Beziehung auf die Ventrikel übergeleitet werden – die zweite Flatterwelle verschwindet während der Repolarisationsphase in der T-Welle und ist daher kaum zu identifizieren. Dieses EKG stellt eine Herausforderung dar, da sich gleich drei verschiedene EKG-Phänomene darin verschmelzen: ein Schenkelblock, eine supraventrikuläre Tachykardie und das Bild eines Hinterwand-Myokardinfarkts.

MERKE

Bei einem komplexen EKG ist es besonders wichtig, die Befundanalyse Schritt für Schritt und systematisch abzuarbeiten.

2. Frequenzstarre

Die absolut gleichbleibende Frequenz ist ein **typisches Phänomen des Vorhofflatterns.** Manche Patientinnen und Patienten haben über Stunden dieselbe tachykarde Herzfrequenz, solange das Vorhofflattern mit **konstanter Beziehung** auf die Ventrikel übergeleitet wird. Meist wird durch einen schützenden physiologischen AV-Block 2. Grades (2 : 1, 3 : 1 etc.) die Kammerfrequenz reduziert. Am Monitor oder im Langzeit-EKG sieht man im Frequenzprofil eine gerade Linie, gelegentlich auch „Treppenstufen", wenn der Rhythmus etwa von einer 2:1- auf eine 3:1-Überleitung wechselt.

MERKE

Der 2:1-Block beim AV-Block 2. Grades stellt einen pathologischen Befund dar, der 2:1-Block beim Vorhofflattern hingegen ist die physiologische Schutzfunktion des AV-Knotens.

3. Ätiologie der Oberbauchschmerzen

Die ST-Strecken-Hebungen in II, III und aVF sind Zeichen eines **akuten Myokardinfarkts im Hinterwandbereich,** der häufig dem Versorgungsbereich der rechten Koronararterie entspricht. Verschlüsse der rechten Koronararterie können Rhythmusstörungen und unspezifische Oberbauchbeschwerden verursachen, die an gastrointestinale Krankheitsbilder wie Gastritis, Cholezystitis oder gastroösophagealen Reflux erinnern können.

Das EKG ist in diesem Fall der entscheidende Hinweis, dass nicht auf Laborwerte oder eine abdominelle Diagnostik gewartet und die Tachykardie getrost vernachlässigt werden darf, da bei einer STEMI-Konstellation die Reperfusion einer verschlossenen Koronararterie absolut vordringlich erfolgen muss. Dieser Patient sollte möglichst schnell einer Koronarangiografie zugeführt werden oder ggf. eine Lysetherapie erhalten.

4. Antiarrhythmika bei strukturellen Herzerkrankungen

Antiarrhythmika der Klasse I nach Vaughan/Williams wie Flecainid oder Propafenon besitzen auch eine **proarrhythmogene Wirkung.** Sie kommen daher nur bei weitgehend herzgesunden Patientinnen und Patienten zum Einsatz. Wenn jedoch eine strukturelle Herzkrankheit vorliegt, sollten diese Medikamente vermieden werden. Der akute Myokardinfarkt im vorliegenden Fall stellt ein deutlich erhöhtes Risiko für maligne Herzrhythmusstörungen dar. Lediglich das Klasse-III-Antiarrhythmikum Amiodaron gilt in einer solchen Situation als sicheres Medikament.

50

Schock und Rhythmusstörungen

Anamnese

Für das Staatsexamen wird Ihnen am Tag vor der mündlichen Prüfung ein Patient der internistischen Intensivstation zugewiesen, über den Sie am nächsten Vormittag berichten sollen. Sie sehen einen analgosedierten, beatmeten Patienten, der u. a. mit einem Pulmonalarterienkatheter versorgt ist. Die Pflegefachkraft erzählt: „*Der Patient kam vor einer Woche mit einer Rhythmusstörung. Dann hatte er einen Schock, seitdem läuft eine Katecholamin- und Beatmungstherapie.*" Vergeblich suchen Sie noch jemanden, der Ihnen weitere Auskünfte geben könnte.

Untersuchungsbefund

In der Akte finden Sie einen Echokardiografie-Befund: LVEF 15 %, Herzklappen weitgehend intakt. Der Monitor zeigt: PA 49/28 mmHg, HF 106/min, ZVD 15 mmHg, MAP 59 mmHg, SaO_2 97 %.

Nervös brüten Sie die halbe Nacht über kardiologischen Lehrbüchern. Die strenge Chefärztin der kardiologischen Uni-Klinik legt Ihnen Aufnahme- (folgende Doppelseite) und Verlaufs-EKG (übernächste Doppelseite) vor und gibt Ihnen ziemlich anspruchsvolle Aufgaben.

1. Erörtern Sie das Aufnahme-EKG im Detail. Der Vergleich mit dem Verlaufs-EKG kann weiterhelfen.

2. Welche Kriterien kennen Sie, um den Verdacht auf die Diagnose der vorliegenden Rhythmusstörung zu erhärten?

3. Erläutern Sie die Begriffe „sustained" und „non-sustained" im Hinblick auf diese Rhythmusstörung.

4. Was versteht man unter elektrischem Sturm? Kennen Sie Therapiemöglichkeiten?

5. Wissen Sie, wie bei einer elektrophysiologischen Untersuchung (EPU) vorgegangen wird?

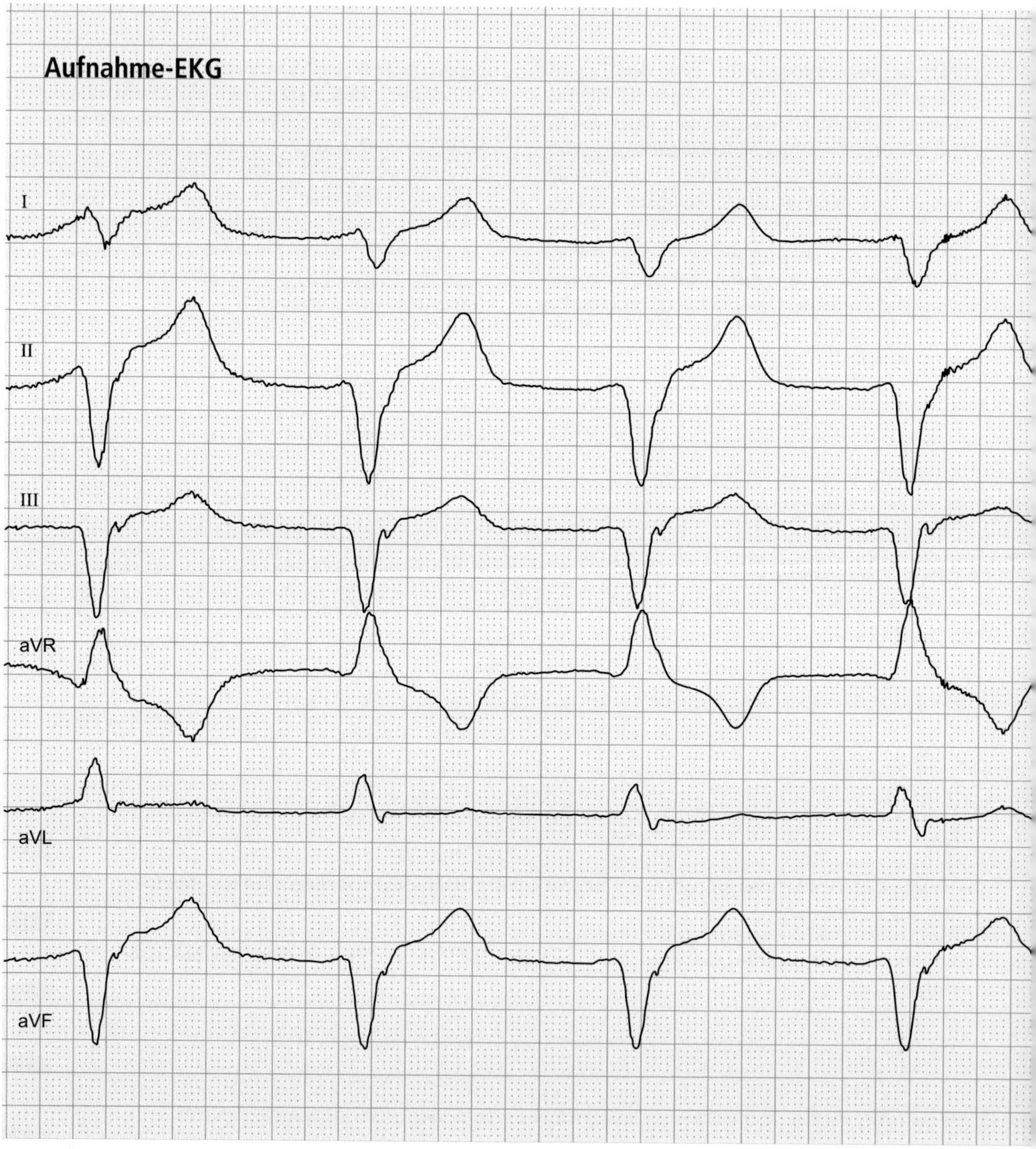
Aufnahme-EKG
I
II
III
aVR
aVL
aVF

Aufnahme-EKG

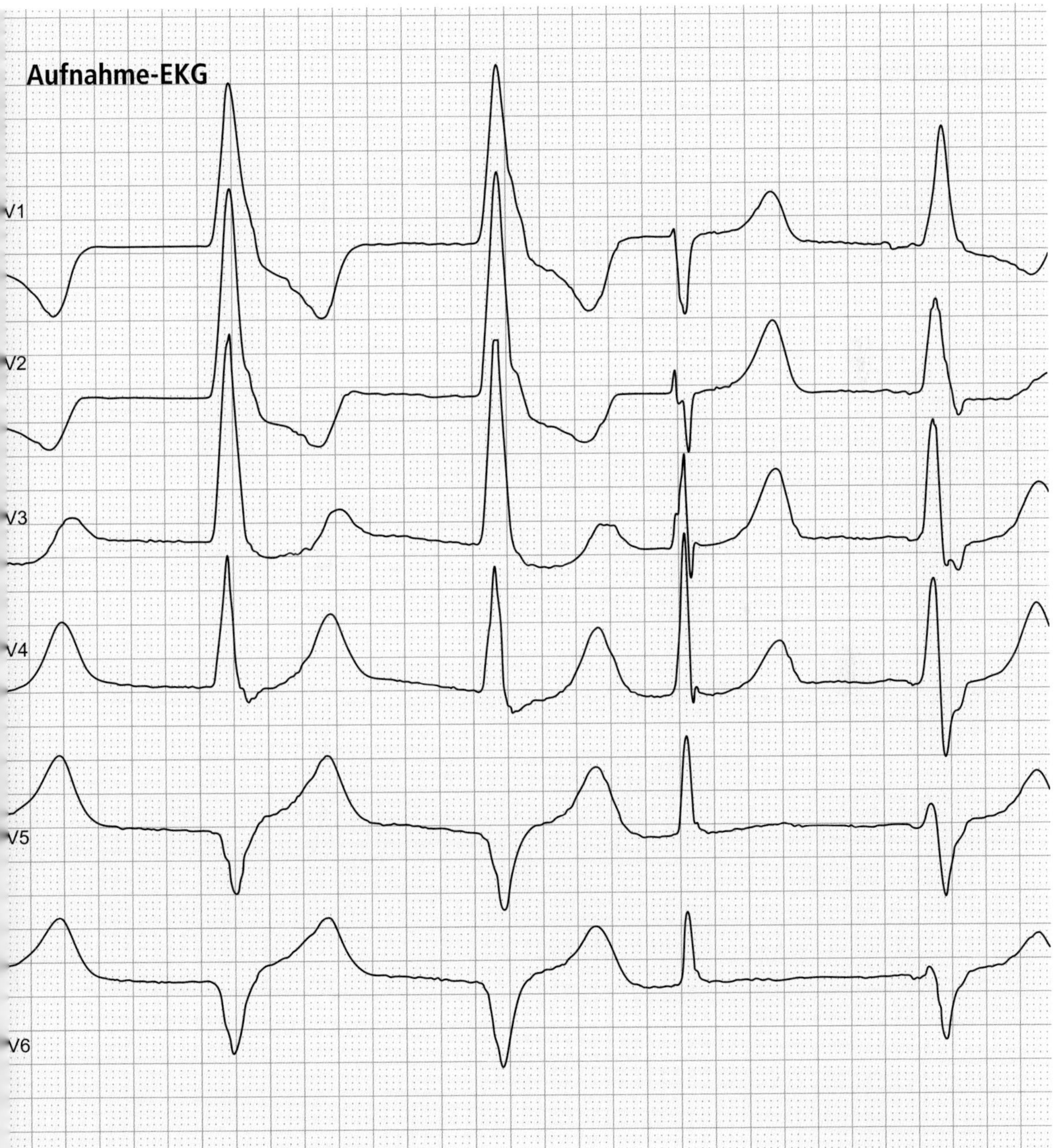

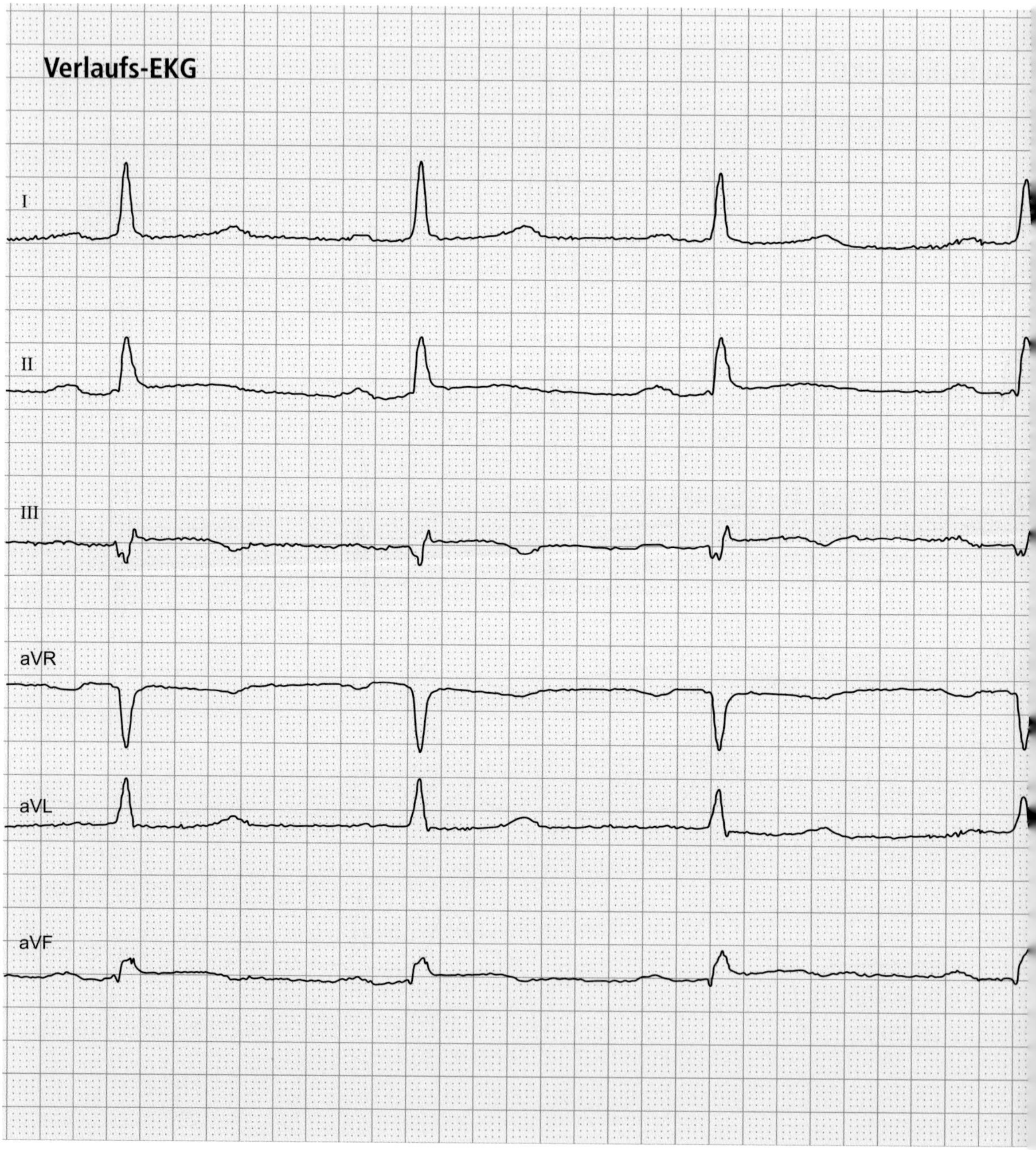
Verlaufs-EKG
I
II
III
aVR
aVL
aVF

Verlaufs-EKG

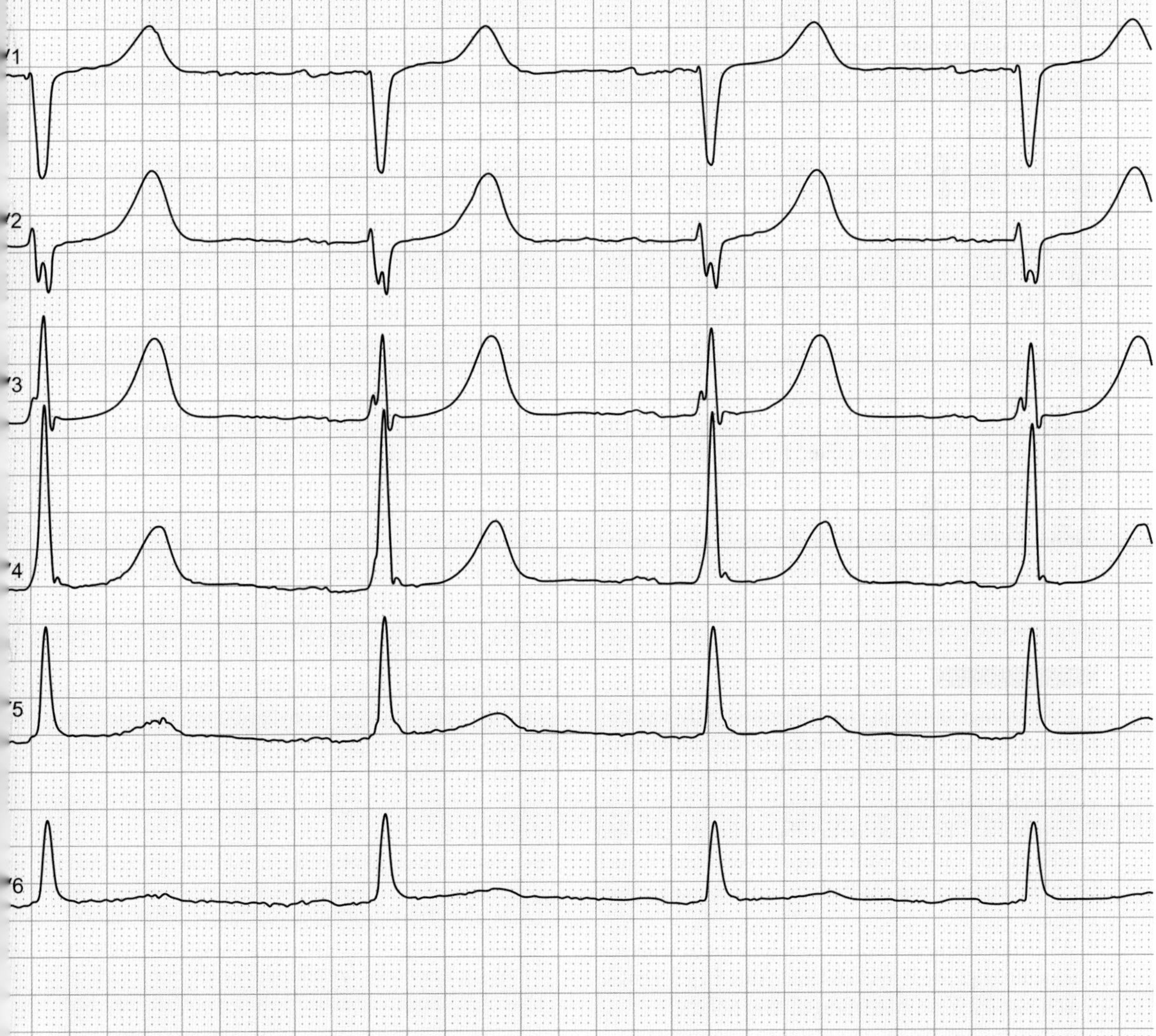

1. EKG-Befund

Im Aufnahme-EKG zeigt sich ein regelmäßiger, normofrequenter Rhythmus mit schenkelblockartig verbreiterten Kammerkomplexen. Die Frequenz liegt bei etwa 70/min. Es sind keine P-Wellen sichtbar. Daher handelt es sich nicht um einen Sinusrhythmus. Manchmal sind **ventrikuläre Tachykardien** (VT) paradoxerweise nicht tachykard. Die spezielle Verdachtsdiagnose einer sog. **Slow VT** kann bestätigt werden, wenn z. B. Capture Beats oder Fusion Beats gesehen werden. In den Brustwandableitungen des Aufnahme-EKGs ist der dritte Schlag ein **Capture Beat:** Dies ist ein normaler Sinusschlag, der sich zwischen die Erregungen der ventrikulären Tachykardie seinen Weg gebahnt hat. Die Normalschläge im weitgehend unauffälligen Verlaufs-EKG desselben Patienten weisen dieselbe Morphologie auf. Nach dem Capture Beat folgt im Aufnahme-EKG auch noch ein **Fusion Beat,** der wie eine Verschmelzung aus supraventrikulärer und ventrikulärer Erregung anmutet. Die beweisende **AV-Dissoziation** wird also erkennbar. Ein weiteres untrügliches Zeichen für eine VT ist ein **bizarrer Lagetyp:** Im Verlaufs-EKG liegt ein Linkslagetyp vor, im Aufnahme-EKG zeigt sich jedoch ein abnormer Lagetyp mit einer Verdrehung in eine **Nord-West-Achse.** Beim Aufnahme-EKG handelt es sich also um die spezielle Diagnose einer **Slow VT.**

2. Erkennungskriterien einer Kammertachykardie

Hilfreich ist vor allem die Anamnese: bekannte KHK, Kardiomyopathie, angeborene Herzerkrankung, Ionenkanalerkrankung.

Folgende EKG-Kriterien helfen beim Erkennen einer ventrikulären Tachykardie; einige davon können auch im hier dargestellten Aufnahme-EKG herangezogen werden:

- **AV-Dissoziation:** Vorhöfe und Kammern schlagen unabhängig: Die P-Wellen laufen durch, gelegentlich werden Vorhoferregungen aber auf die Kammer übergeleitet, es entstehen Capture Beats und Fusion Beats.
- **Regelmäßigkeit:** Eine Kammertachykardie ist regelmäßiger als z. B. ein Vorhofflimmern mit aberrierender Überleitung.
- **Lagetyp:** Negative QRS-Ableitungen in I, II und III entsprechen einer Kammererregung von links unten nach rechts oben – die elektrische Herzachse zeigt in Richtung Nord-West, man spricht auch vom **No man's land,** da dieser Lagetyp bei der physiologischen Herzerregung nicht vorkommt.
- **QRS-Morphologie:** Es liegt keine typische Schenkelblockmorphologie vor (die etwa in einem früheren EKG im Sinusrhythmus dokumentiert wurde). Typisch für eine VT ist der Befund einer Rsr'-Konfiguration in V_1, d. h., die erste R-Zacke ist größer als die zweite (beim Rechtsschenkelblock dagegen: rsR').

Es zeigt sich eine negative Konkordanz, d. h., alle Brustwandableitungen sind vornehmlich negativ.

Systematisch kann man auch nach dem Algorithmus von Brugada und Wellens vorgehen:

1. In keiner der Brustwandableitungen findet sich ein RS-Komplex, sondern es gibt nur monophasisch negative oder positive Amplituden.
2. Der Abstand zwischen R-Zacke und S-Zacke ist > 110 ms.
3. Der Abstand vom Beginn der R-Zacke bis zum tiefsten Punkt der S-Zacke ist > 100 ms.
4. „No man's land"-Lagetyp.
5. AV-Dissoziation.

Wenn keines der Zeichen erfüllt ist, könnte es sich um eine supraventrikuläre Tachykardie mit aberrierender Leitung oder um eine FBI-Tachykardie bei Vorhofflimmern handeln.

MERKE

Bei Breitkomplextachykardien sollten immer großzügig seitenlange EKGs geschrieben werden. Einerseits sind bestimmte Merkmale (Capture Beats oder AV-Dissoziation) manchmal erst nach Durchsicht mehrerer Seiten zu erkennen. Andererseits liefert das 12-Kanal-EKG (im Gegensatz zum Rhythmusstreifen des Notarztes) anhand der genauen QRS-Morphologie wertvolle Hinweise für die Lokalisierung der Tachykardie.

3. Sustained und non-sustained

Ab sechs aufeinanderfolgenden Kammerkomplexen spricht man von einer Kammertachykardie. Wenn diese innerhalb von 30 Sekunden terminiert, nennt man sie „non-sustained", wenn sie länger anhält „sustained". Kürzer anhaltende ventrikuläre Tachykardien sind häufig asymptomatisch, jedoch als Risikofaktor zu werten.

4. Elektrischer Sturm

Als „VT-Storm" (auch „elektrischer Sturm") bezeichnet man die Situation, in der **innerhalb von 24 Stunden mehr als drei Episoden Kammertachykardien auftreten,** die jeweils von mindestens 5 Minuten unterbrochen sind. Diese können hämodynamisch stabil sein oder auch durch medizinische Maßnahmen beendet werden (medikamentös, externe Kardioversion, ICD). Für Patientinnen und Patienten mit elektrischem Sturm stellt die Situation ein emotional traumatisches Ereignis dar. Es kann zur kardialen Dekompensation kommen, und es besteht eine erhöhte Mortalität. Insofern handelt es sich um einen rhythmologischen Notfall, der durch eine notfallmäßige Ablationstherapie per EPU behandelt werden muss, wenn die Rhythmusstörung nicht beherrschbar ist. Meist gelingt aber eine Stabilisierung durch Medikamente (Amiodaron über einen zentralen Venenzugang, Betablocker oder Verapamil bei bekannter linksfaszikulärer VT), leichte oder sogar tiefe Sedierung (Propofol) zur Senkung des Sympathikotonus oder, falls bereits ein ICD implantiert ist, eine manuelle Überstimulation („overdrive pacing") mithilfe des Device. In seltenen Fällen muss eine mechanische Kreislaufunterstützung (ECMO) zum Einsatz kommen, bis das zugrunde liegende Problem kausal behoben ist.

5. Elektrophysiologische Untersuchung (EPU)

Bei der EPU werden spezielle mehrpolige Katheter über eine Leistenvene im rechten Herzen und Koronarvenensinus platziert. An bestimmten Bereichen (z. B. Vorhof, AV-Knoten, His-Bündel) lassen sich **intrakardiale Potenziale** ableiten und **gezielte Stimuli** setzen, sodass die Erregungsausbreitung nachvollzogen werden kann. Die iatrogene Induktion von Arrhythmien ermöglicht die Bestimmung ihres morphologischen Korrelats. Bei komplexeren Rhythmusstörungen helfen „Mapping-Systeme", die eine Art grafische Landkarte von Vorhof oder Ventrikel darstellen, in denen die geeigneten Orte für eine Behandlung detektiert werden können. Die entsprechenden anatomischen Strukturen können dann mit Hochfrequenzstrom oder Kälte (Kryoablation) abladiert werden. Interventionelle Ablationsstrategien sind für supraventrikuläre Rhythmusstörungen wie Vorhofflattern, AVNRT, Tachykardien bei Präexzitation, Vorhofflimmern, aber auch für ventrikuläre Tachykardien verfügbar.

WAS WÄRE, WENN ...

- ... dem Patienten in der Aufnahmesituation intravenös zwei Ampullen Adenosin gegeben worden wären?

Dann würde man im EKG vermutlich kaum Veränderungen sehen, da die Kammertachykardie unabhängig von der (blockierten) AV-Überleitung stattfindet. Damit läge ein weiterer Hinweis auf die ventrikuläre Genese der Rhythmusstörung vor.

- ... Sie als Notärztin einem Patienten im kardiogenen Schock mit diesem EKG begegnen würden?

Dann sollte ggf. noch vor dem Transport in ein Krankenhaus eine Kardioversion durchgeführt werden, um die Herzauswurfleistung zu verbessern. Kurzfristig könnte sich dadurch allerdings infolge der notwendigen Kurznarkose eine temporäre Beeinträchtigung des Kreislaufs einstellen.

Register